治未病文献精选

主　编　杨　磊　孙志芳
副主编　许亮文　李　力
编　者（以姓氏笔画为序）
史　鑫（杭州师范大学公共卫生学院）
许亮文（杭州师范大学公共卫生学院）
孙志芳（杭州师范大学公共卫生学院）
李　力（杭州师范大学公共卫生学院）
杨　磊（杭州师范大学公共卫生学院）
沈　歆（杭州师范大学公共卫生学院）
陈　燕（杭州师范大学公共卫生学院）
钱　庆（中国医学科学院医学信息研究所）

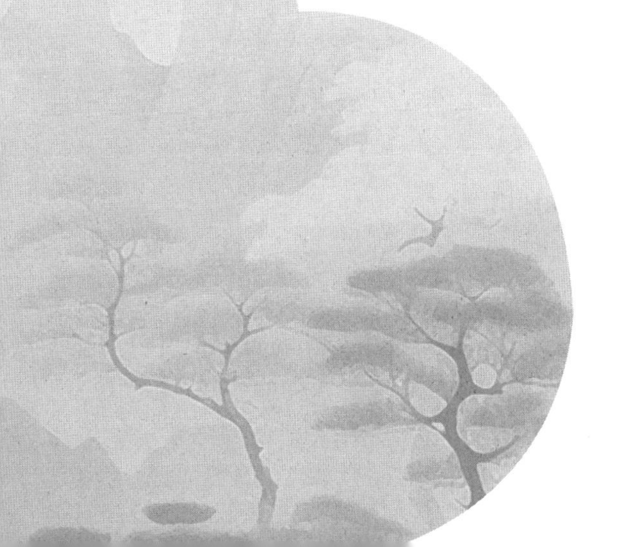

人民卫生出版社
·北　京·

图书在版编目（CIP）数据

治未病文献精选 / 杨磊，孙志芳主编. -- 北京 ：
人民卫生出版社，2024. 10. -- ISBN 978-7-117-37043
-1

Ⅰ. R211

中国国家版本馆 CIP 数据核字第 2024PU2547 号

人卫智网	www.ipmph.com	医学教育、学术、考试、健康，购书智慧智能综合服务平台
人卫官网	www.pmph.com	人卫官方资讯发布平台

治未病文献精选

Zhiweibing Wenxian Jingxuan

主　　编：杨　磊　孙志芳
出版发行：人民卫生出版社（中继线 010-59780011）
地　　址：北京市朝阳区潘家园南里 19 号
邮　　编：100021
E - mail：pmph @ pmph.com
购书热线：010-59787592　010-59787584　010-65264830
印　　刷：中煤（北京）印务有限公司
经　　销：新华书店
开　　本：710 × 1000　1/16　　印张：14
字　　数：222 千字
版　　次：2024 年 10 月第 1 版
印　　次：2024 年 11 月第 1 次印刷
标准书号：ISBN 978-7-117-37043-1
定　　价：69.00 元
打击盗版举报电话：010-59787491　E-mail：WQ @ pmph.com
质量问题联系电话：010-59787234　E-mail：zhiliang @ pmph.com
数字融合服务电话：4001118166　E-mail：zengzhi @ pmph.com

序　一

古人云："良医者，常治无病之病，故无病；圣人者，常治无患之患，故无患也。"(《淮南子•说山训》)。治未病，有着丰富的理论和实践经验，是中医学预防思想的高度概括，在疾病的预防和诊治上具有重要的意义，已成为我国当代卫生保健重要的组成部分。

当前世界范围内都非常关注医药卫生工作，但同时医药卫生也成为影响社会发展、经济建设的重要影响因素，如希腊、冰岛等欧洲国家都因福利负担过重，险至国家破产。医药卫生需要资金投入，但钱不是万能的。过度治疗已成为不可承受的医疗之难。将治病医学变革为健康医学是大势所趋，也是世界卫生组织(WHO)所提倡的理念。健康医学最主要的内容就是预防疾病，而治未病就是最积极的预防医学思想。它包括未病先防、已病防变、瘥后防复等内容。更值得肯定的是治未病思想更包括健康教育，提倡每一个人从自己做起，从日常生活做起。这一点具有更普惠的意义。

《治未病文献精选》一书，是由杭州师范大学"治未病与健康管理"博士项目所辑集，为发扬中医学，保存古医籍，尤其是在"治未病"文献研究方面取得的重要成果，也是这个领域首册文献类著述。本书广泛搜集治未病相关文献，将搜集到的文献筛选整理、分门别类，以期将历代治未病主要理论内涵、实践手段和技术方法呈现给读者。同时也反映了中医治未病理论发展的历代沿革和演变过程，更展现了其丰富的内容和总结的经验，对现代治未病研究具有借鉴和启迪意义。

在科学迅猛发展之今日，古老的中医药学日益得到党和国家、人民群众的青睐。各类"治未病"机构相继成立，为保护人民群众的健康发挥了重要作用。《治未病文献精选》的编纂，更是从浩如烟海的历代中医文献中，博采精选，理法技艺兼备，可作为进一步研究和实践"治未病"的重要工具。本书的出版，为"治未病"领域科研和临床工作者提供了珍贵的医学文献，倘若能深入钻研、勤于实践，必将有助于"治未病"事业的发展。

《治未病文献精选》即将付梓，先睹为快，呈序以为敬意。

中国工程院院士
国医大师
中国中医科学院名誉院长
天津中医药大学名誉校长
张伯礼

序　二

习近平总书记在全国卫生与健康大会上的重要讲话中强调“要发挥中医药在治未病、重大疾病治疗、疾病康复中的重要作用”。《“健康中国2030”规划纲要》中也明确提出：“发展中医养生保健治未病服务”，“实施中医治未病健康工程”，“到2030年，中医药在治未病中的主导作用、在重大疾病治疗中的协同作用、在疾病康复中的核心作用得到充分发挥”。当前治未病服务遇到了前所未有的发展时机。若要加快治未病的发展，并解决发展中遇到的问题，必须首先系统整理治未病理论和方法。目前治未病相关文献研究处于碎片化状态，缺乏对治未病历代文献系统、全面的整理挖掘。

治未病相关书籍已出版多种，而文献类出版物却寥若晨星。杭州师范大学“治未病与健康管理”博士项目团队历时数年，广泛搜集整理治未病相关文献，今编成此书。余遍读后，甚感欣慰。此书可以为同道及相关研究者提供较为全面、可靠的文献参考，在治未病研究现阶段意义重大。此书的出版，定能助力治未病服务的发展。特为之序。

北京中医药大学原校长　郑守曾

前　言

“治未病”理论体现了传统中医药学经典而超前的医学思想，中医对其有着丰富的理论知识和实践经验，相关记载散见于两千年中数以千万计的文献中，亟需整理挖掘。在当前“治未病”事业方兴未艾之时，很多中医预防保健工作缺乏具体的理论及文献支撑，严重阻碍了“治未病”服务的发展。“治未病”文献的整理迫在眉睫。国家中医药管理局2013年3月25日发布了《中医预防保健（治未病）服务科技创新纲要（2013—2020年）》的通知，明确提出主要任务之一为系统整理保存于民间、中医古籍、方志及各种典藏文献中的中医预防保健（治未病）理论和方法。为此，杭州师范大学设立“治未病与健康管理”博士项目创新计划专项基金，资助“治未病”理论与实践的相关研究。此外，浙江省中医药管理局批准了“‘治未病’基本理论与实践的历代文献研究”项目，本书即是在此两项基金资助下开展、完成的。

本书搜集了历代医药典籍、正史、各省《通志》及府州县志、野史稗乘、文人笔记、宗教医药资料等内容中关于“治未病”的文献资料，尽可能全面地搜集治未病相关记载，择其精者而录之。本书内容包括历代医家治未病的理论阐述、实践应用，以及其他领域对中医治未病的论述。

治未病文献浩如烟海，本书将检索到的历代文献遵循“取其精华，去其糟粕”的古籍文献整理总方针，并依据其学术价值（从哲学、医学等角度论述，较为全面地反映治未病的理论思想）、文献价值（从哲学、史学、医学等角度反映治未病思想的发展脉络、渊源）、实用价值（古籍记载的相关技术仍可为现代所用，并对临床有一定的指导意义）三个方面进行文献的筛选。对现代文献部分，遵循公开出版、科学、权威的原则，选择具有代表性的文章和书籍。从治未病不同的角度寻找具有代表性观点的著作或具有阶段性意义的研究成果。本书分门别类地编纂“治未病”未病先防、既病防变、瘥后防复有关文献。该研究历史跨度大、空间范围广、文献种类多，涉及上古先秦时代至现代的国内外所藏多种类型中国文献，旨在系统综合反映“治未病”理论的历史沿革与发展演变，“治未病”实践的理论转化轨迹，有利于读者洞悉“治未病”主要理论的内涵，探索“治未病”理论应用于实践的途径和方法。

本书系统整理了古代医籍和现代文献中“治未病”的相关理论和方法，是一部“文献类编”性质的书籍，即在文献汇编的基础上进行分类编纂。本书可作为一部工具书，为中医药类院校师生，中医药临床、科研工作者在“治未病”的相关工作中提供文献参考。

本书的编写得到北京中医药大学原校长郑守曾教授多次指点与帮助。郑教授的指导是本书完成的关键。在此谨向郑守曾教授表示崇高的敬意和真诚的感谢！

本书能够突破医药类文献的局限，扩大资料的收集范围，从历史发展的角度设定编写体例，得到了杭州师范大学历史系朱德明教授的指点，特此致意！

杭州师范大学中医治未病教研室全体教师，健康管理学专业博士生钱庆、汤庆丰、边森森、韩海成、常玉洁、陶菁、崔月颖，健康管理学专业本科生董麒麟、黄语萱等四十多位师生共同参与了全书资料的收集、整理与校对。在此一并致谢！

本书的编写历时近八年，屡易其稿，但鉴于编者水平有限，书中难免出现一些疏漏及不足之处，诚冀各位同道及广大读者提出宝贵意见与建议，以便今后修订和提高。

编者

2024年9月

编写说明

一、第一、二、三、五章文献资料的分类、校对主要遵循的原则如下。

（一）本书主要参考郑洪新主编的教材《中医基础理论》(新世纪第四版)对治未病的分类方法，对所搜集到的文献进行大致分类。同一个条文可能既有未病先防又有既病防变或瘥后防复相关内容者，为保留原貌，便于读者理解，尽量不做拆分。遵循两个原则分类：①按照条文的大致文义归类；②如果文义不分主次，则按照文义出现的先后归类，归入“先出现的文义”的类别。

（二）为保留古籍原貌，疾病的名称不做翻译，保留中医的疾病名称或当时的病症名称（如消渴、痈疽、痘疹、身面肿满等）。

（三）本书选用的文献一般为目前通用版本，不再特别注明版本、收藏地点等。

（四）本书校点后的文字采用横排、简体、现代标点。简体字处理一般以《简化字总表》为准。但中医古籍中的特殊用字，或少数容易引起歧义的字，则仍酌情保留原字。由于版式的变更，原书竖排时为指示文字位置而用的“右”字样，今统一改为“上”，不另出注。

（五）原书中的注解、按语等一律使用小字，【后世医家注解】使用楷体，以示区别。

（六）对于底本出现明显错别字径改，不出注。对于俗体字、繁体字及异体字一律以标准简化字律齐。以《现代汉语词典（第 7 版）》《通用规范汉字表》为准。对避讳字（如丸与圆、玄与元），如不影响文义理解，一般不改。

（七）原书中漫漶不清、脱漏之文字，用方框“□”表示，不另加注。

（八）原书中有方剂但无药物组成记载，则只保留方剂名称，不再另外补齐药物组成。原书方剂组成标注“见某门”的，均不收载药物组成。

（九）原书无标点符号的条文，为便于读者阅读，编者按文义添加标点，不另出注。

（十）统一书籍作者姓名表达方式（如“叶天士”统一为“叶桂”，“徐灵胎”统一为“徐大椿”之类）。

（十一）统一书籍名称（如《甲乙经》统一为《针灸甲乙经》，《千金要方》统一为《备急千金要方》等）。

（十二）为便于阅读，统一书籍中方剂编写格式。

（十三）原书中所载某些药物，如犀角、虎骨等现已禁用，但考虑其文献价值，为保持文献原貌，未加删除。

二、第四章文献资料按照书籍出版的年代排序，编者不加论述。

目 录

第一章
未病先防

“未病先防”是“治未病”中的重要内容。从《黄帝内经》时代起，即有大量关于通过精神情志、饮食起居、针灸推拿等对机体的调养达到治未病目的的论述。历代医家丰富了相关理论与实践的内容。

本章节有较多文献并没有直接提出“治未病”三字，而是论述了养生保健的思想，但在注解中可以窥见后世医家对此的理解，这些内容也属于“治未病”的范畴，如《素问·上古天真论》《素问·生气通天论》等。因此，在文献检索收录时，充分参考了历代医家对“治未病”的理解，使用“防病”“无病”等关键词，对养生保健的经典内容予以收录。

所谓“正气存内，邪不可干”，“未病先防”的关键在于“扶助机体正气”和“防止病邪侵害”。本章节按照该思路对文献进行了分类编纂，内容涵盖精神调养，四时调养，饮食起居调养，节欲保精，药物、针灸、导引调养及预防等，文献较为丰富。

第一节 总 论

汉·佚名《素问·上古天真论》

昔在黄帝，生而神灵，弱而能言，幼而徇齐，长而敦敏，成而登天。乃问于天师曰：余闻上古之人，春秋皆度百岁，而动作不衰；今时之人，年半百而动作皆衰者，时世异耶？人将失之耶？岐伯对曰：上古之人，其知道者，法于阴阳，和于术数，食饮有节，起居有常，不妄作劳，故能形与神俱，而尽终其天年，度百岁乃去。今时之人不然也，以酒为浆，以妄为常，醉以入房，以欲竭其精，以耗散其真，不知持满，不时御神，务快其心，逆于生乐，起居无节，故半百而衰也。

夫上古圣人之教下也，皆谓之虚邪贼风，避之有时，恬惔虚无，真气从之，精神内守，病安从来。是以志闲而少欲，心安而不惧，形劳而不倦，气从以顺，各从其欲，皆得所愿。故美其食，任其服，乐其俗，高下不相慕，其民故曰朴。是以嗜欲不能劳其目，淫邪不能惑其心，愚智贤不肖不惧于物，故合于道。所以能年皆度百岁而动作不衰者，以其德全不危也。

……

黄帝曰：余闻上古有真人者，提挈天地，把握阴阳，呼吸精气，独立守神，肌肉若一，故能寿敝天地，无有终时，此其道生。中古之时，有至人者，淳德全道，和于阴阳，调于四时，去世离俗，积精全神，游行天地之间，视听八达之外，此盖益其寿命而强者也，亦归于真人。其次有圣人者，处天地之和，从八风之理，适嗜欲于世俗之间，无恚嗔之心，行不欲离于世，被服章，举不欲观于俗，外不劳形于事，内无思想之患，以恬愉为务，以自得为功，形体不敝，精神不散，亦可以百数。其次有贤人者，法则天地，象似日月，辩列星辰，逆从阴阳，分别四时，将从上古合同于道，亦可使益寿而有极时。

【后世医家注解】

［日］丹波元简《素问识·上古天真论》

此篇言保合天真，则能长有天命，乃上医治未病也。

汉·佚名《素问·四气调神大论》

春三月，此谓发陈，天地俱生，万物以荣，夜卧早起，广步于庭，被发缓形，以使志生，生而勿杀，予而勿夺，赏而勿罚，此春气之应，养生之道也。逆之则伤肝，夏为寒变，奉长者少。夏三月，此谓蕃秀，天地气交，万物华实，夜卧早起，无厌于日，使志无怒，使华英成秀，使气得泄，若所爱在外，此夏气之应，养长之道也。逆之则伤心，秋为痎疟，奉收者少，冬至重病。秋三月，此谓容平，天气以急，地气以明，早卧早起，与鸡俱兴，使志安宁，以缓秋刑，收敛神气，使秋气平，无外其志，使肺气清，此秋气之应，养收之道也，逆之则伤肺，冬为飧泄，奉藏者少。冬三月，此谓闭藏，水冰地坼，无扰乎阳，早卧晚起，必待日光，使志若伏若匿，若有私意，若已有得，去寒就温，无泄皮肤，使气亟夺，此冬气之应，养藏之道也。逆之则伤肾，春为痿厥，奉生者少。

天气，清净光明者也，藏德不止，故不下也。天明则日月不明，邪害空窍，阳气者闭塞，地气者冒明，云雾不精，则上应白露不下。交通不表，万物命故不施，不施则名木多死。恶气不发，风雨不节，白露不下，则菀槁不荣。贼风数至，暴雨数起，天地四时不相保，与道相失，则未央绝灭。唯圣人从之，故身无奇病，万物不失，生气不竭。逆春气，则少阳不生，肝气内变。逆夏气，则太阳不长，心气内洞。逆秋气，则太阴不收，肺气焦满。逆冬气，则少阴不藏，肾气独沉。

夫四时阴阳者，万物之根本也，所以圣人春夏养阳，秋冬养阴，以从其根，故与万物沉浮于生长之门。逆其根，则伐其本，坏其真矣。故阴阳四时者，万物之终始也，死生之本也，逆之则灾害生，从之则苛疾不起，是谓得道。道者，圣人行之，愚者佩之。从阴阳则生，逆之则死，从之则治，逆之则乱。反顺为逆，是谓内格。是故圣人不治已病治未病，不治已乱治未乱，此之谓也。夫病已成而后药之，乱已成而后治之，譬犹渴而穿井，斗而铸锥，不亦晚乎！

【后世医家注解】

明•张景岳《类经•不治已病治未病》

故在圣人则常用意于未病未乱之先，所以灾祸不侵，身命可保。今之人多见病势已成，犹然隐讳，及至于不可为，则虽以扁鹊之神，亦云无奈之何，而医非扁鹊，又将若之何哉？嗟夫！祸始于微，危因于易，能预此者，谓之治未病，不能预此者，谓之治已病，知命者其谨于微而已矣。

明•吴昆《黄帝内经素问吴注•四气调神大论篇》

此篇言顺于四时之气，调摄精神，亦上医治未病也。

是故圣人不治已病治未病，不治已乱治未乱，此之谓也。二句古语，结言四气调神乃圣人未病之治，未乱之防。夫病已成而后药之，乱已成而后治之，譬犹渴而穿井，斗而铸兵，不亦晚乎！已病不及治，已乱不及图，故喻言之，申明四气调神之当先务也。

汉•佚名《素问•生气通天论》

黄帝曰：夫自古通天者生之本，本于阴阳。天地之间，六合之内，其气九州九窍、五脏、十二节，皆通乎天气。其生五，其气三，数犯此者，则邪气伤人，此寿命之本也。苍天之气，清净则志意治，顺之则阳气固，虽有贼邪，弗能害也，此因时之序。……故风者，百病之始也，清净则肉腠闭拒，虽有大风苛毒，弗之能害，此因时之序也。故病久则传化，上下不并，良医弗为。……是以春伤于风，邪气留连，乃为洞泄。夏伤于暑，秋为痎疟。秋伤于湿，上逆而咳，发为痿厥。冬伤于寒，春必温病。……是故谨和五味，骨正筋柔，气血以流，凑理以密，如是则骨气以精，谨道如法，长有天命。

汉·佚名《素问·金匮真言论》

故冬不按跷，春不鼽衄，春不病颈项，仲夏不病胸胁，长夏不病洞泄寒中，秋不病风疟，冬不病痹厥，飧泄，而汗出也。夫精者，身之本也。故藏于精者，春不病温。夏暑汗不出者，秋成风疟。

汉·佚名《灵枢·逆顺》

上工，刺其未生者也，其次，刺其未盛者也，其次，刺其已衰者也；下工，刺其方袭者也，与其形之盛者也，与其病之与脉相逆者也。故曰：方其盛也，勿敢毁伤，刺其已衰，事必大昌。故曰：上工治未病，不治已病。此之谓也。

汉·佚名《素问遗篇·刺法论》

假令甲子，刚柔失守，刚未正，柔孤而有亏，时序不令，即音律非从，如此三年，变大疫也。详其微甚，察其浅深，欲至而可刺，刺之，当先补肾俞，次三日，可刺足太阴之所注。又有下位己卯不至，而甲子孤立者，次三年作土疠，其法补泻，一如甲子同法也。其刺以毕，又不须夜行及远行，令七日洁，清净斋戒。所有自来肾有久病者，可以寅时面向南，净神不乱，思闭气不息七遍，以引颈咽气顺之，如咽甚硬物，如此七遍后，饵舌下津令无数。

假令丙寅，刚柔失守，上刚干失守，下柔不可独主之，中水运非太过，不可执法而定之，布天有余，而失守上正，天地不合，即律吕音异，如此即天运失序，后三年变疫。详其微甚，差有大小，徐至即后三年，至甚即首三年，当先补心俞，次五日，可刺肾之所入。又有下位地甲子，辛巳柔不附刚，亦名失守，即地运皆虚，后三年变水疠，即刺法皆如此矣。其刺如毕，慎其大喜欲情于中，如不忌，即其气复散也，令静七日，心欲实，令少思。

假令庚辰，刚柔失守，上位失守，下位无合，乙庚金运，故非相招，布天未退，中运胜来，上下相错，谓之失守，姑洗林钟，商音不应也。如此则天运化易，三年变大疫。详其天数，差有微甚，微即微，三年至，甚即甚，三年至，当先补肝俞，次三日，可刺肺之所行。刺毕，可静神七日，慎勿大怒，怒必真气却散之。又或在下地甲子乙未失守者，即乙柔干，即上庚独治之，亦名失守者，即天运孤主之，三年变疠，名曰金疠，其至待时也。详其地数之等差，亦推其微甚，可知迟速尔。诸位乙庚失守，刺法同，肝欲平，即勿怒。

假令壬午，刚柔失守，上壬未迁正，下丁独然，即虽阳年，亏及不同，上下失守，相招其有期，差之微甚，各有其数也，律吕二角，失而不和，同音有日，微甚如见，三年大疫，当刺脾之俞，次三日，可刺肝之所出也。刺毕，静神七日，勿大醉歌乐，其气复散，又勿饱食，勿食生物，欲令脾实，气无滞饱，无久坐，食无太酸，无食一切生物，宜甘宜淡。又或地下甲子，丁酉失守其位，未得中司，即气不当位，下不与壬奉合者，亦名失守，非名合德，故柔不附刚，即地运不合，三年变疠。其刺法一如木疫之法。

假令戊申，刚柔失守，戊癸虽火运，阳年不太过也，上失其刚，柔地独主，其气不正，故有邪干，迭移其位，差有浅深，欲至将合，音律先同，如此天运失时，三年之中，火疫至矣，当刺肺之俞。刺毕，静神七日，勿大悲伤也，悲伤即肺动，而真气复散也，人欲实肺者，要在息气也。又或地下甲子，癸亥失守者，即柔失守位也，即上失其刚也，即亦名戊癸不相合德者也，即运与地虚，后三年变疠，即名火疠。

……

黄帝曰：余闻五疫之至，皆相染易，无问大小，病状相似，不施救疗，如何可得不相移易者？岐伯曰：不相染者，正气存内，邪不可干，避其毒气，天牝从来，复得其往，气出于脑，即不邪干。

汉·佚名《灵枢·九宫八风》

故圣人避风，如避矢石焉。

晋·葛洪《抱朴子内篇·地真》

故一人之身，一国之象也。胸腹之位，犹宫室也。肢体之列，犹郊境也。骨节之分，犹百官也。神犹君也，血犹臣也，气犹民也。故知治身，则能治国也。夫爱其民所以安其国，养其气所以全其身。民散则国亡，气竭即身死，死者不可生也，亡者不可存也。是以至人消未起之患，治未病之疾，医之于无事之前，不追之于既逝之后。

唐·孙思邈《备急千金要方·诊候》

上医医未病之病，中医医欲病之病，下医医已病之病。

金·李杲《医学发明·补可去弱人参羊肉之属》

夫以人参、甘草之类，治其已病，曷若救其未病，为拔本塞源之计哉。内经云：志闲少欲，饮食有节，起居有常，减其思虑，省语养气，庶几于道，何病之有。

元·朱震亨《丹溪心法·不治已病治未病》

与其救疗于有疾之后，不若摄养于无疾之先，盖疾成而后药者，徒劳而已。是故已病而不治，所以为医家之法；未病而先治，所以明摄生之理。夫如是则思患而预防之者，何患之有哉？此圣人不治已病治未病之意也。尝谓备土以防水也，苟不以闭塞其涓涓之流，则滔天之势不能遏；备水以防火也，若不以扑灭其荧荧之光，则燎原之焰不能止。其水火既盛，尚不能止遏，况病之已成，岂能治欤？故宜夜卧早起于发陈之春，早起夜卧于蕃秀之夏，以之缓形无怒而遂其志，以之食凉食寒而养其阳，圣人春夏治未病者如此。与鸡俱兴于容平之秋，必待日光于闭藏之冬，以之敛神匿志而私其意，以之食温食热而养其阴，圣人秋冬治未病者如此。或曰：见肝之病，先实其脾脏之虚，则木邪不能传；见右颊之赤，先泻其肺经之热，则金邪不能盛，此乃治未病之法。今以顺四时，调养神志，而为治未病者，是何意邪？盖保身长全者，所以为圣人之道；治病十全者，所以为上工术。不治已病治未病之说，著于《四气调神大论》，厥有旨哉！昔黄帝与天师难疑答问之书，未尝不以摄养为先，始论乎天真，次论乎调神。既以法于阴阳，而继之以调于四气；既曰食饮有节，而又继之以起居有常。谆谆然以养生为急务者，意欲治未然之病，无使至于已病难图也。厥后秦缓达乎此，见晋侯病在膏肓，语之曰不可为也；扁鹊明乎此，视齐侯病在骨髓，断之曰不可救也。噫！惜齐晋之侯不知治未病之理。

明·袁班《证治心传·证治总纲》

病之已成，虽有良工，终不能保其十全。欲求最上之道，莫妙于治其未病。大凡疾病，虽发于一朝，已实酿于多日。若于未发之先，必呈于形色，遇明眼人预为治疗，可期消患于未萌也。

明·杨继洲《针灸大成·针有深浅策》

经曰：邪之所凑，其气必虚。自人之荡真于情窦也，而真者危；丧志于外华也，而醇者漓；眩心于物牵也，而萃者涣；汩情于食色也，而完者缺；劳神于形役也，而坚者瑕。元阳丧，正气亡，寒毒之气，乘虚而袭。苟能养灵泉于山下，出泉之时，契妙道于日落，万川之中，嗜欲浅而天机深，太极自然之体立矣。寒热之毒虽威，将无隙之可投也。譬如墙壁固，贼人乌得而肆其虐哉？故先贤有言曰：夫人与其治病于已病之后，孰若治病于未病之先，其寒热之谓欤？

明·郭鉴《医方集略·谨医药守禁忌论》

善摄生者，不治已病治未病，至于针、砭、药饵，已落第二义矣。

明·徐春甫《古今医统大全·通用诸方》

善养生者，蓄药于未病。故曰：治不忘乱，安不忘危，有备无患，此之谓也。

明·徐春甫《古今医统大全·慎疾慎医》

春甫曰：圣人治未病不治已病，非谓已病而不治，亦非谓已病而不能治也。盖谓治未病，在谨厥始防厥微以治之，则成功多而受害少也。惟治于始微之际，则不至于已著而后治之，亦自无已病而后治也。今人治已病不治未病，盖谓病形未著，不加慎防，直待病势已著，而后求医以治之，则其微之不谨，以至于著，斯可见矣。

圣人起居动履，罔不摄养有方。间有几微隐晦之疾，必加意以防之，用药以治之。圣人之治未病不治已病有如此。《论语》曰：子之所慎，齐、战、疾。释云：齐，所以交神明，诚至而神格，疾为身之生死所关，战为国家存亡所系。然此三慎诚为最大，而疾与乎其中，得非以身为至重耶？康子具药，则曰：未达，不尝。可见圣人慎疾慎医之心至且尽矣。

世之人非惟不知治未病，及至已病，尚不知谨，始初微略，恣意无忌，酿成大患，方急而求医，曾不加择，惟以其风闻，或凭其吹荐，委之狂愚，卒以自坏。皆其平日慢不究心于医，至于仓卒，不暇择请。殊不知医药人人所必用，虽圣人有所不免。顾在平昔讲求，稔知其为明医，偶有微疾，则速求之以药，治如反掌。譬能曲突徙薪，岂有焦头烂额之诮？丹溪论之，固亦详矣。甫之肤见，尤有未悉之意焉。续貂之讶，诚所不免。有志养生者，扩而充之，亦未必无小补云。

明·赵献可《医贯·阴阳论》

圣人裁成天地之化，辅相天地之宜，每寓扶阳抑阴之微权。方复而先忧七日之来，未济而预有衣袽之备，防未然而治未病也。……若夫尊生之士，不须服食，不须导引，不须吐纳，能大明生死，几于道矣。生之门，死之户。不生则不死。上根顿悟无生，其次莫若寡欲，未必长生，亦可却病。反而求之，人之死，由于生；人之病，由于欲。上工治未病，下工治已病。

明·肖京《轩岐救正论·明医》

粤自三皇肇端，九臣翼赞，创垂医药，救民拯物，泽及当时，恩垂万世，猗且休矣，嗣有怀才抱德之士，继是业者仰观天象，俯观地法，中观人事，察五运六气之亢承，明五脏五行之生克，辨阴阳水火之升降，躬涉遗编，神游圣域，诵而能解，解而能明，明而能彰，彰而能变化不穷。治于未病，察所由生，别异比类，诊合十全。顾何羡搡爪搦髓，易形擅奇，隐橘市壶，习幻云秘哉。明良之工，世不常出，直超儒仙千仞而上之矣。斯为明医。

明·龚居中《痰火点雪·序》

故上士施医于未病之先，保养于未败之日。善服药不若善保养，世有不善保养又不善服药，病入膏肓，非药石所能及也。

明·孙志宏《简明医彀·要言一十六则》

却病之法，惟治未病为上。人能清心寡欲，慎起居、节饮食，则病自不萌，而龄可延矣。

明·邓景仪《医经会解·统论病原》

病之在人身也，其敝之在人国乎？敝由奸生，病以感发。然其生也，不生于生之日，必有所自生；其发也，不发于发之经日，亦必有所自发。故君相明良，则大纲聿举，众务毕张，奸邪虽有术，则将无所施。间欲窃作，端亦易见，而自不苦于革除之难矣。元神有养则荣卫壮盛，血气周流，时令虽干隙则将无可抵。间为所侵，感亦浅泛，而自不苦于治疗之难矣。故曰：善治道者，防奸于无敝之际；善医术者，祛邪于未病之先，是言调养之当讲也。盖此身之由养者，原资饮食；饮食之由化者，原藉脾胃。今人惟知药品之分四时，五脏各有所属，而不知饮食者即未病之药品也。人当春时，其饮浆茹物，及夫调和，能多取诸辛爽馨香，而却除酸味，兼且怀抱开舒以养肝气，则不惟令兹之时令不拂，而夏火之生发有自矣。推之于夏、于秋、于冬，莫不皆然。惟生冷之物、清凉之味，则四时皆宜却之，是又完养胃气，无一时之可间也已。至于调养不常，中气失职，内如七情，外如六淫，邪以干正，病作将不免矣。

明·王肯堂《肯堂医论·杂记》

凡病之未现，可以预测其兆者，如手脚心热、作渴、思饮茶水，或食已即饥，知将患发背；三年内眉眶骨痛，知将患厉风；如手指麻木三年来，必骤然中风。古人观神、察色、审脉象而能先识其病，所以扁鹊知齐桓之疾不可为矣。则非神乎技者，不能步其后矣。

明·万全《养生四要·却疾第四》

吾闻上工治未病，中工治将病，下工治已病。治未病者十痊八九，治将病者十痊二三，治已病者十不救一。

善治者治皮毛，不善治者治骨髓。盖病在皮毛，其邪浅，正气未伤，可攻可刺。病至骨髓，则邪入益深，正气将惫，针药无所施其巧矣。噫，勾萌不折，至用斧柯，涓涓不绝，流为江河，是谁之咎欤？

……

今人有病，不即求医，隐忍冀瘥，至于病深，犹且自讳，不以告人，诚所谓安其危，利其灾也。一旦病亟，然后求医，使医者亦难以施其治。《诗》云：既输尔载，将伯助予。斯之谓乎。

明·万全《养生四要·养生总论》

养生之道，只要不思声色，不思胜负，不思得失，不思荣辱，心无烦恼，形无劳倦，而兼之以导引，助之以服饵，未有不长生者也。

清·唐大烈《吴医汇讲·虚劳论》

上古"圣人不治已病，治未病"。如劳神者，常养其心，劳倦者，常补其脾，多怒者，常滋其肝血，多饮者，常清其肺热，好色者，峻补其肾水。仲景曰：凡人有病，不时即治，隐忍冀延，必成痼疾。所以终罕得愈者，以内热之症，人多易忽，自恃饮食如常，起居如旧，仍纵恣酒色，迨至病已成而后药之，譬之渴而穿井，斗而铸兵，不亦晚乎！

清·章虚谷《灵素节注类编·禀赋源流总论》

人与万物，同禀阴阳气化而生。而阴阳出于太极，故阴阳互相为根。春夏阳令则养阳，秋冬阴令则养阴，是养其根本，则太极之生机不息，而与万物并育，为生长之门户也。如逆之则伐其根本，坏其天真矣。故阴阳四时者，万物由之而生化，终而复始，循环不息，而为死生之本也。逆之则害，从之则吉。惟圣人能从其道而行之，愚者不悟其理，必当谨佩圣教，而遵守之，庶可免害而保生。倘反顺为逆，则身内元气，先已乖格不和，无论外邪之病矣。如是而后施治，犹渴而穿井，斗而铸兵，何济于事哉！若其虚邪贼风，四时皆有，更当知而避之，义详病证门中，即所谓治未病之法也。

清·沈时誉《医衡·养生主论》

历代医书之盛，凡三百七十九家、五百九十六部、一万三千一百余卷，反复详明其要，主于却病而已。然《内经》有一言而可尽废诸书者，则"不治已病治未病"也。此说一出，而后世都以修养为言，不知夫修养与保养原自有异。修养则涉于方外，玄远而非恒言恒道；保养则由于日用饮食，而为可法可经。如运气之术，运任督者久则生痈；运脾土者久则腹胀；运丹田者久则尿血；运顶门者久则脑泄；其余丹砂烹炼之法，遗祸累累。然则修养之与保养，不大迳庭哉！请述保养之法。"上古天真论"曰：食饮有节，起居有常，不妄作劳，精神内守，病安从来，故能形与神俱，而尽终其天年，度百岁乃去，此保养之正宗也。盖有节有常，则气血从轨，而无俟乎搬运之烦；

精神内守，则身心凝足，而无俟乎制伏之强；形与神俱，则神不离形，形不离神，而无亏损天年之虑。保养若是之易且显，何今之夭者多而寿者少欤。盖香醪美味陈于前，虽病所忌也而弗顾；情况意兴动于中，虽病且兴也而难遏；贪名竞利之心急，虽劳伤过度而弗觉。何况心神百结，斫耗多端。刘孔昭曰：万人掺弦以向一鹄，鹄能无中乎？万物眩曜以惑一生，生能无伤乎？即有稍知收敛精神，安居静养者，而又不识百年机括，希求不死，虽终日闭目，只是一团私意，静亦动也。若识透百年分定，而事事循理，不贪、不躁、不妄，斯可以却未病而尽天年矣。盖主乎私，则死生念重而昏昧错杂，愈求静而不静。主于理，则人欲消亡而心清神悦，不求静而自静。此吾所以但言保养而不言修养也。然则保养之法，不亦尽废诸书乎。避风寒以保其皮肤六腑，则麻黄桂枝理中四逆之剂不必服矣；节劳逸以保其筋骨五脏，则补中益气、劫劳健步之剂不必服矣；戒色欲以养精，正思虑以养神，则滋阴降火、养荣凝神等汤又何用哉；薄滋味以养血，寡言语以养气，则四物四君十全三和等汤又何用哉。要之血由气生，气由神全。神乎心乎，养心莫善于寡欲。吾闻是语，未见其人，不得已仍从一万三千一百余卷之中，更觅一治已病之法可也。

清·傅山《傅青主女科歌括·调经》

妇科调经尤难，盖经调则无病，不调则百病丛生。

清·郑元良《郑氏家传女科万金方·薛氏家传女科歌诀》

若欲无病，月水要正。

清·吴谦《医宗金鉴·妇人杂病脉证并治》

女子以经调为无病，若经不调，则变病百出矣。

清·顾世澄《疡医大全·诸风部》

上古通天论曰：上工治未病，愚意非工之能，乃人自治耳。如稍不知节，纵欲纵食，任喜任怒，致七情偏胜，气血不和，六淫易入，百病生焉。

清·青浦诸君子《寿世编·保养门》

昔人云先寝食而后针药，又云谨摄以当药，益信慎寒暑，节饮食、谨嗜欲、养性情，保身即可却病也。

[日]长尾藻成《先哲医话集·素问名义》

夫民庶蚩蚩，不知养生之道，暴施妄作，由以生疾。以婴横夭，犹如不问法禁，而自抵罪。黄帝仁智豫问岐伯以养生之道，避邪之术，以此垂世。

以俾元元得全生于无穷者，亦是圣人务本之揆矣。上古天真论曰：圣人不治已病治未病，不治已乱治未乱，又曰：病已成而后药，乱已成而后治之，譬犹渴而掘井，斗而铸兵，不亦晚乎。是其特于卷首，揭示之本旨者，且夫内经一部之书，独论病理而不备药方，其意盖亦专在豫防故也耳。

[日]长尾藻成《先哲医话集·贵者难疗》

贵者有疾，尤为难疗。郭王对和帝，言有四难焉，见于后汉书。余谓贵者难疗，其由岂止四，众人搀和，而医令不行。妇人执事，而将息失度，药则先适口而不要利病，方则专补益而忌疏涤，并皆其所以谓难疗也。且夫君上叠膝于深宫之中，气血抑遏，无从疏进。置车方温柔之乡，斫丧过寸，罔省节制，五鼎八珍，饾饤于前，重幌密帏，燠郁于后，无一不为疾病之资矣。其既然矣，以是贤君举医，知颐生之道者，以任之献替，此谓之治未病也。

清·孟今氏《医医医·医者自医之医方》

上古圣人治未病，更须于望形察色予为之防，即制治于未乱，保邦于未危也。

清·许克昌，清·毕法《外科证治全书·痈疽证治统论》

人能慎养，气畅血盈，不使形体有衰，则痈疽疮疥从何而发？苟或不然，百病丛生，又岂惟痈疽疮疥而已哉。古人不治已病治未病，非虚语也。

第二节　扶助机体正气

一 精神调养

晋·葛洪《抱朴子·养生论》

所以保和全真者，乃少思、少念、少笑、少言、少喜、少怒、少乐、少愁、少好、少恶、少事、少机。夫多思则神散，多念则心劳，多笑则脏腑上翻，多言则气海虚脱，多喜则膀胱纳客风，多怒则腠理奔血，多乐则心神邪荡，多愁则头鬓憔枯，多好则志气倾溢，多恶则精爽奔腾，多事则筋脉干急，多机则智虑沉迷。斯乃伐人之生甚于斤斧，损人之命猛于豺狼。

唐·孙思邈《备急千金要方·养性》

夫养性者，欲所习以成性，性自为善，不习无不利也。性既自善，内外百病皆悉不生，祸乱灾害亦无由作，此养性之大经也。善养性者，则治未病之病，是其义也。故养性者，不但饵药餐霞，其在兼于百行；百行周备，虽绝药饵，足以遐年。德行不充，纵服玉液金丹，未能延寿。

唐·孙思邈《备急千金要方·养性》

虽常服饵而不知养性之术，亦难以长生也。养性之道，常欲小劳，但莫大疲及强所不能堪耳。且流水不腐，户枢不蠹，以其运动故也。养性之道，莫久行久立，久坐久卧，久视久听。盖以久视伤血，久卧伤气，久立伤骨，久坐伤肉，久行伤筋也。仍莫强食，莫强酒，莫强举重，莫忧思，莫大怒，莫悲愁，莫大惧，莫跳踉，莫多言，莫大笑。勿汲汲于所欲，勿悁悁怀忿恨，皆损寿命。若能不犯者，则得长生也。故善摄生者，常少思、少念、少欲、少事、少语、少笑、少愁、少乐、少喜、少怒，少好、少恶。行此十二少者，养性之都契也。多思则神殆，多念则志散，多欲则志昏，多事则形劳，多语则气乏，多笑则脏伤，多愁则心慑，多乐则意溢，多喜则忘错昏乱，多怒则百脉不定，多好则专迷不理，多恶则憔悴无欢。此十二多不除，则荣卫失度，血气妄行，丧生之本也，惟无多无少者，几于道矣。是知勿外缘者，真人初学道之法也。若能如此者，可居瘟疫之中无忧疑矣。既屏外缘，会须守五神肝心脾肺肾，从四正言行坐立。

唐·孙思邈《备急千金要方·养性》

凡心有所爱，不用深爱；心有所憎，不用深憎，并皆损性伤神。亦不用深赞，亦不用深毁，常须运心于物平等。……若夫人之所以多病，当由不能养性。平康之日，谓言常然，纵情恣欲，心所欲得，则便为之，不拘禁忌，欺罔幽明，无所不作。自言适性，不知过后一一皆为病本。

[日]丹波康赖《医心方·大体》

《文子》云：太上养神，其次养形，神清意平，百节皆宁，养生之本也。肥肌肤，充腹肠，开嗜欲，养生之末也。

明·薛己《校注妇人良方·序》

夫病多始于七情。邃古之初，性静情逸，精神纯畅，每治于未病之先，治之以不治也，以故药不尝，而跻上寿者比比。

明·徐春甫《古今医统大全·养生余录》

彭祖曰：凡人不可无思虑，当渐渐除之。身虚无，但有游气。气息得理，百病不生。又曰：道不在烦，但能不思衣，不思食，不思声色，不思胜负，不思得失，不思荣辱，心不劳，神不极，但尔，可得千岁。

庚桑楚曰：全汝形，抱汝生，无使汝思虑营营。

明·徐春甫《古今医统大全·养生余录》

书云：思虑过度，恐虑无时，郁而生涎，涎遂转升而不降，为忧气劳思五噎之病。思虑则心虚，外邪从之，而积气在中，时减于食。又云：思虑伤心，为吐衄，为发焦。谋为过当，饮食不敌，养生之大患也。

明·郭鉴《医方集略·胁痛门》

夫怒气太剧，炎火自焚，第一戒忿怒，戒晨嗔。食欲常少，少无过，虚体欲常劳，劳无过极，闲心劳形，养生之方也。

明·郭鉴《医方集略·耳门》

七情惟怒为甚，大怒破阴，当忍怒以养阴；思虑销神，当损情而内守；语烦伤气，当闭口而忘言；酒色伤命，当量事而撙节。贤者造形而悟，愚者临病不知。

清·章虚谷《灵素节注类编·外感内伤总论》

故圣人传教，以养精神、服天气，而通神明也。如失之而受邪，则内闭九窍，外壅肌肉，卫气散解，此谓自伤，而元气削也。推原其要，在清净而治意志，为却病养生之道也。

清·程国彭《医学心悟·论补法》

谚有之曰：药补不如食补。我则曰：食补不如精补，精补不如神补。

清·尤乘《寿世青编·勿药须知》

予考历代医书之盛，汗牛充栋，反复详明，其要主于却疾。然《内经》有一言可以蔽之，曰"不治已病治未病"是也。治有病不若治于无病，疗身不若疗心。吾以为使人疗，尤不若先自疗也。

清·尤乘《寿世青编·疗心法言》

学山曰：食饮有节，脾土不泄；调息寡言，肺金自全；动静以敬，心火自定；宠辱不惊，肝木自宁；恬然无欲，肾水自足。

益州老人曰：凡欲身之无病，必须先正其心，使其心不乱求，心不狂思，不贪嗜欲，不著迷惑，则心君泰然矣。心君泰然，则百骸四体虽有病不难治疗。独此心一动，百患为招，即扁鹊华佗在旁，亦无所措手矣。

清·王燕昌《王氏医存·以心治心》

养生家以一心疗万病。盖谓心病则身病，七情俱忘，六窗眼耳鼻舌心意俱闭，元气浑沦，百脉皆畅，又何病焉。

清·唐宗海《中西汇通医经精义·全体总论》

志和则先天肾无病，意和则后天脾无病。

清·魏源《书古微·福威章》

欲身无病，必先正心，不使气索，不使思狂，不使嗜欲迷惑，则心无病。心无病，则其余脏腑有病不难疗，而外九窍亦无由受病矣。人主百病，只生于不好德，小人百病，只生于忧贫。

清·周声溢《靖庵说医》

余曰："思虑不妄求，哀怒皆中节。此二语无论读书不读书，士人非士人，或男或女，无不括于此中。"乡愚市井，妄思财帛；闺阁妇女，忧愁抑郁，非致病之厉阶乎？圣人防民，防之未然，我辈治病治之于未病，治未病者，却病也。乡愚、市井、闺阁，其中质美者甚多，父诏兄勉，递相告语，转相戒劝，未必不可却灾疹而登康强，况乎邻媪市娃亦粗知疾病之禁忌，某物也误服之得某病，某事也稍忽之见某症，此亦世俗习惯之端末，必定有至理，而其防病却病之心思则未可厚非也，彼读书之士人，而尚世俗之不如哉！

[日]长尾藻成《先哲医话集·医之修养》

修其神养其精者，是治未病之事也。去外诱之外，无他术矣，故外诱之不去，是百病之根。

二 四时摄养

唐·孙思邈《备急千金要方·养性》

常欲使气在下，勿欲泄于上。春冻未泮，衣欲下厚上薄，养阳收阴，继世长生；养阴收阳，祸则灭门。故云：冬时天地气闭，血气伏藏，人不可作劳出汗，发泄阳气，有损于人也。又云：冬日冻脑，春秋脑足俱冻。此圣人之常法也。春欲晏卧早起，夏及秋欲侵夜乃卧早起，冬欲早卧而晏起，皆益人。虽云早起，莫在鸡鸣前；虽言晏起，莫在日出后。凡冬月忽有大热之时，夏月忽有大凉之时，皆勿受之。人有患天行时气者，皆由犯此也，即须调气息，使寒热平和，即免患也。

宋·陈直《养老奉亲书·秋时摄养》

秋属金，主于肃杀。秋，肺气旺，肺属金，味属辛，金能克木。木属肝，肝主酸，当秋之时，其饮食之味，宜减辛增酸，以养肝气。肺气盛者，调呬气以泄之。顺之则安，逆之则太阴不收，肺气焦满。

秋时凄风惨雨，草木黄落。高年之人，身虽老弱，心亦如壮，秋时思念往昔亲朋，动多伤感。季秋之后，水冷草枯，多发宿患，此时人子最宜承奉，晨昏体悉，举止看详。若颜色不乐，便须多方诱说，使役其心神，则忘其秋思。其新登五谷，不宜与食，动人宿疾。若素知宿患，秋终多发，或痰涎喘嗽，或风眩痹癖，或秘泄劳倦，或寒热进退。计其所发之疾，预于未发以前，择其中和应病之药，预与服食，止其欲发。

宋·周守忠《养生月览》

春三月，每朝梳头一二百下，至夜欲卧，须汤去声热盐汤一盆，从膝下洗至足，方卧，以通泄风毒脚气，勿令壅滞。《四时养生论》

……

二月初，便须灸两脚三里、绝骨对穴各七壮，以泄气，至夏即无脚气冲心之疾。《四时养生论》

……

春分后，宜服神明散。其方用苍术　桔梗各二两　附子二两　炮乌头四两　炮细辛一两，上捣筛为散，绛囊盛带之方寸匕，一人带一家无病。有感染时气者，新汲水调方寸匕服之，取汗便瘥。《千金月令》

明·万全《养生四要·法时》

在《礼》月令冬至则君子斋戒，处必掩其身，身欲宁，去声色，禁嗜欲，安形性，事欲静，以待阴阳之所定。在夏至，君子斋戒，处必掩身，毋操扰，止声色，毋或进薄滋味，毋致和，节其嗜欲，定心气，圣人之忧民如此。故逆天违时者不祥，纵欲败度者有殃。

……

《礼》春夏教以礼乐，秋冬教以诗书，亦春夏养阳，秋冬养阴之法也。盖春生夏长，乃阳气发泄之时，教以礼乐者，歌咏以养其性情，舞蹈以养其血脉，亦养阳之道也。秋冬收藏，乃阴气收敛之时，教以诗书者，优游以求之，涵咏以体之，亦养阴之道也。

《内经》云：冬不按跷，春不鼽衄。夫按摩跷引，乃方士养生之术。冬月固密之时，尚不可行以扰乎阳，使之涵泄，则有春鼽衄之疾。况以酒为浆，以妄为常，水冰地坼，醉以入房，暴泄其阳者乎。斯人也，春不病温，夏不病飧泄，秋不病疟痎者，未之有也。

……

人到春时，多生疮疥者，此由冬月不能固密皮肤，使汗易泄，寒气浸之，荣血凝滞，至春发陈，变生疮疥。

明·徐春甫《古今医统大全·养生余录》

凡人呼吸出入，皆天地之气。故风寒暑湿之暴戾，偶一中人，人不胜天，则留而为病。故随时加摄，使阴阳中度，是谓先几防于未病。

春月，阳气闭藏于冬者渐发于外，故宜发散，以畅阳气。《内经》云：春三月，此谓发陈。天地俱生，万物以荣。夜卧早起，广步于庭。披发缓形，以使志生。生而勿杀，予而勿夺，赏而勿罚。此春气之应，养生之道也。逆之则伤肝，夏为寒变。故人当二月一来，摘取东引桃枝并叶各一握，水三升煎取二升，以来早朝空心服之，即吐，却心膈痰饮宿热，则不为害。春深，稍宜和平将息，绵衣晚脱，不可令背寒，寒即伤肺，鼻塞咳嗽。但觉热则去之，觉冷即加之。加减俱要早起之时，若于食后日中，恐致感冒风寒。春不可衣薄，令人伤寒霍乱，消渴头痛。春冻未泮，衣欲下厚而上薄。

夏月人身阳气发引，伏阴在内，是人脱精神之时。特忌下利，以泄阴气。《内经》云：夏三月，此谓蕃秀。天地气交，万物华实。夜卧早起，无厌于日。使志无怒，使华英成秀，使气得泄，若所爱在外。此夏气之应，养长之道也。逆之则伤心，秋为痎疟。故人常宜晏居静坐，节减嗜欲，调和心志。此时心王力衰，其真精化为水，至秋乃凝，尤须保啬，以固阴气。常食热物，使腹中温暖。生瓜果茄、冰水冷淘、粉粥蜂蜜，尤不可食。食多秋时必患痢疟。勿以冷水沐浴洗手面淋，皆使人得虚热，眼暗筋厥逆，霍乱转筋，阴黄之疾。勿当风卧，勿睡中使人挥扇。汗体毛孔开展，风邪易入。犯之使人患风痹不仁，手足不遂，言语謇涩之疾。年壮虽不即为害，亦种病根。气衰之人，如桴鼓应声矣。醉中尤宜忌之。

秋月当时，阳气收敛。不为吐及发汗，犯之令人脏腑消烁。《内经》云：秋三月，此谓容平。天气以急，地气以明。早卧早起，与鸡俱兴。使志安宁，以缓秋刑。收敛神气，使秋气平。无外其志，使肺气清。此秋气之应，养收之道也。逆之则伤肺，冬为飧泄。若能知夏时多食冷物及生瓜果稍多，即宜以童子小便二升，并大腹槟榔五颗细切，煎取八合，下生姜汁一合，和腊雪三分，早为空心分为二服，泻二三行。夏月所食冷物及膀胱宿水，悉为驱逐而出，即不为患。此药是乘气汤，虽老年之人亦宜服之。泻后两三日，以薤白粥加羊肾，空心服之，胜服补药。

冬月天地闭塞，血气藏，伏阳在内，心膈心热，但忌发汗，以泄阳气。《内经》曰：冬三月，谓之闭藏。水冰地坼，无扰乎阳。早卧晚起，必待日光。使志若伏若匿，若有私意，若已有得。去寒就温，无泄皮肤，使气亟夺。此冬气之应，养藏之道也。逆之则伤肾，春为痿厥。故人当时服浸酒之药，以迎阳气。虽然，亦不可过爱。绵衣当脱着，使渐渐加厚，虽大寒不得向火烘炙，损人目精。且手足能引火气入心，使人心脏燥热。小衣亦不宜大炙极暖。冬月天寒，阳气在内，已自郁热，若更加之炙衣重裘，近火醉酒，即阳气太甚。若遇春寒闭塞之久，不即发散，至春夏之交，阴气既入，不能摄阳气，必致有时行热疾，甚者狂走妄语，切宜忌之。

故寒热适中，此为至要。凡冬不欲极温，夏不欲极凉；不欲卧星下，不欲眠中操扇。大寒大热大风大雨，皆不欲冒之。秋冬温足冻脑，春夏脑足俱冻。故曰：天有四时五行，以生寒暑燥湿风；人有五脏五气，以生喜怒悲忧恐。故喜怒伤气，寒暑伤形；暴怒伤阴，暴喜伤阳。喜怒不节，寒暑过度，生乃不固。此之谓也。

明·周臣《厚生训纂·起居》

春冰未泮，衣欲上厚下薄。

春天不可薄衣，伤寒。

夏之一季，是人休息之时，心旺肾衰，液化为水，至秋而凝，冬始坚。当不问老少，皆食暖物，则百病不作。四月、五月，其时金水极衰，火土甚旺，必须独宿养阴，尤胜服药。

夏至以后迄秋分，须慎肥腻、饼臑、油酥之物，此物与酒浆瓜果相妨，病多为此也。

夏月不宜坐日晒石上，热则成疮，冷则成疝。睡铁石上损目。

夏月远行，不宜用冷水洗足。

夏月并醉时，不可露卧，生风癣冷痹。

明·杨继洲《针灸大成·足少阴经穴主治》

冬月……人宜服固本益肾酒，以迎阳气耳。不可过暖致伤目，而亦不可太醉冒寒。如冬伤于寒，春必病温，故先王于是月闭关，俾寒热适中可也。

清·喻昌《尚论后篇·尚论四时》

冬

天干始于甲，地支始于子，故《尚论》四时，以冬为首。凡春夏秋三时之病，皆始于冬故也。先王以至日闭关，商旅不行，后不省方者，法天之闭藏，与民休息，俾无夭札也。然而高人蹬雪空山，而内藏愈固，渔父垂钓寒江，而外邪不侵，以藏精为御寒，乃称真御寒矣。《内经》谓，冬不藏精，春必病温，谆谆垂诫。后世红炉暖阁，醉而入房，反使孔窍尽开，内藏发露，以致外寒乘间窃入，所以伤寒一症最凶、最多。仲景于春夏秋三时之温热病，悉以伤寒统之者，盖以此也。吾人一日之劳，设不得夜寝，则来日必加困顿。农夫一岁之劳，设不为冬藏，则来年必至缺乏。况乎万物以春夏秋为昼，以冬为夜，至冬而归根伏气，莫不皆然，岂以人为万物之灵，顾可贸贸然耶！特首揭之，且以动良士之瞿瞿也。

春

天地之大德曰生，德流化博而人物生焉者也。春秋首揭，春王正月，虽重王道，而天德人理统括无余。春于时为仁，仁者人之心也。故生而勿杀，予而勿夺，赏而勿罚，心上先有一段太和之意。然后与和风甘雨，丽日芳时，百昌庶类，同其欣赏。一切乖戾之气，不驱自远，更何病之有哉？乃纵肆辈日饮食于天地之阳和，而不禁其暴戾恣睢之习，此其心先与凶恶为伍，凡八风之邪，四时之毒，咸得中之。及至病极无奈，乃始忍性，以冀全生，终属勉强，而非自然。如石压草，逢春即芽；如木藏火，逢钻即出。惟廓然委顺，嗒然丧我者，病魔潜消，而精气渐长，犹为近之，故法天地之生以养生者，为知道也。……内虚之人与外风相召，如空谷之应响，大块之噫气，未动而已先觉，若星摇灯闪可预征者。故体虚之人，避风如避箭石，偶不及避，当睁弩以捍其外，热汤以溉其内，使皮毛间津津润透，则风邪随感即出，不为害矣。然外虽避风，而内食引风之物而招致，尤为不浅。……至于痰热积盛，有自内生风之候，则与外感之风迥隔天渊。若以外感法治之，如羌防之属，则内愈虚，风愈炽，每至不起，与内伤病以外感药治，其误同也。

夏

热者，天时之气也；暑者，日之毒也；湿者，地之气也。夏月天时本热，加以地湿上腾，是以庶类莫不繁茂。然而三气相合，感病之人为独多，百计避之不免，亦惟有藏精一法可恃耳。昌谓夏月藏精，则热邪不能侵，与冬月之藏精，而寒邪不能入者，无异也。故春夏秋三时之病，皆起于冬，而秋冬二时之病，皆起于夏，夏月独宿，兢兢堤防金水二脏，允为保身之仪式矣。每见贵介髫龄之子，夏月出帷纳凉，暗中多开欲窦，以致热邪乘之，伤风咳嗽，渐成虚祛、尪瘦等病者甚多。有贤父兄者，自宜防之于早矣。

人之居卑隩，触山岚，冒雨旸，着汗衣，卧冰簟，饮凉水，食瓜果，受内郁，皆能使湿土受伤。若以秋疟，但为受暑，遗却太阴，湿土受伤一半，至冬月咳嗽，反以为受于湿，而以燥治之，不为千古一大误耶！夏月汗多，真阳易散；津少，真阴易消，为内伤诸病之始。

秋

金继长夏湿土而生，其气清肃，天香遍野，地宝垂成，月华露湛，星润渊澄。……盖金性刚，金令严，繁茂转而为萧疏矣，燠热转而为清冷矣。以故为时未几，而木萎草枯，水落石出。时愈冷，则愈燥，以火令退气已久，金无所畏，而得以自为也。故燥金之令不可伤，伤之则水竭液干，筋急爪枯，肝木暗摧，去生滋远。故凡肝病之人，宜无扰无伐，以应木气之归藏。木气归藏，燥金即能萎其枝叶，而不能伤其根本，及秋金才生冬水，早已庇木之根，以故木至春而复荣者，荣于冬月之胎养也。……人在气交之中，能随天地自然之运，而为节宣，则不但无病，而且难老，岂舍此而更有延年之术哉！若夫燥金自受之邪，为病最大，以夏火之克秋金为贼邪，故暑热湿之令，金独伤之，暑热湿之病，金独受之。古人于夏月早已淡泊滋味，恶其湿热伤肺，且不欲以浊滞碍清道也。然形寒饮冷，尤为伤肺，虽夏月之乘凉亦不可过，况入秋已深，尚啖生冷，冒风露而无忌，宁不致肺之病耶！故夏三月所受之热，至秋欲其散，不欲其收。若以时令之收，兼收其热，则金不生水而转增燥，安得不为筋脉短劲、浊渴枯损之导，为冬月咳嗽之根耶！

清·陈士铎《石室秘录·伤寒相舌秘法》

春夏秋冬，各有其令，得其时则无病，失其时则病生。

清·徐文弼《寿世传真·修养宜四时调理》

春三月

《摄生消息论》曰：春阳初升，万物发萌，人有宿疾，春气攻动，又兼去冬以来，拥炉熏衣，积至春月，因而发泄，致体热头昏，四肢倦怠，腰脚无力，皆冬所蓄之疾，是务调理。

调理法

勿多食酸味，减酸以养脾气。春，肝木正旺，酸味属木，脾属土，恐酸味助木克土，令脾受病。

宜常食新韭，大益人。过春后勿食，多昏神。

饮屠苏酒于元旦，免一年疾患。酒方：大黄一钱　川椒一钱五分　桂心一钱八分　乌头炮，六分　白术一钱八分　茱萸一钱一分　桔梗一钱五分　防风一两。

元旦寅时，酒煎饮之。宜先幼后长。

乍寒乍暖，不可顿去绵衣，渐渐减之。稍寒莫强忍，即仍加服。

春夜卧时，间或用热水，下盐一撮，洗膝下至足，方卧。能泄风邪脚气。

清·徐文弼《寿世传真·修养宜四时调理》

夏三月

……谚云：度过七月半，便是铁石汉。因一岁惟夏，乃生死关也。试看草枯木落，其汁液尽消竭于夏。危乎危乎，其此时乎。

调理法

勿多食苦味，减苦以养肺气。夏，心火正旺，苦味属火，肺属金，恐苦味助火克金，令肺受病。

虽大热，勿食冻水、冷粉、冷粥等物，虽取快一时，冷热相搏，多致腹疾。

勿食煎炒炙煿等物，以助热毒。多发痈疽。

勿枕冷石，损目。

勿睡熟扇风，或露卧取凉，多成风痹瘫痪之病。

阴房破窗，防贼风中人最暴。

勿用冷井水洗面，伏热在身。

烈日晒热之衣，不可便穿。

宜每日早起，以受清明之气。

五月五日，用枸杞煎水沐浴，可却除灾疾。

又，是日午时，可合平安散存用。

平安散方

雄黄　火硝　明矾　朱砂各二钱　冰片　麝香各三分　荜拨五厘　真金三十张　共研为末。

防疫气流行，用贯仲一味，置厨房水缸内，合家食之，不染。

调乌梅汤解暑。方用乌梅，不拘多少，捣烂，加蜜，调滚水，待温饮之。或用砂糖代蜜亦可。

清·徐文弼《寿世传真·修养宜四时调理》

秋三月

《养生论》曰：秋风虽爽，时主肃杀，万物于此凋伤。顺时调摄，使志安宁，以缓秋刑，此秋气之应，养收之道也。

调理法

勿多食辛味，减辛以养肝气。秋，肺金正旺，辛味属金，肝属木，恐辛味助金克木，令肝受病。

勿食生冷，以防痢疾。

勿食新姜，大热，损目。

勿贪取新凉。凡人五脏俞穴，皆会于背。酷热之后，贪取风凉，此中风之源也。故背宜常暖护之。

八月一日，用绢展取百草头上露，拭两目，倍光明。柏树露尤妙。

九月九日，佩茱萸，饮菊花酒，却疾益人。

清·徐文弼《寿世传真·修养宜四时调理》

冬三月

《律志》曰：北方，阴也，伏也。阳伏于下，于时为冬。当闭精养神，以厚敛藏。如植物培护于冬，至来春方得荣茂。此时若戕贼之，春升之际，下无根本，枯悴必矣。

调理法

勿多食咸味，减咸以养心气。冬。肾水正旺，咸属水，心属火，恐咸味助水克火，令心受病。

不宜多出汗，恐泄阳气。

勿多食葱，亦恐发散阳气。

不宜沐浴。阳气在内，热水逼而出汗。汗出而毛孔开，最易感寒。冬伤于寒，春必病瘟。

不宜早出犯霜，或略饮酒以冲寒气。

不宜犯贼邪之风。冬月，东南风为贼邪风，宜谨避之。

冬至日，用赤小豆煮粥，合宅啜之，可免瘟疫时症。

清·程鹏程《急救广生集·防病预诀》

逐月宜忌

正月

……是月宜食五辛，以辟厉气。

是月每朝梳头一二百下，搜通风气。

是月濯足，于沸水中加盐一撮，以泄风毒香港脚。

……

三月

……是月采何首乌，赤白各半，米泔水浸一宿，同黑豆于饭锅上蒸熟，晒干，去豆为末，或加茯苓三分之一，炼蜜为丸。

每酒服一二钱。百日后，百病皆除，延年益寿，多子。忌食猪肉、鱼鳖、萝卜。

……

四月

……取枸杞煎汤沐浴，令人耐老泽肌却病。

……

五月

……是月用贯众浸食水缸中，可避时疫，解水毒。

……是月初一日，枸杞汤沐浴，不病不老。初五日采萱花作菹，利胸膈。采马齿苋，同苋菜等分为末，与妊妇佩，临期易产。收鲤鱼枕骨烧灰，治久痢。捣烂独囊蒜涂面，手足身体一年不作恶疮，冬月不作冻疮。午时采鸡肠草为末，凡齿痛擦之立愈。……

六月

宜是月暑伏时，捣大蒜为泥，上年曾有冻疮之处，手指、耳边、足跟，俱以捣蒜敷上，过一日一夜洗去。迟三四日，再敷一次。本年冬虽极寒，亦不再患。凡小儿手足及各处，虽不患冻疮，亦敷两次则耐寒。若不隔几日，连敷则肉上起泡，甚至破皮。……

是月伏日，晒干茄子，炒黑色为末。凡发脏毒者，连服十日愈。如或不止，再用数年陈槐花炒黑为末，服之数日，永不发。俱空心酒下一钱。

是月三伏极热时，汗要多出，则周身所染风寒湿气，由汗而出，可保一年无病。不拘鱼肉菜汤，只多入葱白、姜，汗乘热泡饭食之。要令满身汗淋如雨，停歇，方用热水洗拭。多出二三次极妙。

是月天热出汗，任其尽出，不可止遏。……

三 饮食起居调养

晋·葛洪《抱朴子·外篇》

无久坐，无久行，无久视，无久听。不饥勿强食，不渴勿强饮。不饥强食，则脾劳；不渴强饮，则胃胀。体欲常劳；食欲常少。劳勿过极；少勿至饥。冬朝勿空心；夏夜勿饱食。早起不在鸡鸣前；晚起不在日出后。

唐·孙思邈《备急千金要方·膀胱腑》

春夏秋冬，逆理之食啖不可过度。凡饮食于五脏相克者，为病相生者无他。经曰：春不食辛，夏无食咸，季夏无食酸，秋无食苦，冬无食甘。此不必全不食，但慎其太甚耳。谚曰百病从口生，盖不虚也。四时昏食，不得太饱，皆生病耳，从夏至秋分，忌食肥浓，然热月人自好冷食，更与肥浓，兼食果菜无节，极遂逐冷眠卧，冷水洗浴，五味更相克贼，虽欲无病，不可得也。所以病苦，人自作之，非关运也。

唐·孙思邈《备急千金要方·养性》

至于居处，不得绮靡华丽，令人贪婪无厌，乃患害之源。但令雅素净洁，无风雨暑湿为佳；衣服器械，勿用珍玉金宝，增长过失，使人烦恼根深；厨膳勿使脯肉丰盈，当令俭约为佳。

唐·孙思邈《备急千金要方·养性》

善养性者，先饥而食，先渴而饮；食欲数而少，不欲顿而多，则难消也。常欲令如饱中饥，饥中饱耳。盖饱则伤肺，饥则伤气，咸则伤筋，酢则伤骨。故每学淡食。食当熟嚼，使米脂入腹，勿使酒脂入肠。人之当食，须去烦恼暴数为烦，侵触为恼。如食五味，必不得暴嗔，多令人神惊，夜梦飞扬；每食不用重肉，喜生百病；常须少食肉，多食饭，及少菹菜，并勿食生菜、生米、小豆、陈臭物；勿饮浊酒；食面使塞气孔；勿食生肉伤胃，一切肉惟须煮烂，停冷食之，食毕当漱口数过，令人牙齿不败、口香；热食讫，以冷酢浆漱口者，令人口气常臭，作䘌齿病。又诸热食咸物后，不得饮冷酢浆水，喜失声成尸咽。凡热食汗出，勿当风，发痉头痛，令人目涩多睡。每食讫，以手摩面及腹，令津液通流。食毕当行步踌躇，计使中数里来，行毕使人以粉摩腹上数百遍，则食易消，大益人，令人能饮食，无百病，然后有所修为为快也。饱食即卧，乃生百病，不消成积聚；饱食仰卧，成气痞，作头风。触寒来者，寒未解食热食，成刺风。人不得夜食。又云：夜勿过醉饱食，勿精思为劳苦事，有损余，虚损人。常须日在巳时食讫，则不须饮酒，终身无干呕。……

每十日一食葵。葵滑，所以通五脏拥气，又是菜之主，不用合心食之。又饮酒不欲使多，多则速吐之为佳，勿令至醉，即终身百病不除。久饮酒者，腐烂肠胃，渍髓蒸筋，伤神损寿。醉不可以当风，向阳令人发强；又不可当风卧，不可令人扇之，皆即得病也；醉不可露卧及卧黍穰中，发癞疮；醉不可强食，或发痈疽，或发喑，或生疮；醉饱不可以走车马及跳踯；醉不可以接房，醉饮交接，小者面皯、咳嗽，大者伤绝脏脉损命。

凡人饥欲坐小便，若饱则立小便，慎之无病。又忍尿不便，膝冷成痹，忍大便不出，成气痔。小便勿努，令两足及膝冷；大便不用呼气及强努，令人腰疼目涩，宜任之佳。

凡遇山水坞中出泉者，不可久居，常食作瘿病。又深阴地冷水不可饮，必作痎疟。饮食以调，时慎脱着。……湿衣及汗衣，皆不可久着，令人发疮及风瘙。大汗能易衣佳；不易者急洗之。不尔，令人小便不利。凡大汗勿偏脱衣，喜得偏风半身不遂。春天不可薄衣，令人伤寒霍乱、食不消、头痛。脱着既时，须调寝处。

唐·王焘《外台秘要·石发热目赤方一十首》

经曰：肝王则目赤。若兼石，则冬慎勿食热，热既不散，遂成伏气，遇春必发，预宜法防之。即非石药之过，岂不惜哉！黄帝曰：形受味，精受气，皆为饮食寒温呼吸之召也。诸脏仿此。

隋·巢元方《诸病源候论·风病诸候下》

新沐头未干，不可以卧，使头重身热，反得风则烦闷。……

《养生方》云：饱食仰卧，久成气病头风。

又云：饱食沐发，作头风。

又云：夏不用露面卧，露下堕面上，令面皮厚，喜成癣。一云作面风。……

又云：人常须日已没食讫，食讫即更不须饮酒，终天不干呕。诸热食腻物，不饮冷醋浆，喜失声失咽。热食枕手卧，久成头风目涩。

[日]丹波康赖《医心方·夜食禁》

《养生要集》云：凡人夜食伤饱，夜饮大醉，夏日醉饱，流汗未晞，冷水洗渍，持扇引风，当风露卧，因醉媾精，或和水和食，不待消释，以块吞之，是以饮食男女，最为百疴之本焉。

又云：夜食恒不饱满，令人无病。此是养性之要术也。

宋·周守忠《养生类纂·总叙养生》

养生以不伤为本，此要言也。且才所不逮而困思之，伤也；力所不胜而强举之，伤也；悲哀憔悴，伤也；喜乐过差，伤也；汲汲所欲，伤也；戚戚所患，伤也；久谈言笑，伤也；寝息失时，伤也；挽弓引弩，伤也；沉醉呕吐，伤也；饱食即卧，伤也；跳走喘乏，伤也；欢呼哭泣，伤也；阴阳不交，伤也。积伤至尽则早亡，早亡非道也。是以养性之方，唾不及远，行不疾步，耳不极听，目不久视，坐不至久，卧不及疲，先寒而衣，先热而解。不欲极饥而食，食不可过饱；不欲极渴而饮，饮不可过多。凡食多则结积聚，饮过则成痰癖也。不欲甚劳、甚逸，不欲起晚，不欲汗流，不欲多睡，不欲奔车走马，不欲极目远望，不欲多啖生冷，不欲饮酒当风，不欲数数沐浴，不欲广志远愿，不欲规造异巧。冬不欲极温，夏不欲穷凉。不欲露卧星下，不欲眠中见肩。大寒大热，大风大雾，皆不欲冒之。五味入口，不欲偏多，故酸多伤脾，苦多伤肺，辛多伤肝，咸多伤心，甘多伤肾，此五行自然之理也。凡言伤者，亦不便觉也，谓久则损寿耳。

宋·寇宗奭《本草衍义·序例上》

夫未闻道者，放逸其心，逆于生乐。以精神徇智巧，以忧畏徇得失，以劳苦徇礼节，以身世徇财利，四徇不置，心为之病矣。极力劳形，噪暴气逆，当风纵酒，食嗜辛咸，肝为之病矣。饮食生冷，温凉失度，久坐久卧，大饱大饥，脾为之病矣。呼叫过常，辨争陪答，冒犯寒暄，恣食咸苦，肺为之病矣。久坐湿地，强力入水，纵欲劳形，三田漏溢，肾为之病矣。五病既作，故未老而羸，未羸而病，病至则重，重则必毙。呜呼，是皆弗思而自取之也。卫生之士，须谨此五者，可致终身无苦。经曰：不治已病治未病，正为此矣。

金·李杲《内外伤辨惑论·饮食自倍肠胃乃伤分而治之》

如能慎言语、节饮食，所谓治未病也。

元·忽思慧《饮膳正要》

心为一身之主宰，万事之根本，故身安则心能应万变，主宰万事，非保养何以能安其身。保养之法，莫若守中，守中则无过与不及之病。调顺四时，节慎饮食，起居不妄，使以五味调和五脏，五脏和平，则血气资荣，精神健爽，心志安定，诸邪自不能入，寒暑不能袭，人乃怡安。夫上古圣人治未病不治已病，故重食轻货，盖有所取也。故云：食不厌精，脍不厌细。鱼馁肉败者，色恶者，臭恶者，失饪不时者，皆不可食。

元·危亦林《世医得效方·居处法》

凡居家不必数沐浴，若沐浴必须密室，不得大热，亦不得大冷，皆生百病。冬浴不必汗出霡霂，沐浴后不得触风冷。新沐发讫，勿当风，勿湿萦髻，勿湿头卧，使人头风眩闷，发秃面黑，齿痛耳聋，头生白屑。饥忌浴，饱忌沐。沐讫，须进少许食饮，乃出。夜沐发，不食即卧，令人心虚，饶汗多梦。

元·汪汝懋《山居四要·起居杂忌》

醉眠当风处，生病。醉卧黍穰中，成大风。醉不可强食、嗔怒，生痈疽。醉人大吐，不以手紧掩其目，则转睛。频浴，热气壅脑，血凝而气散。食饱即睡，成气疾。空心茶加盐，真透肾经又冷胃。饮汤洗面，不精神。行路有汗，跂床悬脚，成血痹腰疼。醉不可便卧，而生疮疖，内生积聚。醉不可忍大小便，成癃闭、肠痔等疾。……醉饱行房，致百病。夏月并醉时，不可露卧，生风癣冷痹。坐卧沐浴，勿当檐风及窗隙，皆成病。醉后用冷水洗面，生黑点，成目疾。有目疾，行房事，成目盲。汗出露卧及浴，害风疹。暑月于热石上坐，热则成疮，冷则成疝。醉未解，冷水洗面，发面疮。猛汗时，河内浴，成骨痹。……夏月远行，不可用冷水濯足。雪寒草履，不可用热汤洗足。水过夜，面上起五色光彩者，不可洗手。汗出时并醉时，不可扇，生偏枯。大小便不可忍，成膝劳冷痹。……食饱不可洗头。……凡日光不可凝视，损目。食勿言，寝勿语。怒不可暴，生气疾恶疮。……

凡睡觉，饮水更眠，成水癖。……睡卧时不可张口，气泄损神。……沐浴未干，不可睡。时行病始汗方解，不可用冷水浴。饥忌浴，饱忌沐，……洗头不宜用冷水淋。晌午后阴气起不可沐发。……

元·汪汝懋《山居四要·起居之宜》

睡宜拳侧，足宜伸舒。老人患风湿、脚气、腰痛者，宜作暖炕安卧。行路劳倦、骨疼，宜得暖炕睡。五更两手擦摩令热，熨腮去皱纹，熨眼明目。临睡用温盐汤漱口，坚牙益肾。晚饭少，得寿。晚饭后徐步庭下，无病。将睡叩齿则牙牢。未语时服补药，入肾经。不语唾涂疮，则肿消。早起出路，含煨生姜少许，则不犯雾露。……

……齿宜朝暮叩，会神。濯足而卧，无冷疾。寒而衣，先热而解，则无病。凡卧，先卧心，后卧眼。……早起以左右先摩肾，次摩脚心，则无脚气诸疾。早起东向坐，以两手相摩令热，从额至顶上摩二九次，名曰“存泥丸”。以两手又两耳极上下摩二七止，令人不聋。次缩鼻闭气，右手从头上引流通。又摩手令热，以摩身体，从上至下名曰“干浴”，令人除百病。……枕内放麝香一脐，能除邪辟恶。安决明子，能明目。夜卧，带雄黄一块，则不魇。凡食讫，温水漱口，无齿疾，口不臭。夜卧，或侧或仰，一足伸屈不并，则无梦泄之患。

明·徐春甫《古今医统大全·脚气所当禁》

……有当禁于未病之先也，如《外台秘要》云：第一忌嗔，嗔则心烦，烦则脚气发。又禁大语，大语则伤肺，肺伤病亦发。又不得露足当风入水，以冷水洗足，两脚胫尤不宜冷，虽暑月当着帛裤，至冬寒加绵，令两胫及腿温暖微汗尤佳。依此将息，脚气自消，而无邪气留连之患。夏月腠理开，不宜当风取凉。凉处坐憩须得动劳关节，令其气畅，此养生之要，拒邪之法也。每食后行三五百步，疲倦便止，脚中恶气，随即下散，虽浮肿气不止也。《发明》云：凡饮酒及奶酪勿使过度，过则伤脾，下疰于足胫胕肿，遂成脚气，甚不可纵欲，则发。凡饮食之后宜缓行如上法。不坐湿地，不着濡衣，自免脚气。

明·孙一奎《赤水玄珠·虚怯虚损痨瘵门》

仙经曰：养生以不伤为本。伤之一字，包括甚广，非独五味、七情过多为伤。诸如才所不逮而困思之为伤；力所不能胜而强举之为伤；汲汲所欲之为伤；久谈言笑之为伤；寝息失时之为伤；沉醉呕吐之为伤；饱食即卧之为伤；跳走喘乏之为伤；勉强色欲之为伤。凡言伤者，亦不便觉也，久则损寿耳。是以养生之家，唾不及远，行不疾步，耳不极听，目不极视，坐不至久，卧不及疲；先寒而衣，先热而解；不欲极饥而食，食不过饱；不欲极渴而饮，饮不过多。凡食过则结积聚，饮过则成痰癖。不欲甚劳甚逸，不欲起晚，不欲汗流，不欲多睡，不欲多啖生冷，不欲饮酒当风，不欲数数沐浴，冬不极寒，夏不穷凉，不露卧星下，不眠中见肩，大寒、大热、大雾、大风皆不欲冒之。故善摄生者，卧起有四时之早晚，兴居有至和之常制，调利筋骨有偃仰之方，杜疾闲邪有吞吐之术，流行营卫有补泻之法，节宣劳逸有与夺之要。忍怒以全阴气，抑喜以养阳气。然后先服草木以救亏缺，后服金丹以定无穷。长生之理，尽于此矣。

明·周臣《厚生训纂·起居》

盛热大汗，不宜当风冷水沃面，成目疾。

伏热不得饮水及以冷物迫之，杀人。

冬时，绵衣毡褥之类，急寒急着，急换急脱。

冬寒虽近火，不可令火气聚，不须于火上烘炙衣服。若炙，手暖则已，不已损血，令五心热。

大雪中跣足，人不可使以热汤洗，或饮热酒。又触寒未解，勿便饮汤食热物。

大寒早出，含真酥油则耐寒气。

大雾不宜远行，宜少饮酒，以御雾瘴。

大寒、大热、大风、大雾，勿冒之，行房更忌。天之邪气，感则害人五脏；水谷寒热，感则害人六腑；地之湿气，感则害人皮肉筋脉。

朝不可虚，暮不可实。

……

心之神发乎目，久视则伤心；肾之精发乎耳，久听则伤肾。

……

生食五辛，接热饮食，极目瞻视山川草木，夜读注疏古书，久居烟火，博奕不休，饮酒不已，热餐面食，抄写多年，雕镂细巧，房室不节，泣泪过多，月下观书，夜观星斗，刺头出血，驰驱田猎，冒涉风霜，眼目病赤，沐浴房劳，迎风不忌，皆丧明之由，慎之！

人身以津液为本，在皮为汗，在肉为血，在肾为精，在口为津，伏脾为痰，在鼻为涕，在眼为泪，出则皆不可回。惟津在口独可回，回则生意又续续矣。人皆终日不唾，常嗽而咽之，则精气常留，面目有光。故曰：多唾损神，远唾损气。又曰：远唾不如近唾，近唾不如不唾。

发是血之余，一日一次梳，通血脉，散风湿。

大小便皆不可用力努，亦不可强闭抑忍，一失其度，或涩或滑，皆伤气害生，为祸甚速。

忍小便成五淋，忍大便成五痔。

大小便时，不可开口说话，切记！夜间小便时，仰面开眼，至老眼不昏。

饥则坐小便，饱则立小便，慎之无病。

久行伤筋劳于肝，久立伤骨损于肾。

……

行路劳倦骨疼，直得暖处睡。

行路多，夜间向壁角拳足睡，则明目足不劳。

远行触热及醉后，用冷水洗面，则生黑皯成目疾。

早行食煨生姜少许，避瘴开胃。

……

久坐伤肉，久卧伤气。坐勿背日，勿当风湿……。

……

将睡叩齿则齿固。

明·徐春甫《古今医统大全·摄生要义》

夫养生者，卧起有四时早晚，饮食有至和之常。制利关节，有导引之方；流行荣卫，有吐纳之术。忍喜怒，以养阴阳之气，节嗜欲，以固真元之精，保形延命，可谓备矣。

使禁忌之理，知有未周，虽云小节之常，亦有大道之要。故食有侵性，不可不慎者。古语云：一日之忌，暮无饱食；一月之忌，暮无大醉；一岁之忌，暮无远行；终身之忌，暮常护气。盖谓暮乃偃息之时。人若饱食，则腹中空虚之地少，而气之居内以养形者寡，癖瘕壅滞之患作矣，故暮当忌饱食。谓之一日，盖日日慎之也。酒毒酷悍，饮之大醉，则毒气必坏正气。况暮醉而卧，气溢形止，肠外由之腐烂，经络以之措解。一时不觉，久乃成疾。虽少壮之人，不可使一月之内有此一醉也，况中年以往之人乎？暮而远行，不惟有外触之虞，山川岚雾之气，冒之亦能损人真气，故皆宜忌之。以上三者不行，则真气常保无失，是终身能护真气矣。

又久视伤血，久卧伤气，久立伤骨，久行伤筋，久坐伤肉。大抵人之形气，时动时静，其机运而不滞。久于动静，未免有伤也。

睡不厌踧，觉不厌舒。踧者，曲膝卷股以左右肋侧卧，修养家所谓狮子眠是也。如此则气海深满，丹田常暖，肾水易生，益人弘多。舒体而卧，则气直而寡畜，神散而不潜，故卧惟觉时可舒体耳。

凡人觉大小便即行，勿忍之。忍小便则膝冷成痹，忍大便则成气痔。小便勿努，努则令人两膝冷痛。大便勿努，努则令人腰痛目昏，气逆急故也，并宜任其自然。

凡人大劳则力乏绝，大饥则脏腑脉络有竭，大饱则腠理气溢，大渴则经脉蹶乱，大醉则精神散乱，大热则阴气解脱，大寒则血脉凝结，并能致疾。

凡心有爱，不用深爱；凡心有憎，不用深憎。凡喜至而心不荡，凡怒过而情不留，并能养神益寿。学道之功至此，乃至人对景忘情之妙，圣人养心定性之学，修养之术不足以尽之。

凡夜非调气之时，常习闭口而睡为佳。口开则失真气，且邪从口入，使牙齿为出入之气所触，后必病齿。凡睡而张口者，牙齿无不早落，可以验之。

湿衣及汗衣且不可久着，能伤人心肺之系，及发疮疡。

十步直墙下，勿得顺卧，风峻利，能令人发癫及体重。

凡大汗及新浴出，勿赤体。勿即脱衣当风。风入腠理，则成半身不遂。

夜卧当耳处，勿令有孔隙，令人风吹耳聋。头项亦如之。

夜卧勿覆其头，得长寿，以常有天地之清气入腹中也。

古之善摄生者，居常少思虑，忍嗜欲，平喜怒，寡忧乐，澹好恶，世之美丽贵重物事，举不足以入其心。由是志意舒畅，形体安和，血气顺利，度百岁而后去矣。

明·徐春甫《古今医统大全·养生余录》

善养生者，先渴而饮，饮不过多，多则损气，渴则伤血。先饥而食，食不过饱，饱则伤神，饥则伤胃。饮食务益人者，仍节俭为佳。若过多，觉彭亨短气，便成疾。饮食于露天，飞丝堕其中，食之咽喉生泡。……饮食生冷，北人土厚水深，禀赋坚实，不损脾胃，久居南方宜忌之。土薄水浅，禀赋多虚，不宜脾胃。久居北方者，尤宜忌之。切忌空心茶，宜戒卯时酒，申后饭欲减。极饥而食且过饱，多结积聚。渴而饮且过多，必成痰癖。日没后讫，便勿饮酒，不干呕。

太宗谓宰相曰：朕每日所为，必有常，节饮食，不过度，行之已久，甚觉有力。老子云：我命在我，不在天，全在人之调摄。卿等亦当加意，毋自轻摄养也。

……

酒后食辛辣物多，则暖人筋骨。卧黍穰，食猪肉，患大风。凡中药毒及大毒，从酒得者，难治。酒性行血脉，流遍身体也。饮酒醉未醒，大渴饮冷水，又茶被酒引入肾脏，为停毒之水，腰脚腿重，膀胱冷痛，兼患水肿，消渴、挛痹。酒醉当风，以扇扇之，成风。又醉酒吐罢，使饮水，作消渴。……《本草》茶饮者，宜热宜少，不饮尤佳。久食去人脂，令人瘦，下焦虚冷。惟饱食后一二盏不妨，消渴与饥尤不宜，令人不眠。同韭食重身。将盐点茶，引贼入家，恐伤肾也。东坡《茶说》：烦去腻，世固不可无茶。然暗中损人不少，吾有一法，常自修之：辄以浓茶漱口，于食后烦腻既少，而脾胃自和。凡肉之在齿者，得茶漱涤，乃不觉脱，不烦挑剔也。盖齿性便缘此渐牢，而齿蠹且日去矣。饮多则肺布叶举，气逆上有。……饮水勿急下咽，久成气病。形寒饮冷则伤肺，上气咳嗽、鼻鸣。粥后饮白汤，为淋，为停湿。

陶隐居云：食戒欲粗并欲速，宁可少食相接续；莫教一饱顿充肠，损气伤心非尔福。又云：食炙爆宜待冷。不然伤血脉，损齿。

明·徐春甫《古今医统大全·通用诸方》

饮食为养生要务，贵精而不贵多，饥饱得中，不可太过不及。忍饥则伤胃，过饱则伤脾。况脾胃为人身之基本，脾胃一伤，百病由出。所以君子养生，先要慎调脾胃。饮食淡薄，神智自清；厚味多者，不惟神智昏浊，又且动火生痰。善摄生者，不可不加意以节慎也。至有醉后入房，饱甚作怒，其害渐积，而成大病，虽良医弗为。

明·周臣《厚生训纂·饮食》

食后，以小纸捻打喷嚏数次使气通，则目自明，痰自化。

每食毕，即呵出口中毒气，则永无患失。

百味未成熟勿食，五味太多勿食，腐败闭气之物勿食。

春宜减省酸味，增添甘味；夏宜减省苦味，增添辛味；秋宜减省辛味，增添酸味；冬宜减省咸味，增添苦味。青色属肝合筋，其荣爪，故肝宜酸，多食则令人阴闭；赤色属心合脉，其荣色，故心宜苦，多食令人变呕；黄色属脾合肉，其荣唇，故脾宜甘，多食令人缓满；白色属肺合皮，其荣毛，故肺宜辛，多食令人洞心；黑色属肾合骨，其荣发，故肾宜咸，多食令人渴。酸多伤皮肉，皱而唇揭；咸多伤心，血凝注而色变；甘多伤肾，骨痛而齿落；苦多伤肺，皮槁而毛落；辛多伤肝，筋急而爪枯。孙真人曰：食五味不可偏胜，否则五脏不平，百病蜂起。

明·龚廷贤《寿世保元·饮食》

人知饮食所以养生，不知饮食失调，亦以害生。故能消息，使适其宜，是故贤哲防于未病。凡以饮食，无论四时，常令温暖。夏月伏阴在内，暖食尤宜。不欲苦饱，饱则筋脉横解，肠澼为痔，因而大饮，则气乃暴逆。养生之道，不欲食后便卧，及终日稳坐，皆能凝结气血，久即损寿。食后，常以手摩腹数百遍，仰面呵气数百口，趑趄缓行数百步，谓之消化。食后便卧，令人患肺气、头风、中痞之疾。盖营卫不通，气血凝滞，故尔食讫当行步踌躇，有所作为，乃佳。语曰：流水不腐，户枢不蠹，以其动然也。食饱不得速步走马、登高涉险，恐气满而激，致伤脏腑。不欲夜食，脾好音声，闻声即动而磨食，日入之后，万响俱绝，脾乃不磨，食之即不易消，不消即损胃，损胃即翻，翻即不受谷气，谷气不受，即坐卧袒肉操扇，此当毛孔尽开，风邪易入，感之令人四肢不遂。不欲极饥而食，食不可过饱，不欲极渴而饮，饮不可过多。食过多，则结积，饮过多，则成痰癖。故曰：大渴不大饮，大饥不大食，恐血气失常，卒然不救也。荒年饿殍，饱食即死，是验也。嗟乎！善养生者养内，不善养生者养外。养内者以恬脏腑，调顺血脉，使一身之流行冲和，百病不作。养外者恣口腹之欲，极滋味之美，穷饮食之药，虽肌体充腴，容色悦泽，而酷烈之气，内蚀脏腑，精神虚矣。安能保合太和，以臻遐龄！庄子曰：人之可畏者，衽席饮食之间，而不知为之戒，过也，其此之谓乎！

明·龚廷贤《寿世保元·伤食》

千金肥儿饼

小儿无病，日常食三五饼，可防患于未然，妙不可言。

婴儿恒缺乳，饮食不消停，脾胃一伤损，吐泻两相并，痰嗽加吭喘，热积致疳惊，面黄肌瘦削，腹胀肚青筋。赤子焦啼叫，慈母苦伤情，吾心怀幼切，家莲子茯苓，芡实干山药，扁豆薏苡仁，以上各四两，神曲麦芽陈，人参使君子，山楂国老并。六味每二两，白糯米二升，药米均为末，布裹甑内蒸，白糖二斤半，调和饼即成。每日二三饼，诸病即安宁。肥儿王道药，价可拟千金。

明·郭鉴《医方集略·脾胃门》

调养之法，须饮食则定，宁频而少，勿顿而多，以淡为贵，忌酒、肉、辛热之物，又适其寒温，热无灼灼，寒无沧沧，汗出切莫当风，食后徐行摩腹，以消谷气，但不可过极劳形，旋煮新茶，或漱或饮，以消壅滞，但不可恣饮伤肾。如此则真气自旺，血气周流，百病不能侵，虽大风苛毒，弗能害矣。

明·朱橚等《普济方·婴孩初生门》

用碎粳米浓煎汁，饮如奶酪。与儿大豆许，数含饮之，频与三豆，令儿无病。

明·虞抟《医学正传·医学或问》

或问：饥甚方食，而食反不运化，多为呕吐吞酸等证，何也？曰：饥而即食，渴而即饮，此造化自然之理也。饥不得食，胃气已损，脾气已伤，而中气大不足矣。遇食大嚼，过饱益甚，是以大伤胃气，轻则吞酸恶心，重则恶寒发热，而为内伤等证者多矣。又或负重远行，辛苦饥甚，遇食太过，则四肢倦怠矣。若又强力复行，适遇风雨外袭，遂成内伤挟外感之证，或为肿胀危笃之疾。养生君子，切宜防微杜渐，戒之戒之！

清·沈时誉《叶选医衡·寝食说》

经云：调寝食在医药之先。即圣人治未病之说，夫色声既受，非安谷不能生精与气，非安枕不能养血与神。是以百病阽危，必首论云浆粥能进否，验其胃气之败与不败，寤寐如常否，察其神思之宁与不宁。不食、少卧病也，多食、嗜卧亦病也。卫生却病者，能不当于寝食间哉？……若未病豫调之说，在养生家说述甚多，吾有取于侗初张氏之言曰：凡饮食之节，减满受虚，故当饥而食，节其满未饱，先止留其虚。睡卧之法，先睡心，后睡眼。睡心是止法，睡眼是观法。能斯二者，始可与言养生。然世复有寝食无节之流，顾不食而纵酒，不寐而渔色，是又疾不干人，人来求疾。是以庄生云，人之可畏者，在衽席饮食之际，信矣。

清·徐文弼《寿世传真·修养宜饮食调理》

饮食男女，人之大欲存焉，即人之死生系焉。举世之人，皆知男女之事纵欲必致伤生，即饮食之中，亦惟知纵酒过度必至戕命。至于嗜味纵口，疾病丛蓄，甘陷溺于其中而不知警。盖病之生也，其机甚微，由积渐而毒始发，及病之成也，第归咎于外感六气、内伤七情，鲜有悔悟于平日口腹之贪饕者。

清·尤乘《寿世青编·十二时无病法》

洁一室穴南牖，八窗通明，勿多陈列玩器，引乱心目。设广榻长几各一，笔砚楚楚，旁设小几一，挂字画一幅，频换。几上置得意书一二部，古帖一本，香炉一，茶具全。心目间常要一尘不染。

丑寅　时，精气发生之候，勿浓睡，拥衾坐床，呵气一二口，以出浊气。将两手搓热，擦鼻两旁及熨两目五七遍；更将两耳揉卷，向前后五七遍；以两手抱脑，手心恰掩两耳，用食指弹中指，击脑后各二十四；左右耸身，舒臂作开弓势五七遍；后以两股伸缩五七遍；叩齿七七数；漱津满口，以意送下丹田，作三口咽。清五脏火，少息。

卯　见晨光，量寒温穿衣服，起坐明窗下，进百滚白汤一瓯，勿饮茶，栉发百下，使疏风散火，明目去脑热。盥漱毕，早宜粥，宜淡素，饱摩腹，徐行五六十步。取酒一壶，放案头，如出门先饮一二杯。昔有三人，皆冒重雾行，一病一死一无恙，或问故，无恙者曰我饮酒，病者食，死者空腹。以是知酒力辟邪最胜。不出门或倦，则浮白以助其气。

辰巳　二时，或课儿业，或理家政，就事欢然，勿以小故动气。杖入园林，督园丁种植蔬果，芟草灌花莳药。归来入室，闭目定神，咽津约十数口。盖亥子以来，真气至，巳午而微，宜用调息以养之。

午　餐量腹而入，食宜美。美非水陆毕具，异品殊珍。柳公度年八十九，尝语人曰：我不以脾胃熟生物，暖冷物，软硬物。不生、不冷、不硬，美也。又勿强食，当饥而食，食勿过饱，食毕起行百步。摩腹又转手摩肾堂令热，使水土运动，汲水煎茶。饮适可，勿过多。

未 时就书案，或读快书，怡悦神气，或吟古诗，畅发悠情。或知己偶聚，谈勿及阃，勿及权势，勿臧否人物，勿争辨是非，当持寡言养气之法。或共知己闲行百余步，不衫不履，颓然自放，勿从劳苦殉礼节。

申 时点心，用粉面一二物，或果品一二物，弄笔临古帖，抚古琴，倦即止。

酉 时宜晚餐勿迟，量饥饱勿过，小饮勿醉，陶然而已。《千金方》云：半醉酒，独自宿，软枕头，暖盖足。言最有味。课子孙一日程，如法即止，勿苛。

戌 时篝灯，热汤濯足，降火除湿，冷茶漱口，涤一日饮食之毒。默坐，日间看书得意处，复取阅之，勿多阅，多伤目，亦勿多思。郑汉奉曰：思虑之害，甚于酒色。思虑多则心火上炎，火炎则肾水下涸，心肾不交，人理绝矣。故少思以宁心，更阑方就寝。涌泉二穴，精气所生之地，寝时宜擦千遍。榻前宜烧苍术诸香，以辟秽气及诸不祥。

亥子 时，安睡以培元气，身必欲侧，屈上一足。先睡心，后睡眼，勿想过去、未来、人我等事。惟以一善为念，则怪梦不生，如此御气调神，方为自爱其宝。

清·姚俊《经验良方全集·保养》

百病从口而入，诚以饮食固养生之资，而亦伤身之物也。脾胃乃后天之本，脾胃得其养，气血日生，则诸病不起。即有病亦轻而易疗。如脾胃伤损，则气血受伤，诸病丛生。凡风寒暑湿，一有所感，便成大病。但脾胃喜清虚恬淡，不食冷物，不食难化之物。俾其内无积滞，真气常舒，方得其养。若任意恣食甘脆肥浓，烧煿煎炒之物，或食生冷难化之物，日积月久，脾胃受伤，后天之根本一损，则在外之诸症蜂起，损之轻而浅者，犹可治疗。若损之重而深者，虽有卢扁，未如之何？故人之养生，当以节简饮食，调理脾胃为第一义。

清·王士雄《随息居饮食谱·蔬食类》

冬瓜一名白瓜 甘平。清热，养胃生津，涤秽除烦，消痈行水。治胀满、泻痢、霍乱，解鱼酒等毒。诸病不忌，荤素咸宜，惟冷食则滑肠耳。以搭棚所种瓜不着地，皮色纯青、多毛、味纯甘而不酸者良。

诸般渴痢，煮冬瓜食之，并饮其汁。亦治水肿，消暑湿。若孕妇常食，泽胎化毒。令儿无病与萝菔同功。

[日]浅田宗伯《先哲医话》

脚气所因，有湿邪中足，壅塞经脉而致者，有肾气不足，饮水失道而致者，有膏粱过度，脾胃湿郁而致者。故预防之法，忌久坐阴湿地，或着滋湿衣，或冒雾而行，或步久雨霁后地气蒸发之处，忌过食鱼乌饼粢一切厚味，忌大酒及醉睡，忌房事过度，及醉后入房，忌久坐久立，及行步劳动俱失其常。慎此五者，则不止脚气，亦诸病不生，久视之要诀也。

清·陆心源《皕宋楼藏书志·子部》

若食气相恶则伤精，若食味不调则损形。形受五味以成体，是以圣人先用食禁以存性，后制药以防命。盖以药性有大毒，有大毒者治病，十去其六；常毒治病，十去其七；小毒治病，十去其八；无毒治病，十去其九。然后谷肉果菜，十养一尽之，无使过之，以伤其正。虽饮食百味，要其精粹，审其有补益助养之宜，新陈之异，温凉寒热之性，五味偏走之病。若滋味偏嗜，新陈不择，制造失度，俱皆致疾。可者行之，不可者忌之。如妊妇不慎行，乳母不忌口，则子受患。若食爽口而忘避忌，则疾病潜生，而中不悟，百年之身，而忘于一时之味，其可惜哉！孙思邈曰：谓其医者，先晓病源，知其所犯，先以食疗，不瘥，然后命药，十去其九。故善养生者，谨先行之。摄生之法，岂不为有裕矣。

清·王士雄《随息居饮食谱·调和类》

凡无病人濯足汤中常加盐卤，永无脚疾。

[日]丹波康赖《医心方》

色使目盲，声使耳聋，味令口爽之。苟能节宣其适，拆扬其通塞者，不以灭耳，而得其益。

清·田间来是庵《灵验良方汇编·养生妙诀》

皆杜病于未萌之法，但择其浅显易明者录之于下。

……

凡人饮食，常宜乘热，不宜迟至寒冷。宜适中，不宜太饱。食后宜略行动，不宜即卧。食热物后，不宜即食冷物如西瓜、冷茶等。食冷物后，不宜即食热物，冷热相激，最不养人。五味不宜偏多，多则于脏腑各有所伤。咸多伤心，甘多伤肾，辛多伤肝，苦多伤肺，酸多伤脾。饮酒后，不宜饮冷水、冷茶，被酒引入肾中，停为冷毒，易致腰膝沉重、水肿、消渴、挛躄等症。以上饮食失宜，少年壮盛之时恣意不觉，养成病根，暮年发出，悔已无及。每食细嚼多咽，送气入腹，最是养人。

凡人寒暑衣服，宜以渐而增减。寒来不宜骤多，暑来不宜骤少。冬畏寒而取热太甚，春必多病。夏畏热而取凉太甚，秋必多病。慎之。

凡人形气，当使运而不滞，久偏于一，不免有伤。久卧伤气，久视伤血，久立伤骨，久行伤筋，久坐伤肉，皆所宜防。

清·青浦诸君子《寿世编·保齿法》

每日清晨睡起时，叩齿三十六遍，以舌搅牙龈上下，俟津液满口方咽下，三次乃止。凡遇大小解，闭口咬牙，解毕开口，永无齿患。

四 节欲保精

唐·孙思邈《备急千金要方·养性》

人年四十以下多有放恣，四十以上即顿觉气力一时衰退。衰退既至，众病蜂起。久而不治，遂至不救。所以彭祖曰：以人疗人，真得其真。故年至四十，须识房中之术。

夫房中术者，其道甚近，而人莫能行。

微旨也。是以人年四十以下，即服房中之药者，皆所以速祸，慎之慎之！故年未满四十者，不足与论房中之事。贪心未止，兼饵补药，倍力行房，不过半年，精髓枯竭，惟向死近。少年极须慎之。人年四十以上，常服炼乳散不绝，可长生也。人年二十者，四日一泄；三十者，八日一泄；四十者，十六日一泄；五十者，二十日一泄；六十者，闭精勿泄，若体力犹壮者，一月一泄。凡人气力自有强盛过人者，亦不可抑忍，久而不泄，致生痈疽。若年过六十，而有数旬不得交合，意中平平者，自可闭固也。

所以善摄生者，凡觉阳事辄盛，必谨而抑之，不可纵心竭意以自贼也。若一度制得，则一度火灭，一度增油；若不能制，纵情施泻，即是膏火将灭，更去其油，可不深自防！所患人少年时不知道，知道亦不能信行之，至老乃知道，便已晚矣，病难养也，晚而自保，犹得然。男不可无女，女不可无男。无女则意动，意动则神劳，神劳则损寿。若念真正无可思者，则大佳，长生也。然而万无一有。强抑郁闭之，难持易失，使人漏精尿浊，以致鬼交之病，损一而当百也。

黄帝杂禁忌法曰：人有所怒，血气未定，因以交合，令人发痈疽。又不可忍小便交合，使人淋，茎中痛；面失血色，及远行疲乏来入房，为五劳虚损，少子；且妇人月事未绝，而与交合，令人成病，得白驳也。

明·程玠《松厓医径·劳怯》

劳怯者，内经有曰：阴虚生内热，究斯一言，便知治法之大意也。忱每见得此证者，多因咳嗽唾痰，咯血、吐血，身热，脉弦虚细数，颊赤唇红，貌黄体瘦，是皆嗜欲过淫，劳怯之所由也。呜呼！人之有生，色欲不免，夫何耽乐忘返，昏于快心，不思真元之亏耗，以至于甚哉！所感病有轻重之殊，死在姑延岁月，真病既出，虽费千金，求疗复生者几希矣。仙翁有诗云：可惜可惜真可惜，世间有宝人不识。真精喷与粉骷髅，却去街头买秋石。斯言至矣，信之念之。易曰：君子以惩忿窒欲，此之谓欤？

或曰：汝何不详具治法，而谆谆切于示戒。予曰：经云不治已病治未病之意也。

明·张景岳《景岳全书·杂证谟》

凡少年初省人事，精道未实者，苟知惜命，先须惜精，苟欲惜精，先宜净心。但见伶俐乖巧之人，多有此病，而田野愚鲁之夫，多无此病，其故何也？亦总由心之动静而已，此少年未病之前，所当知也。及其既病而求治，则尤当以持为先，然后随证调理，自无不愈。使不知求本之道，全恃药饵，而欲望成功者，盖亦几希矣。

明·龚廷贤《寿世保元·劳瘵》

余尝闻士子读书作文辛苦，最宜节欲。盖劳心而不节欲则火动，火动则肾水日耗，水耗则火炽，火炽则肺金受害，传变为痨。此固深知读书之苦，洞得病情之由，而患者不可不知所预防也。

[日]丹波康赖《医心方》

上士别床，中士别被，服药百裹，不如独卧。

明·徐春甫《古今医统大全·摄生要义》

天地氤氲，万物化醇。男女媾精，万物化生。此造化之源，性命之根本也。故人之大欲，亦莫切于此。嗜而不知禁，则侵克年龄，蚕食精魄，暗然弗觉，而元神真气去矣，岂不可哀？

惟知道之士，禁其嗜纵，不至杜绝。虽美色在前，不过悦目畅志而已，决不肯恣其情欲，以伐性命。或问抱朴子曰：伤生者岂非色欲之间乎？抱朴子曰：然，长生之要，其在房中。上士知之，可以延年却病。其次不以自伐，下愚纵欲损寿而。是以古人于此，恒恒有节度。二十以前二日复，二十以后三日复，三十以后十日复，四十以后月复，五十以后三月复，六十以后七月复，又六十闭户。故时加撙节，保惜真元，以为一身之主命。不然，虽勤于吐纳导引服饵之术，而根本不固，亦终无益。

《内经》曰：能知七损八益，七者女子之血，八者男子之精。则血气精气二者可调。不知用此，则早衰之节也。故年四十而阴气自半也，起居衰矣。年五十体重，耳目不聪明矣。年六十阴痿，气大衰，九窍不利，下虚上实，涕泣俱出矣。故曰：知之则强，不知则老，智者有余，自性而先行，故有余。愚者不足，察行而后学，故不足。有余则耳目聪明，身体轻强。老者益壮，壮者益治。盖谓男精女血，若能使之有余，则形气不衰，而寿命可保矣。不然，窍漏无度，中干以死，非精离人，人自离精也，可不戒哉？

养生之士，忌其人者有九：或年高大，或唇薄鼻大，或齿疏发黄，或痼疾，或情性不和，或有苗强硬，或声雄，或肉涩肢体不膏，或性悍妒忌，皆能损人。并不宜犯之。忌其时者十有一：醉酒、饱食、远行疲乏、喜怒未定、女人月潮、冲冒寒暑、疾患未平、大小便讫、新沐浴后、犯毕出行、无情强为，皆能使人神气昏愦，心力不足，四体虚羸，肾脏怯弱，六情不均，万病乃作，特宜慎之。

明·杨继洲《针灸大成·足少阴经穴主治》

足少阴肾经穴歌

病至而疗之，孰若无病之可疗也。与其求金石之饵，而常患其不足，孰若求吾身之精，而恒自有余也。故黄帝、岐伯问答曰：百体从令，惟于保太和而泰天君得之。盖此意也。先贤云：天地之大宝珠玉，人身之大宝精神。《内经》曰：男女人之大欲存焉。诚能以理制欲，以义驭情，虽美色在前，不过悦目畅志而已，奚可恣情丧精，所谓油尽灯灭，髓竭人亡；添油灯壮，补髓人强也。

清·田间来是庵《灵验良方汇编·养生妙诀》

昔人云：上士异房，中士异床，下士异被。服药千颗，不如独卧。故杜病之源，在于寡欲，不待言矣。然寡欲中，又有不可不知者。凡人欲念不萌，则精气散于三焦，荣华百脉。及欲念一起，欲火炽燃，虽不交会走泄，而精气已暗损而阴消矣。故寡欲者，尤以寡其欲念为要。又有房事禁忌，不可不知。古云：凡大寒大热、大风大雨，日月薄蚀，雷震地动等，皆天忌也。山川、神祇、社稷，井灶之处，皆地忌也。凡大祭之前及父母讳日，与夫大劳大病、大忧大醉之后，皆人忌也。犯忌行房，召祸致病甚烈，不可不戒。行房百里者病，百里行房者死，二语人皆知为必然。所谓百里者，即上所谓大劳中之一端也。然农贾等人，习于行走者，则百里始为大劳；若士人之平昔安逸者，则仅行三四十里，亦同于农贾之百里而为大劳矣。此亦不可不知。

清·顾靖远《顾松园医镜·论治大纲》

凡人之病，多由于欲。故寡欲者，虽未必尽能长生，亦可却病。上工治未病，下工治已病，已病矣，绎其致病之由，由于不谨，急远房帏，绝嗜欲，庶几得之。世人服食，以图长生，惑矣！甚者日服补药以资纵欲，则惑之甚者也。

五 药物调养

唐·孙思邈《千金翼方·养性》

服地黄方

生地黄十斤

上一味，以淳酒二斗浸经三宿，出暴令干。又浸酒中直令酒尽。又取甘草、巴戟天、厚朴、干漆、覆盆子各一斤，各捣下筛和之，饭后酒服方寸匕，日三服，加至二匕。使人老者还少，强力无病延年。

北宋·王怀隐等《太平圣惠方·天门冬酒方》

天门冬酒。补五脏六腑不调。亦令无病方。

宋·王璆《是斋百一选方·不老汤》

香附子丸实者，去尽黑皮，微炒，四两　姜黄汤浸一宿，洗净，焙干，秤二两　甘草一两，炙

上三味捣，罗成细末，每服一大钱，入盐点，空心服。皇祐、至和间，刘君锡以事窜岭南，至桂州遇刘仲远先生口授此方，仲远此时已百余岁。君锡服此方，间关岭表数年，竟免岚瘴之患。后还襄阳，寿至九旬，尝云闻之仲远说，凌晨盥栉讫，未得议饮食，且先服此汤，可保一日无事，旦旦如此，则终身无病矣。

宋·朱佐《类编朱氏集验医方·脾胃门》

江南上下人弱，疾当作于脾胃。脾元壮实，则饮啖美健，自然无病。壮脾有药曰：法制姜附丸，先祖甫弛檐即合此药，无日不服，一生无疾，寿

八十四。祖母安人服之，又九十六。母永国夫人服之，寿九十八。婆妇虽老，皆饮食不减，壮年甚妙。

宋·黎民寿《黎居士简易方论·平胃散》

常服调气暖胃，化宿食，消痰饮，辟风寒冷温四时非节之气。

宋·杨士瀛《仁斋直指方论·诸风》

加减防风通圣散 预防风疾，常服取效。

防风 川芎 当归 芍药 薄荷 麻黄 连翘各半两 黄芩 桔梗各一两 甘草二两 荆芥 白术各二钱半 乌药 羌活 天麻 僵蚕等分

元·王珪《泰定养生主论·略论五积散》

古人云：若无终身之病，不服终身之药。今则云：无病服药，如壁中添柱。余则云：无病服药，乃无事生事也。

金·赵大中《风科集验名方·疏风顺气》

蔡忠惠公顺气丸

大率此药治三十六种风、七十二般气。若酒后临卧，无问老少，能饵一服，即宿醒消尽，百病不生。

金·张从正《儒门事亲·补论》

夫人之好补，则有无病而补者，有有病而补者。无病而补者谁与？上而缙绅之流，次而豪富之子。有金玉以荣其身，刍豢以悦其口。寒则衣裘，暑则台榭，动则车马，止则裀褥，味则五辛，饮则长夜。醉饱之余，无所用心，而应致力于床笫，以欲竭其精，以耗散其真，故年半百而衰也。然则奈何？以药为之补矣。或咨诸庸医，或问诸游客。庸医故要用相求，以所论者轻，轻之则草木而已，草木则苁蓉、牛膝、巴戟天、菟丝之类。游客以好名自高，故所论者重，重之则金石而已，金石则丹砂、起石、硫磺之类。吾不知此为补也，而补何脏乎？以为补心耶？而心为丁火，其经则手少阴，热则疮疡之类生矣。以为补肝耶？肝为乙木，其经则足厥阴，热则掉眩之类生矣。脾为己土，而经则足太阴，以热补之，则病肿满。肺为辛金，而经则手太阴，以热补之，则病愤郁。心不可补，肝不可补，脾不可补，肺不可补，莫非为补肾乎？人皆知肾为癸水，而不知经则子午君火焉。补肾之火，火得热而益炽；补肾之水，水得热而益涸。既炽其火，又涸其水，上接于心之丁火，火独用事，肝不得以制脾土，肺金不得以制其肝木。五脏之极，传而之六腑；六腑之极，遍而之三焦，则百病交起，万疾俱生。小不足言，大则可惧。不疽则中，不中则暴喑而死矣。以为无病而补之者所得也。

元·许国祯《御药院方·治咽喉口齿门》

加减牙药麝香散　治肾气虚弱，故齿者及骨之所终，髓之所养也。若肾气实，则骨髓坚固，齿无病矣。

元·罗天益《卫生宝鉴·无病服药辨》

洁古老人云：无病服药，乃无事生事。此诚不易之论。人之养身，幸五脏之安泰，六腑之和平，谨于摄生，春夏奉以生长之道，秋冬奉以收藏之理，饮食之有节，起居而有常，少思寡欲，恬憺虚无，精神内守，此无病之时，不药之药也。噫！彼数人者，既往不咎矣。后人当以此为龟鉴乎。

明·袁班《证治心传·证治总纲》

惟膏丸本为缓调善后之用，然亦当知缓急，细察精详。若正气已复即宜停止，防久而增气，反生他患，切勿以补益之剂可以久服。总之，无病不宜以药饵为调养，非徒无益，而反有损，以其药性各有偏执故也。

清·王世雄《王孟英医学全书·言医选评》

药乃攻邪物，非养生物也，多服久服，鲜有不致伤生者。富家之子，则不论有病无病，日饵无虚，甚至旦暮更医，乱投汤剂而不知忌，有谓无伤，吾勿信也。且药之伤人，甚于伤食，食伤医所易知，药伤医多不识，病外诸病，从此变生。

明·肖京《轩岐救正论·病鉴》

药为病设。若人元气充实，真阴恬静，饮和可资摄养，何必别假丹剂，鼓溢气血，奔突散漫而为揠助之患。每见有无故而服参、芪、归、术、苁蓉、骨脂滋益脾肾之药，暴致血衄胀满，成不可解之疾者。窃谓病者身之贼也，药治病之兵也，人有病而始用药，病实者尚虞骤补，病虚者更畏妄攻，药其可漫尝乎。

明·万全《育婴家秘·肝脏证治》

肝无病固不可泻以伐生气，亦不可补以助长也。

明·朱橚等《普济方·脾脏门》

病既去矣，当服何药，预防其复来？予谓不然。慎言语、节饮食，不可服药。用药如用刑。民有罪则刑之，身有疾则药之。无罪妄刑是谓虐民，无疾妄药是反伤正气。

明·龚廷贤《鲁府禁方·补益》

夫万病之源，总归于虚。虚者，人不自慎而戕之也。盖饮食失节，损伤脾胃；劳役过度，耗散元气；思虑无穷，损伤心血；房欲过度，耗伤肾水。此四者人常犯之。虽智者慎之，亦难免无一伤也。然伤之者，则内伤劳瘵，诸虚百病生焉。良工未遇，峻剂复攻，则轻病变重，重病变危，可胜叹哉。预为调摄者，晚服保合太和丸，以培元气脾胃之亏，可以壮气而增力，可以伐劳而任事，可以助困而不倦，可以当寒而耐饥。早服坎离既济丸，以补心血、肾水之损，由是添精而养神，由是升水而降火，由是却病而除根，由是延年而益寿。然此二药，专补人自戕之虚，可免终身之患，乃王道平和之剂，能收万全之功。卫生君子，禀赋薄弱，或斫丧太早，不能节慎者，不可一日无此药也，可不信服而预防哉。

明·万全《养生四要·却疾》

早服滋阴大补丸，昼服参苓白术散，夜服天王补心丹最妙。此三方延年之要也。

明·万全《养生四要·寡欲》

八益丸　男子常服，补气固精。

熟地黄酒拌，九蒸九晒，焙干，八两，忌铁器　黄柏去皮，盐水炒褐色，四两　知母去毛皮，四两　莲肉去心，二两　芡实肉二两

共为细末，炼蜜杵千余下，如梧子大，每服五十丸，空心食前温酒下，以米膳压之，忌萝卜。

七损丸　女子宜服，抑气调血。

香附米净一斤，童便浸三日，一日一换，取起舂烂焙干　当归酒洗，四两　川芎六两

为细末，酒煮神曲为丸，如梧桐子大，每服五十丸，空心食前茴香汤送下。

明·龚廷贤《寿世保元·饮食》

香砂养胃汤

人参七分　白术去芦，炒，一钱　白茯苓去皮　香附炒　砂仁　苍术米泔水浸，炒　厚朴姜汁炒　陈皮各八分　白豆蔻去壳，七分　木香五分　甘草炙，二分

上锉，姜、枣煎服。脾胃虚寒，加干姜、官桂。胃热，加姜汁炒黄连、栀子炒。肉食不化，加山楂、草果。米面粉食不化，加神曲、麦芽。生冷瓜果不化，加槟榔、干姜。胸腹饱闷，加枳壳、萝卜子、大腹皮。伤食胃口痛，加木香、枳实、益智仁。伤食泄泻，加干姜、乌梅、白术。伤食恶心呕吐，加藿香、丁香、半夏、乌梅、干姜。吐痰，加半夏。

论脾胃虚弱，不思饮食，呕吐泄泻，胸痞腹胀，噎膈，并虚劳咳嗽吐痰，

大便频数，或腹痛等症。寻常无病之人，服之百病皆除。

明·朱橚等《普济方·妇人诸疾门》

川当归　川芎　甘草　黄芪　桂去粗皮，各一两　熟干地黄一两半　白术半两　白芍药二两　柴胡　阿胶各半两

上为细末，每服五钱。枣子一枚，水一盏半，煎至一盏，空心温服，白汤点服亦得。常服不生带下，调血脉，养子宫，终身无病。

明·朱橚等《普济方·诸虚门》

定斋未病方

滋气养血，充益五脏。用苁蓉酒浸一夕，肉桂、白芍药、甘草、人参、茯苓、鹿茸蜜炙、龙骨煅，各等分。生姜枣煎。

补肾地黄丸

男子服之则壮阳益精，女子服之则月事以时下，能令有子，小儿服之能治胎禀怯弱之病。此方不寒不燥，乃补肾之要方也。

熟地黄酒洗，八两，再蒸，焙干，取末，忌铁　山药刮去赤皮，四两　茱萸去核，取肉，焙干，四两　白茯苓去筋膜，四两　巴戟去心，取肉，四两　杜仲去粗皮，切，盐水炒丝尽，取末，三两　川牛膝去芦，酒洗，焙干，三两　肉苁蓉酒洗，去外鳞，破去内白膜，暴干，二两　芡实取肉，三两　甘州枸杞焙，二两　远志去芦，取肉，二两

共为极细末，蜂蜜炼和，杵千余下，丸如梧桐子大，每服五十丸，空心食前温酒送下，盐汤亦可。忌食萝卜。

明·李时珍《本草纲目·草部》

天门冬酒

补五脏、调六腑，令人无病。天门冬三十斤，去心捣碎，以水二石，煮汁一石，糯米一斗，细曲十斤，如常炊酿，酒熟，日饮三杯。

明·李时珍《本草纲目·谷部》

薏苡仁　叶

暑月煎饮，暖胃益气血，初生小儿浴之无病。

明·吴昆《医方考·虚损劳瘵》

天王补心丹

心者，神明之脏，过于忧愁思虑，久久则成心劳。心劳则神明伤矣，故忽忽喜忘；心主血，血濡则大便润，血燥则大便难；或时溏利者，心火不足以生脾土也；口内生疮者，心虚而火内灼也。人参养心气，当归养心血，天、麦门

冬所以益心津，生地、丹、玄所以解心热，柏仁、远志所以养心神，五味、枣仁所以收心液，茯苓能补虚，桔梗能利膈。诸药专于补心，劳心之人宜常服也。

明·薛己《校注妇人良方·热痨方论》

天王补心丹

宁心保神，益血固精，壮力强志，令人不忘。清三焦，化痰涎，祛烦热，疗咽干，除惊悸，定怔忡，育养心神。

明·龚居中《痰火点雪·六味丸方论》

六味丸

治男子五劳七伤，精血亏损，梦遗盗汗，咳嗽失血，骨蒸潮热，虚羸瘦悴等证，及治女人伤中胞漏，下血瘀血诸候。一切痰火，已病未病，并皆治之。

明·孙一奎《医旨绪余·防暑论》

五味收敛浮散之气，不使飞越，又能滋肺补肾，庶免二脏真阴枯竭；以门冬复脉通心，生津润燥。三味和协，同为补剂，名曰生脉散，是亦救其冬不藏精之失也。虽然，施于体厚未病之先，力则易为，若禀弱既病者，抑亦难矣，故善防暑月之病者，不若保肾水于冬月未病之先也。东垣论暑，兼脾胃虚弱而言，甚为详悉；丹溪载夏月伏阴在内，戒用燥热；《玉机微义》与载籍间所载暑病，尤斑斑焉。皆当细玩，学者能潜心贯而通之，无余蕴矣。

明·高濂《遵生八笺·治痰症方》

秘传紫府青津丸　治虚实痰火神方

女贞实四两，用芩连水浸一夜，次日蒸晒，如法三遍。

白石膏四两，煅过，研细，用嫩桑叶四五斤，煎汁，取净汁一碗，煮干，再用紫苏四两　荆芥一两，煎清汁，再待干，听用。

知母四两净，咀片，分四处，人乳，童便，青盐拌润，过一宿，生用一分，俱微火炒。

黄柏四两净，照前四制如法。

白芍药一两，用桑皮煎水，煮干听用。

贝母二两，姜矾水煮干听用。

杏仁二两，去皮尖，青盐水煮干听用。

天门冬二两，去心，切细，微火炒干。

麦门冬二两，去心，微火焙干。

人参一两，切大片，用好酒拌润一宿。取白酒曲末炒热，下人参，微炒干，听用，去曲。

茯神二两，去皮心，人乳拌润一夜。次日，火焙干，听用。

黄芪一两，切片，蜜水拌润一宿，炒干。

糖球肉五钱，去参芪之滞腻。

当归一两，酒洗晒干，切片，酒拌润一宿，炒用。

陈皮一两，去白，炒用。

百合二两，姜汤泡过，焙干听用。

上共十六味，各制精微分两，和一处，再焙大燥，为极细末。取梨汁半斤，炼蜜一斤，为丸如桐子大。每服三钱，早晚白滚汤送下。制伏相火，滋养真阴，津润肺腑，上降心火，下生肾水。清热化痰，火降水升，令人无病矣。

明·张洁《仁术便览·虚损》

补中虎潜丸

治下元虚损，腰膝无力，精神倦怠，颜色不华，头目昏眩，滑精梦遗，或盗汗自汗，一切不足之症。无病常服，补肾固精，此阴虚不可缺也。

人参一两　黄芪蜜炙，一两　白芍炒，一两　当归酒洗，一两　黄柏盐水炒，一两　山药一两　牛膝酒炒，一两　锁阳酒浸炒，一两或三钱　枸杞子五钱　虎胫骨酥炙，五钱　龟板酥炙，五钱　菟丝子酒浸炒，五钱　破故纸炒，七钱半　杜仲炒去丝　五味子各七钱半　熟地二两

上为末，炼蜜和猪脊髓，丸梧子大。每服六七十丸，空心温酒或盐汤送下。

明·万全《养生四要·却疾》

保和丸　消宿食，无留滞之积，助脾胃，成变化之功。尤宜小儿。

橘红一两　枳实麸炒　黄连姜汁炒，各五钱　白术一两半　木香三钱　山楂肉　神曲炒，各七钱　麦芽炒　莱菔子炒，各五钱

为细末，汤浸蒸饼，为丸，白汤下。

脾胃素强能食之人，宜常服枳术平胃丸，以免伤食之病。

……

永寿丸方者，大梁郭之卿为尚书时常服之，年逾八十，精力倍加。此方大补元阳，益脾胃，调顺气血，添补精髓。人年四十以后，宜常服之。

莲肉去心，先用酒浸一日，后装入雄猪肚内，缝紧，却将浸莲肉酒添水煮熟，取出晒干，肚子不用，一斤　苍术刮净，分作四分，用酒、盐水、米泔水、醋分浸，按时定日，一

斤　白茯苓四两　熟地黄四两　川楝肉炮，取肉　枸杞　山药　柏子仁炒，另研　破故纸用麻油用炒香，去麻，各二两　青盐炒，五钱　沉香　木香各一两　五味子　小茴香炒，各二两

十四味为末，酒和，杵匀为丸，如梧子大，每服五十丸，加至七十丸，空心温酒下、盐汤送下。

……

比天助阳补精膏

……

此方添精补髓，善助元阳，润皮肤，壮筋骨，理腰痛。下元虚冷，五痨七伤，半身不遂，脚膝酸弱，男子阳事不举，阴精易泄，贴之可以兴阳固精，行步康健，气力如添；治女子下元虚冷，经水不调，崩中带下无子者，贴之可以暖子宫，和血气。其功不可尽述，惟在至诚修炼，药力全备，火候温养，以二七为期，其功成矣。

真麻油一斤四两，用净锅一口，以砖架定三足，安置白炭三十斤，慢火煎，不可太急，恐损其药，槐、柳、桃、榴、椿、杏、杨各二枝。

第一下甘草去皮，二两，煎至不鸣

第二下天冬去心　生地黄酒洗　熟地黄酒洗　远志去心　麦门冬去心　蛇床子制　肉苁蓉酒洗，焙干　牛膝去芦，酒洗　鹿茸酥制　续断　虎胫骨酥，炙　紫梢花去草　木鳖去壳　谷精草　大附子去皮　杏仁去皮尖　肉桂　菟丝子酒淘净，捣烂焙干　肉蔻面包煨　川楝子去核

上二十味各钱半，锉碎煎制成炭，取起，以布滤去渣，要净，再上砖架定，取嫩桑条如拇指大，约长一尺六寸者一根搅油。

第三下黄丹水飞，炒干，半斤　黄腊鲜明者，五两

烧油令滚，以茶匙抄丹细细入油，桑枝不住手搅，滴水成珠不散为度，又取起，摊，候温，又上架。

第四下雄黄透明者　白龙骨　倭硫黄　赤石脂各一钱

研细末，勿令油大沸，只大温，微火煎，不住手搅，又摊起，候温，上架。

第五下乳香　没药　丁香　沉香　木香各一钱

为细末，入膏内，不住手搅，微火温养。

第六下麝香当门子　蟾酥乳汁制　阳起石煅　肉芙蓉各一钱

为细末，入膏内，不住手搅。微火养炼，务要软硬得宜，贴不移而揭之

无迹为度。取起，收磁罐中，密封口，埋土中三日夜，去火毒。每用膏五钱，摊在厚细素缎绢上，贴脐下关元穴及背后肾俞二穴。每一个可贴六十日不换，其效如神。但不可恃此固纵，以伤真元气也。

明·武之望《济阳纲目·虚损》

窃谓人之少有老态，不耐寒暑，不胜劳役，四时迭病，皆因气血方长，而劳心亏损，或精血未满而早斫丧，故见其证，难以名状。若左尺脉虚弱或细数，是左肾之真阴不足也，用六味丸。右尺脉迟软，或沉细而数欲绝，是命门之相火不足也，用八味丸。至于两尺微弱，是阴阳俱虚，用十补丸，此皆滋其化源也。不可轻用黄柏、知母之类。设或六淫外侵而见诸证，亦因其气内虚而外邪凑袭，尤宜用前药。

清·王世雄《王孟英医学全书·言医选评》

无病服药之流弊久矣，而今为甚。此皆执前人服药于未病，与上工治未病之说而谬焉者也。不知服药于未病者，即致治于未乱，保邦于未危也。善致治者，尊贤使能，振纲肃纪，则政修民和，苞桑万世在兹矣。若无过兴师，则内生反侧，外兆边尘，不反自贻伊戚哉！然则保国、保身无二理，用药、用兵无二术。善卫生者，能于平时节饮食，慎起居，少嗜欲，寡萦虑，使五官安职，百体清和，将游华胥而跻乔松矣。苟思患预防，审医可也，问药性可也，读岐黄书可也，若以草木偏攻，则寒者戕贼脾元，热者煎熬血脉，是犹小人阴柔巽顺，似乎有德，而国家元气鲜不为之潜移者，古人谓壁中用柱，壁中添鼠，不可不深长思也。至若不治已病治未病，则又是有说，如肝邪旺，恐传变于脾，当先泻肝以平之；心邪旺，恐传变于肺，当先泻心以平之之类是也。是则治未病者，治病之未传也，非治人之未病也。服药于未病者，调摄于未病也，非未病而先服药也。二说各有所指，皆非无病服药之谓也。夫何贪生者假为栖真玄牝之丹，纵欲者泥为婴儿姹女之术，岐黄诰戒，视若弁髦；伐性斧斤，恬如衽席，是以痾端呈现，种种乖常，蒂固根深，卒难期效，而犹咎刀圭无补，毋乃愚乎？

明·梁显祖《大呼集》

詹东图曰：无病不宜寻医服药，富家则医者利其有，往往用药于无病者，不知无病而药，则太过。盖药不可不及，尤不可过。予曩者，以知医而循古人不治已病，先治未病之语，惧身之虚也，长年不离补剂，而久之得腹胀、头眩、脚膝无力，盖补之太过则胀，胀而生火，火炎上，上实下虚，故头眩晕而脚膝无力。

清·郭兆奎《心园书经知新·酒诰》

无病之人不须服药，元气固，外邪自不能入。

清·徐大椿《慎疾刍言·医砭》

若无病而服药，久则必有偏胜之害，或有气血衰弱，藉药滋补，亦必择和平纯粹之品，审体气所偏，而稍为资助。

清·徐大椿《医贯砭·十二官论》

且无病之人，亦何必服药，既服药则必视人之气体如何而后制方，亦何得专用二方也？

清·徐大椿《医贯砭·阴阳论》

据所云：则《神农本草》宜只载温热诸品，其余俱编入毒药条内，禁用可也。要之服药原是治病，无病本不必服药。《内经》云：五谷为养，五果为助，五菜为充，毒药攻邪。凡药用之不当而或太过，皆有毒。故古人谓人参、甘草皆能杀人。惟六淫七情有偏胜，则以药救之。

清·王学权《重庆堂随笔》

滋补丸药，最难消化，脾胃不健者，断勿轻服。香岩先生云：湖州沈赤文，年甫冠，读书明敏，父母爱之如掌珠。将毕姻，合全鹿丸一料，少年四人分服。赤文于冬令服至春初，忽患浑身作痛，有如痛风，渐至腹中作痛，有形之块累累于肠，饮食不进，肌肉消瘦。诸医治之，乃父畏用消导清火之药，惟以参、术补方是从。至秋初邀余诊视，问曰：小儿晚间去黑粪如拳大者一块，目下遍身如火，欲饮井水，不知何故？余按脉数大，身体骨立，验其所下之块，黑而坚硬，意为瘀血结成，与酒蒸大黄丸二钱，下黑块不计，用水浸之，胖如黑豆。详询所以，乃全鹿丸未化也。始知为药所误，不数日热极而死。同服三少年，一患喉痹而死，一患肛门毒而死，一患吐血咳嗽而死。此皆无病而喜服温补之害也，录此以劝世人不必好补而服药。

清·曹庭栋《老老恒言·慎药》

《本草》所载药品，每曰“服之延年”“服之长生”，不过极言其效而已，以身一试可乎？虽扶衰补弱，固药之能事，故有谓“治已病，不若治未病”，愚谓以方药治未病，不若以起居饮食调摄于未病。

清·许豫和《怡堂散记·诊治杂言》

丸药长于补，无病而调养者宜之。

[日]近藤明隆昌《藤氏医谈·杂说》

孙思邈曰：人无故不应饵药，有所偏助，则脏为不平。善哉言！然季世人民无病者，十中之一也。但内有疾，而外未病而已。司命者，治其未病可也。

清·王士雄《王孟英医学全书·言医选评》

人之一身，无非病也，亦无非药，泥金、石、草、木、鸟、兽、虫、鱼为药偏矣，亦后矣。饥饱待时，饮食药也；寒温适所，衣服药也；动静有常，起居药也；色不视邪，则目明；声不听淫，则耳聪；口无莠言，行无颠步，则口体正，均药也。使有人焉，知填精而不知寡欲，知养气而不知守默，知保神而不知绝虑，亦焉往而得药。《素问》，医之六经也，但言顺四时，少嗜欲，节饮食，不为邪气凌犯，初未尝以药言。其五志为病者，即以五志为药。如曰悲胜怒，病怒者，凄怆哀苦以感之；喜胜悲，病悲者，谑浪佚豫以娱之；恐胜喜，病喜者，迫遽危亡以怖之；怒胜思，病思者，污辱欺妄以激之；思胜恐，病恐者，沉疑搜剔以缓之。至如逸可治劳，静可治躁，处阴以避暑，就燠以避寒，凡此之类，皆非热非寒、非酸非苦，无烦采制，不费㕮咀，随在而得之之圣药，远逾草根木皮万万也。则请为尊生者，揭未病之药。

清·叶桂《临证指南医案·湿》

芒种夏至，天渐热，宜益气分以充脾胃。此夏三月，必有康健之理。

清·徐文弼《寿世传真·修养宜护持药物》

八仙糕　治无病，久病，老病脾胃虚弱，精神短少等症。

人参　山药六两　莲肉六两　芡实六两　茯苓六两　糯米七升　早粳米七升　白糖霜二两五钱

上将山药、参、莲、芡、苓五味，各为细末，再将粳、糯米为粉，与上药末和匀，并白糖入蜜汤中炖化，摊铺笼内，切成条，蒸熟，火上烘干，收好。饥时用白汤泡数条服。舒脾宽胃，功难笔述。

清·吴谦《医宗金鉴》

八仙糕

此糕治痈疽，脾胃虚弱，食少呕泄，精神短少，饮食无味，食不作饥，及平常无病，久病者服之，能健脾胃。

清·吴世昌《奇方类编·脾胃门》

理气健脾丸　专治脾胃虚弱，不思饮食，呕吐泄泻，胸痞腹胀，噎膈，并虚劳咳嗽，腹疼等症，无病之人服之，百病消除。

白术炒，六两　白茯苓三两　陈皮三两　制半夏三两二钱　神曲炒，二两五钱　当归身酒洗，六两　黄连姜炒，二两　枳实炒，一两五钱　桔梗炒，二两五钱　香附童便炒，二两　木香五钱　炙甘草二两　山楂一两八钱

荷叶煮粥为丸，梧子大。每食远服一二钱，白汤下。

清·王清任《医林改错·痹证有瘀血说》

黄芪赤风汤

黄芪生，二两　赤芍一钱　防风一钱

小儿减半，水煎服。

治瘫腿，多用一分，服后以腿自动为准，不可再多。如治诸疮诸病，或因病虚弱，服之皆效。无病服之，不生疾病。

清·章穆《调疾饮食辨·代茶诸品》

芦根汁

《千金方》治食河豚、鲐、鳠、虾、蟹等毒，并用芦根煮汁，不计多少，频饮之。此物味甘近补而不助邪，性凉善清而不伤胃，无病之人暑月常用代茶，暑热、疟、痢诸病，可以一概消除也。

清·章穆《调疾饮食辨·谷类》

粳米饮

止渴除烦，热病渴不能止者，勿予茶水，以此代之极佳。无病之人，暑月代茶亦妙。浓者能止泻。籼米同。

清·张鲁峰《馤塘医话》

凡气虚表弱之人，夏则易受暑热，冬则易受风寒，稍有不谨，则头痛身热，咳嗽喘渴之症，相随而作。古人云：服药当在未病之先。宜于夏至前后，每日服生脉散，人参、麦冬、五味各等分。冬至前后，每日服玉屏风散，炙黄芪、防风、白术各等分。此二方药只三味，而扶正气以固表，不使感受外邪，最为得力。然尤须恪遵月令，禁嗜欲，薄滋味，以培其元，则邪自无从而入，不可徒恃药力也。若自觉已受微邪，则此二方亦不可服，以五味收敛，白术壅满，非所宜也。

清·罗国纲《罗氏会约医镜·治法精要》

论人元气宜早培补

夫人得于气运之薄，及先天之不足者，固无可如何；若能惜身重命，凡一切损身者戒之，益身者遵之，早为培补，后天人功，可以挽回造化，体旺而

寿长也。尚其知之。

培补保元丸新　治一切体弱，脉虚肾亏，神倦，及失血，咳嗽，梦遗火炎，小便短赤，喉舌干燥等症。人于少年时，每年制服一料，可免内伤阴虚之病。若有是症，更宜多服，不可忽视延挨。至嘱！

本支地八两，拣六七钱重一支者，有小直纹而无横纹，其色不纯黑，内有菊花黄心为佳，略洗，用元砂仁四钱微炒研末，同米酒入砂锅内，以纸湿封数层，久蒸，取出晒干，加酒再蒸。如是者九次。切勿用砂锅煮熟，以真汁耗也。最忌铁气。有谓用姜汁蒸者，姜入脾经，切不可依　枣皮四两，下部滑遗者加一两，酒蒸　淮山药炒，四两　白云苓四两，去皮　粉丹皮一两六钱，酒浸。如血虚热燥者加五六钱　建泽泻一两二钱，淡盐水浸。如小便短涩加五六钱　当归三两，酒蒸　白芍二两半，煨，酒炒　杜仲三两，盐水炒　甘枸杞三两，酒蒸　菟丝子淘净泥沙，四两，酒蒸，晒干研末　北五味两半，微炒

先将地黄、枣皮、枸杞、当归共捣成膏，然后将余药研末，加炼蜜斤多，共杵为丸，梧桐子大。每早用淡盐水送百丸。立夏便服，交秋忌用。

……

温脾汤新　此平补脾胃之药。早服上方丸者，中时服此方一剂，庶脾肾两补，则先天后天俱培，自精神健旺无虞也。

清·张璐《张氏医通·湿》

及读仲景书至痞论中，则湿热治本之方具在。盖伤寒误下，则有痞满之变，然亦有不经攻下而痞者，皆由痰气逆满之故。故仲景特立泻心汤诸法，正以祛逆上之湿热也。湿热证类最多，如鼓胀水肿，呕逆吞酸，黄瘅滞下，腰腿重痛，脚气痹着等候，悉属湿热为患，然皆别有所致而然，咸非湿热之本病也。尝见苍黑肥盛之人，及酒客辈，皆素多湿热，其在无病之时，即宜常服调气利湿之剂，如六君子加黄连、沉香、泽泻之类，夏秋则清燥汤，春夏则春泽汤加姜汁、竹沥，使之日渐消弭，此谓不治已病治未病也。

[日]丹波元坚《药治通义·方法大纲》

盖以治病之道，当治于未病，故先补养。

清·鲍相璈《验方新编·山精寿子丸》

此丸能延己寿而生子又寿，无论有病者宜服，即无病者服之犹妙。

清·鲍相璈《验方新编·保婴各法》

小儿无病，切忌服药，免致舛错误事。

清·于溥泽《要略厘辞》

人体平和，惟宜好将养，勿妄服药。药势偏，有所助，令人脏气不平，易受外患。

清·徐士銮《医方丛话·秘方说》

古圣设立方药，专以治病，凡中病而效者，即为秘方，并无别有奇药也。若无病而服药，久则必有偏胜之害。或有气血衰弱，藉药滋补，亦必择和平纯粹之品，审体气之所偏，而稍为资助。如世所为秘方奇术，大热大补之剂，乃昔人所造以欺人者。若其方偶与其人相合，或有小效，终归大害；其不相合者，无不伤生。

清·王士雄《潜斋简效方·成方弊》

更有饱暖之家，无病服药，如六味丸、八味丸、全鹿丸、归脾、十全及壮阳种子等方，滋弊尤深，不胜缕述，聊引其概，智者慎之。

清·王德森《市隐庐医学杂著·苦口婆心语》

夫人精神充足，气血和平，是谓无病。焉用服药？至于服药，必有偏胜不举之处。医者便当视其所偏之处而补救之，使之适得其平。

清·鲍相璈《验方新编·疳积》

消疳丸：苍术米泔水浸，去皮，炒　白术土炒　当归酒洗　白芍酒炒　麦冬去心　薏仁　山楂肉去核　石斛去芦根　神曲炒　麦芽炒　半夏曲　枳壳　萝卜子炒　陈皮　厚朴　使君子肉　茯苓　槟榔　炙芪各一钱　青皮　莪术　木香　砂仁各五钱，炒干为末，蜜丸弹子大，米汤送下一丸。专治小儿泄泻无度，嗜食无厌，肚大青筋，四肢羸瘦，或发夜热，或肿面目，或肿手足，瘦弱垂死者。但能进食、泻止、食调，肌肉自生。小儿周岁后，乳食杂夹，则易成疳，预服此丸，脾胃充实，保无疳疾。或缺乳成疳者，一应服之，此药大和脾胃、生气血，多服有益无病，真妙方也。

清·龚自璋《家用良方·治小儿各症》

羊胆汁　粳米不拘多少

拌匀以米透为度，晒干收贮。每用七八分，或一钱，搀入饭米内煮粥，与儿食之，不致生疳。

[日]大冢敬节《中国内科医鉴·病证各论》

如苓桂甘枣汤、甘麦大枣汤、奔豚汤之类，可以预防歇斯底里性癫痫、歇斯底里之发作与根治。

六 针灸调养

南北朝·陈延之《小品方·灸法要穴》

玉枕者……无病不可灸，灸则声不能语……。

维角者……不可妄灸，灸则令失明……。

精明者……无病不可灸，灸则失明反赤……。

舌根……无病不可灸，灸则令气涩语不转……。

结喉……无病不可灸，灸则妖鸣语不成音……。

胡脉……无病不可多灸，灸熟则血气决泄不可止……。

天突者……无病不可灸，灸则伤声反喑……。

神府者……无病不可灸，灸则少气之短，使人无精守……。

臣揽者……不可妄灸，灸则令人不能举臂……。

关元者……妇人无疾不可妄灸，灸则断儿息……。

血海者……无病不可灸，灸男则阳气衰，女则绝产，不欲动摇肢节也……。

足太阴者……无病不可灸，灸男则阳气衰，女则令绝产……。

丘墟者……无病不可灸，灸则气下不能上通，令暗不能言……。

上二十穴，曹氏说云无病不可灸，灸则为害也。寻不病者，则不应徒然而灸，以痛苦为玩者也，皆病至不获已灸耳，便是未详曹氏此说也。

师述曰：孔穴去病，有近远也。头病即灸头穴，四肢病即灸四肢穴，心腹背胁亦然，是以病其处即灸其穴，故言有病者可灸，此为近道法也。远道针灸法，头病皆灸手臂穴，心腹病皆灸胫足穴，左病乃灸右，右病皆灸左，非其处病而灸其穴，故言无病不可灸也，非其身都无病而徒灸者也。故言其穴所在之处无病不横为远道穴灸，苟犯其禁耳。意为如此，幸可更详也。

唐·王焘《外台秘要·不宜灸禁穴及老少加减法》

人年三十以上，若不灸三里，令人气上眼暗，所以三里下气也。

宋·窦材《扁鹊心书·须识扶阳》

于无病时，常灸关元、气海、命关、中脘，更服保元丹、保命延寿丹，虽未得长生，亦可保百余年寿矣。

宋·窦材《扁鹊心书·住世之法》

绍兴间刘武军中步卒王超者，本太原人，后入重湖为盗，曾遇异人，授以黄白住世之法，年至九十，精彩腴润。辛卯年间，岳阳民家，多受其害，能日淫十女不衰。后被擒，临刑，监官问曰：汝有异术，信乎？曰：无也，唯火力耳。每夏秋之交，即灼关元千炷，久久不畏寒暑，累日不饥。至今脐下一块，如火之暖。岂不闻土成砖，木成炭，千年不朽，皆火之力也。死后，刑官令剖其腹之暖处，得一块非肉非骨，凝然如石，即艾火之效耳。……保命之法：灼艾第一，丹药第二，附子第三。人至三十，可三年一灸脐下三百壮；五十，可二年一灸脐下三百壮；六十，可一年一灸脐下三百壮，令人长生不老。余五十时，常灸关元五百壮，即服保命丹、延寿丹，渐至身体轻健，羡进饮食。六十三时，因忧怒，忽见死脉于左手寸部，十九动而一止，乃灸关元、命门各五百壮。五十日后，死脉不复见矣。每年常如此灸，遂得老年康健。乃为歌曰：一年辛苦唯三百，灸取关元功力多，健体轻身无病患，彭篯寿算更如何。

宋·王执中《针灸资生经·虚损》

旧传有人年老而颜如童子者，盖每岁以鼠粪灸脐中一壮故也。……人身有四海，气海血海照海髓海是也。而气海为第一。气海者，元气之海也。人以元气为本，元气不伤，虽疾不害，一伤元气，无疾而死矣。宜频灸此穴，以壮元阳，若必待疾作而后灸，恐失之晚也。

宋·张杲《医说·三里频灸》

若要安，三里莫要干。

明·高武《针灸聚英·小儿戒逆灸》

《千金》云：小儿新生无疾，慎不可逆针灸之，如逆针灸，则忍痛动其五脏，因喜成痫。河洛关中土地多寒，儿喜病痓，其生儿三日，多逆灸以防之，灸颊以防噤。有噤者，舌下脉急，牙车筋急，其土地寒，皆决舌下去血，灸颊以防噤也。吴蜀地温，无此疾也。古方既传之，今人不详南北之殊，便按方而用之，是以多害于小儿也。所以田舍小儿，任其自然，皆得无横夭也。

明·汪机《针灸问对·七十九问》

或曰：人言“无病而灸，以防生病”，何如？

曰：人之有病，如国之有盗，须用兵诛，其兵出于不得已也；针灸治病，亦不得已而用之。人言“无病而灸，如破船添钉”，又言“若要安，膏肓、三里不要干”，此世俗之通论，予独以为不然。夫一穴受灸，则一处肌肉为之坚硬，果如船之有钉，血气到此，则涩滞不能行矣。昔有病跛者，邪在足少阳分，自外踝以上循经灸者数穴；一医为针临泣，将欲接气过其病所，才至灸瘢，止而不行，始知灸火之坏人经络也。或有急证，欲通其气，则无及矣！

邪客经络，为其所苦，灸之不得已也；无病而灸，何益于事？

明·万全《养生四要·养生总论》

凡头面胸腹脊膂诸穴，有宜灸者，不过三壮，不可多灸。有人灸丹田穴，动则五六十壮，谓之随年壮。人问其故，答曰：若要身体安，丹田、三里常不干。噫，此齐东野人语也。人能谨其嗜欲，节其饮食，避风寒，虽不灸丹田，三里，身自无病而常安也。否则正气一虚，邪气自攻，以灸补虚，是以油发火也，无益而反害之。

凡用针灸后，常宜慎欲，至疾愈方可，不然则无效矣。

明·高武《针灸聚英·附辩》

至于气针虽微，妄加无病，则气之泻，若河决下流，不可以其微而轻之也。

明·高武《针灸聚英·小儿》

大椎上三壮。可保小儿无灾难。

明·龚廷贤《万病回春·补益》

凡人生育之时，脐带一落，用艾火以熏蒸即得坚固。人之中年以后，患临其身，如草木复其浇培，以法熏蒸其脐，岂不去恶除疾而保生也。余哀悯后人不终天年而夭丧，特传济世之方，普授延年之妙药。壮固根蒂、保护形躯，熏蒸本原，却除百病，蠲五脏之痛患，保一身之康宁。其中药品禀性忠良，采阴阳之正气，配君臣之辅佐，其效如神，其应如响，复有回生济世之功，保命延年之妙。……每年中秋日熏蒸一次，却疾延年，彻上部之火邪，去心肠之宿疾，妇人月信不调，赤白带下，男子下元亏损，遗精白浊，阳事不举，并皆熏之。如熏蒸之时，令人饱食，舒身仰卧；用莜麦面水和捏一圈径过寸余，如脐大者三二寸，内入药末；用槐皮一块，去粗皮，止用半分厚覆圈药之上。如豆大艾壮灸之，百脉和畅，毛窍皆通，上至泥丸，下至涌泉，冷汗如雨，久之觉饥，再食再灸。不可令痛，痛则反泄真气。灸至行年数岁为止，无病者连日灸之，有病者三日一次，灸至腹内作声作痛，大便有涎沫等物出为止。只服米汤，兼食白肉、黄酒，以助药力。若患风气，有郁热在腠理者，加女子红铅拌药，则易汗出而疾随愈。槐皮如觉焦色，即易新的。凡灸之后，容颜不同，效应可验。今将制药品味开列于后：

乳香　没药　豭鼠粪一头有尖者是　青盐　两头尖　川续断各一钱　麝香二分

上共为细末用。

明·杨继洲《针灸大成·马丹阳天星十二穴治杂病歌》

三里膝眼下，三寸两筋间。能通心腹胀，善治胃中寒，肠鸣并泄泻，腿肿膝胻酸，伤寒羸瘦损，气蛊及诸般。年过三旬后，针灸眼便宽。取穴当审的，八分三壮安。

清·喻昌《尚论后篇·会讲》

然五脏隐深，其色不宜外见。才见微色，随刺俞穴，早泻其热，名曰治未病。待病治之，迟矣。

明·张景岳《类经图翼·经络》

故神阙之灸，须填细盐，然后灸之，以多为良。若灸之三五百壮，不惟愈疾，亦且延年；若灸少，则时或暂愈，后恐复发，必难救矣。但夏月人神在脐，乃不宜灸。

明·李梴《医学入门·针灸》

麝香五钱。引诸药入五脏六腑，周彻百节。

丁香三钱。入肺补血，实脾胃。

青盐四钱。入肾以实其子，使肺母无泄漏，如乳补下益其气脘。

夜明砂五钱。透肺孔，补气不足，散内伤有余。

乳香　木香各二钱。

小茴四钱。治湿沥之症，调达周流，升降其气，不致喘嗽。如欲断水，先寻此源。

没药　虎骨　蛇骨　龙骨　朱砂各五钱。

雄黄三钱。削除病根，扶弱助强。

白附子五钱。循各经络有推前拽后之功。

人参　附子　胡椒各七钱。补元气，行血化痰为津液。

五灵脂五钱。保肺气，削有余，补不足。

槐皮。能闭押诸气之性，使无走窜。

艾叶。取其火热，劫病去毒，起死回生。

上为末，另用白面作条，圈于脐上，将前药一料分为三分，内取一分，先填麝香末五分入脐眼内；又将前药一分，入面圈内，按药令紧，中插数孔，外用槐皮一片盖于药上，艾火灸之，无时损易，壮其热气，或自上而下，自下而上，一身热透。患人必倦沉如醉，灸至五六十壮，遍身大汗，上至泥丸宫，下至涌泉穴。如此，则骨髓风寒暑湿，五劳七伤尽皆拔除。苟不汗则病未愈，再于三五日后又灸，灸至汗出为度。学者虽用小心灸至百二十壮，则疾必痊。灸时要慎风寒，戒油腻生冷，保养一月以后，愈加精神健旺。若妇人灸脐，去麝，加韶脑一钱。扁鹊明此二十味浮沉升降，君臣佐使，使其所治劳嗽之疾，无不痊愈，不惟劳疾。凡一年四季各熏一次，元气坚固，百病不生，及久嗽久喘，吐血寒劳，遗精白浊，阳事不举，下元极弱，精神失常，痰膈等疾，妇人赤白带下，久无生育，子宫极冷，凡用此灸，则百病顿除，益气延年。

清·韩贻丰《太乙神针心法·虚损门》

有治之于未病之先者，有治之于即病之后者。治之于未病之先者，自知其先天之虚也；而撙节之，爱养之，惟恐其身之或病，时取要穴而针之，以培其元气，以补其精神，则虚者可得而实矣；治之于即病之后者，自知其后天之损也，而戒严之，慎持之，惟恐其病之不起，时取要穴而针之，以驱其客邪，以除其痼疾，则损者可得而益矣。

[日]原昌克《经穴汇解·背腰部》

身柱第三椎节下间……预灸则不生诸病。

民国·赵缉庵《针灸要诀与按摩十法·针灸验案》

无病而针灸腹上之上、中、下三脘，及天枢、章门等穴，则食量顿增，吃饭时多加一碗或半碗不等，虽疏食菜羹，欲食不厌。

丙寅二月村人有请午饭者，请单上约七人，内有村校教员某，戏谓余云："吾不能食已八九日，未知针灸后，能多吃饭否？"余应之曰："能。"即令仰卧炕上，针泻中脘一穴，灸五壮，灸后某则起坐云："腹中已饥。"午饭时食量顿增，无异他人。盖无病针灸胃脘，能增食量。村人皆信，试者颇多。

三弟杰每至清明节及十月一日省墓时，由坟归家，则两腿困疼，因家坟距村颇远，故每次受累。去岁清明节，三弟预忧其远，余嘱云试针腿上两三里，及两三阴交，均用平补平泻手法，针后各灸七壮，当有验。三弟照法针灸，自去至回，两腿不困。是年冬十月一日，三弟省墓时独针左腿，未及右腿，回来时告余云：左腿虽困不觉疼，右腿又困又疼矣。

七 导引调养

宋·赵佶《圣济总录·神仙导引上》

导引之法，所以行血气，利关节，辟除外邪，使不能入也。传曰：户枢不蠹，流水不腐，人之形体，其亦由是，故修真之士，以导引为先。

……

《左洞真经·按摩篇》云，叉两手，乃度以掩项后，仰面视上，举首使项与手争，为之三四。令人精和血通，风气不入，能久行之无病。

明·徐春甫《古今医统大全·凡例》

论养生导引，诚古人治未病之方。今人惟待病而求药，殊不知善摄生者，譬犹曲突徙薪，自无焚燎之患矣。

明·吴正伦《养生类要·逍遥子导引诀》

水潮除后患

平明睡醒时即起，端坐凝神息虑。舌抵上腭，闭口调息，津液自生，渐至满口，分作三次，以意送下。久行之，则五脏之邪火不炎，四肢之气血流通，诸疾不生，永除后患，老而不衰。

火起得长安

子午二时存想，真火自涌泉穴起，先从左足行上玉枕，过泥丸，降入丹田，三遍。次从右足亦行三遍，复从尾闾起又行三遍，久久纯熟。则百脉流通，五脏无滞，四肢健而百骸理也。

梦失封金柜

欲动则火炽，火炽则神疲，神疲则精滑而梦失也。寤寐时调息思神，以左手搓脐二七，右手亦然。复以两手搓胁腹，摆摇七次，咽气纳于丹田，握固良久乃止，屈足侧卧永无走失。

形衰守玉关

百虑感中，万事形劳，所以衰也。返老还童，非金丹不可，然金丹岂易得哉？善摄生者，行住坐卧，一意不散，固守丹田，默运神气，冲透三关，自然生精生气。则形可以壮，寿可以延矣。

明·徐春甫《古今医统大全·经验秘方》

既济方

半夜子时分阳正兴时仰卧，瞑目闭口，舌顶上腭，将腰拱起，左手用中指顶住尾闾穴在肾囊粪门间，右手用大指顶住无名指根拳着，又将两腿俱伸，两脚十指俱抠提起，一口气心中存想，脊背脑后上贯至顶门，慢慢直下至丹田，方将腰、腿、脚、手从容放下，再照前行，阳即衰矣。如阳未衰，再行二三遍。如初行时，阳未兴，勉强兴之方可行。夫人之所以有虚疾者，因年少欲心太盛，房事过多，水火不能相济，以致此疾。能行此法，不惟速去泄精之病，久而肾水上升，心火下降，即水火既济，永无病矣。

明·铁峰居士《保生心鉴·太清二十四气水火聚散图序》

是以仙道不取药石，而贵导引。导引之上，行其无病。导引之中，行其未病。导引之下，行其已病。何谓也？二十四邪方袭肤，方滞经络，按摩以行之，注闭以攻之。咽纳以平之，不至于侵其荣卫，而蚀其脏腑也。修身养命者，于是乎取之。

明·周臣《厚生训纂·起居》

养生以不损为延年之术，不损以有补为养生之经，居安虑危，防未萌也。不以小害为无害而不去，不以小益为无益而不为。虽少年致损，气弱体枯，及晚景得悟防患补益，气血有余而神自足矣。

导引法：夜半后生气时，或五更睡觉，或无事闲坐腹空时，宽衣解带，先微微呵出腹中浊气，一九止或五六止，定心闭目，叩齿三十六通以集身神，然后以手大拇指背拭目，大小九过，使无翳障，明目去风，亦补肾气。兼案鼻左右七过，令表里俱热，所谓灌溉中岳以润肺。次以两手摩，令极热，闭口鼻气，然后摩面，不以遍数，连发际，面有光。又摩耳根耳轮，不拘遍数，所谓修其城郭以补肾气，以防聋聩。真人起居之法：次以舌拄上腭，漱口中内外，津液满口，作三咽下之，如此三度九咽，便兀然放身，心同大虚，身若委衣，万虑俱遣，久久行之，气血调畅，自然延寿也。

又：两足心涌泉二穴，能以一手举足，一手摩擦之百二十数，疏风去湿，健脚力。手常摩擦皮肤温热，熨去冷气，此调中畅外，养形之法。

明·高濂《遵生八笺·延年却病笺》

踊身令起，平身正坐，两手叉项后，仰视举首，左右招摇，使项与手争。次以手扳脚，稍闭气，取太冲之气。太冲穴在大指本节后二寸，骨罅间陷者。左挽如引弓状，右挽亦如之，令人精和血通，风气不入。久能行之，无病延年。

明·龚居中《痰火点雪·鼓呵消积滞法》

有因食而积者，有因气而积者，久则脾胃受伤，医药难治。孰若节饮食，戒嗔怒，不使有积聚为妙。凡有此等，便当升身闭息，往来鼓腹，俟其气满缓缓呵出，怡然运五七次，即时通快。王穆真人曰：未得通时，多痞塞隔气。若胸膈满塞，常用此法，不止除病散气，须无病行之，自然真元增益，寿域可跻。

明·龚居中《痰火点雪·叩齿牙无病法》

齿之有疾，乃脾胃之火熏蒸，每日清晨，或不拘时，叩齿三十六通，则气自固，虫蛀不生，风邪消散。设或以病齿难叩，但以舌隐餂于牙根之间，用柔制刚，真气透骨，其蛀自除。王真人曰：欲修大道，先去牙症，叩齿不绝，坚牢无病，此虽近易，亦修养中之至要也。

明·龚居中《痰火点雪·掩耳去头旋法》

邪风入脑，虚火上攻，则头目昏旋，偏正作痛，或中风不语，半身不遂，亦由此致。治之须静坐升身闭息，以两手掩耳摇头五七次，存想元神，逆上泥丸，以逐其邪，自然风散邪去。张元素真人未得道时，头目昏旋，偏正头痛，用还丹之法，不十功即痊。此法不止治命，须无病行之，添补髓海，精洁神宫，久视长生之渐。

明·龚居中《痰火点雪·闭摩通滞气法》

气滞则痛，血凝则肿。治须闭息，以左右手摩滞处四十九次，复左右多以津涂之，不过五七次，气自消散。赵乙真人未仙之时，曾患此病，行之而愈。此法不止散气消肿，无病行之，上下闭息，左右四肢五七次，经络通畅，气血流行，肌肤光润，名曰干沐浴，尤延生之道也。

明·龚居中《痰火点雪·兜礼治伤寒法》

元气亏弱，调理不密，则风寒伤感。患者须端坐闭息，兜起外肾，头如礼拜，屈折至地，运用真气得胜，涤时不六七次，汗出自愈。刘鲍一真人未仙之日，曾感伤寒热，行此而安。此法非止能治伤寒，即无病行之，头目清利，容颜润泽。

清·富察·马齐《养生秘旨·仙师六字治病诀》

又考《四时常摄论》，春，肝气盛者，调嘘气以利之；夏，心气盛者，调呵气以疏之；秋，肺气盛者，调呬气以泄之，冬，肾气盛者，调吹气以呼之。此治于未病之意，不在区区药石间也。

八 综合调养

（一）养小儿

隋·巢元方《重刊巢氏诸病源候总论·小儿杂病诸候》

小儿始生，肌肤未成，不可暖衣，暖衣则令筋骨缓弱。宜时见风日。若都不见风日，则令肌肤脆软，便易伤损。皆当以故絮著衣，莫用新绵也。天和暖无风之时，令母将抱日中嬉戏，数见风日，则血凝气刚，肌肉硬密，堪耐风寒，不致疾病，若常藏在帏帐之内，重衣温暖，譬如阴地之草木，不见风日，软脆不任风寒。又当薄衣。薄衣之法，当从秋习之，不可以春夏卒减其衣，则令中风寒。从秋习之，以渐稍寒，如此则必耐寒。冬月但当著两薄襦，一复裳耳。非不忍见其寒，适当佳耳。爱而暖之，适所以害也。又当消息，无令汗出。汗出则致虚损，便受风寒。昼夜寤寐，皆当慎之。

其饮乳食哺，不能无痰癖，常当节适乳哺。若微不进，仍当将护之。凡不能进乳哺，则宜下之，如此则终不致寒热也。

又，小儿始生，生气尚盛，无有虚劳，微恶则须下之，所损不足言。及其愈病，则致深益。若不时下，则成大疾，疾成则难治矣，其冬月下之，难将护。然有疾者，不可不下。夏月下之后，腹中常当小胀满，故当节哺乳将护之，数日间。又节哺之，当令多少有常剂。

儿稍大，食哺亦当稍增。若减少者，此是腹中已有小不调也。便当微将药，勿复哺之，但当乳之。甚者十许日，轻者五六目，身当如常。若都不肯食哺，而但饮乳者，此是有癖，为疾重，要当下之。不可不下，不下则致寒热，或吐而发痫，或致下利，此皆病重，不早下之所为也。则难治。先治其轻时，儿不耗损，而病速除矣。

小儿所以少病痫者，其母怀娠，时时劳役，运动骨血，则气强、胎养盛故也。若待御多，血气微，胎养弱，则儿软脆易伤，故多病痫。

儿皆须著帽、项衣，取燥菊花为枕，枕之。

宋·刘昉《幼幼新书·小儿初生将护法》

《圣惠》论：凡儿匍匐以后，逢物即吃，奶母虽至细意，必亦不能尽觉。春夏必饮滞水冷物，至秋初便皆疾作。初则多啼不食，或好伏地，面色青黄，或时腹痛，既不解说，惟反拗多啼。或逢水浆便吃，不可制止。或睡中惊啼，或大便秘涩。常人惟知与红雪钩藤饮子，此二药终日在口，然自不见其效。况腹中滞结已多，冷热冲击颇久，二药何能排去？所以得秋气风吹着背心脚心，便成疟痢。庸医与冷药则伤滑不禁，与涩药则气壅不行。伤损脏腑，益令不食，遂使虚热冲上，面黄发焦，滞恶在内，手足如火，自然风水横溢，四肢便肿。如此将养，十无一存。但每经春夏，不问有病无病，便须与四味饮子，多不三四剂，即康强也。

宋·刘昉《幼幼新书·浴儿法》

《食疗方》：小儿初生，取虎骨煎汤浴，其孩子长大无病。

宋·刘昉《幼幼新书·韭汁法》

《大观证类本草》注萧炳云：小儿初生，与韭根汁灌之，即吐出恶水，令无病。

《本草食疗》：初生孩子可捣韭根汁灌之，即吐出胸中恶血，永无病。

宋·陈文中《陈氏小儿病源方论·养子调摄》

养子若要无病，在乎摄养调和。吃热，吃软，吃少，则不病。吃冷，吃硬，吃多，则生病。忍三分寒，七分饱，频揉肚，少洗澡。

宋·陈文中《陈氏小儿病源方论·论慢脾风证》

夫小儿脏腑娇嫩，皮骨软弱，血气未平，精神未定，言语未正，经络如丝，脉息如毫。不可妄投药饵，亦不可汤缴口舌。无病者，在乎摄养如法，调护正气。

元·忽思慧《饮膳正要·乳母食忌》

凡生子择于诸母，必求其年壮，无疾病，慈善，性质宽裕，温良详雅，寡言者，使为乳母。子在于母资乳以养，亦大人之饮食也。善恶相习，况乳食不遂母性。若子有病无病，亦在乳母之慎口。如饮食不知避忌，倘不慎行，贪爽口而忘身适性致疾，使子受患，是母令子生病矣。

元·朱震亨《丹溪心法·小儿》

乳下小儿，常多湿热食积，痰热伤乳为病，大概肝与脾病多。小儿易怒，肝病最多，大人亦然。肝只是有余，肾只是不足。

小儿初生，未经食乳，急取甘草一寸，火上炙熟，细切，置地上出火毒一时许，用水一小盏，熬至三分之一，去滓，用新绵蘸滴儿口中，令咽尽，须臾吐痰及瘀血，方与乳食，年长知睿无病。

元·曾世荣《活幼口议·议食忌》

应小儿不问有病无病，并不可与食腰子及肚髓心血，令患走马疳候。葱韭薤蒜荽葛，亦不可与食，令儿心气壅结，水窦不通，三焦虚竭，神情昏昧。飞禽瓦雀，不可与食，令儿生疮癣病疥，烦躁遁闷。鲑鲞、虾蟹、鳗鳝、螺蛳、螃蚬之类，不可与食，令儿肠胃不禁，或泄或痢，或通或闭。食甜成疳，食饱伤气，食冷成积，食酸损智，食苦耗神，食咸闭气，食肥成痰，食辣伤肺。食味淡薄，脏腑清气，乃是爱其子，惜其儿，故与禁忌。若也恣与饱饫，重与滋味，乃是惜而不爱，怜之有伤，以至丁奚哺露，疾作无辜，救疗无门，悔之不及。育子之家，当宜知之，理宜戒之。

明·万全《幼科发挥·脐风》

治已病　不知保护于未病之先，不知调护于初病之日，其泡子落入腹中，变为三证：一曰撮口，二曰噤风，三曰锁肚。

明·薛铠《保婴撮要·护养法》

巢氏云：小儿初生，肌肤未实，宜用旧絮护其背，不可太暖。更宜数见风日，则血气刚强，肌肉致密。若藏于重帏密室，或厚衣过暖，则筋骨软脆，不任风寒，多易致病。衣服当随寒热加减，但令背暖为佳。亦勿令出汗，恐表虚风邪易伤；乳哺亦不宜过饱，若宿滞不化，用消乳丸治之。陈氏所谓：忍三分寒，吃七分饱，频揉肚，少洗澡，要肚暖头凉心胸凉。皆至论也。须令乳母预慎七情六淫，厚味炙煿，则乳汁清宁，儿不致疾。否则阴阳偏胜，血气沸腾，乳汁败坏，必生诸症。若屡用药饵，则脏腑阴损，多致败症，可不慎欤！大抵保婴之法，未病则调治乳母，既病则审治婴儿，亦必兼治其母为善。

明·万全《养生四要·养生总论》

延年第一方

镇江钱医官传。

小儿初生，脐带脱落后，取置新瓦上，用炭火四周烧至烟将尽，放于土地上，用瓦盏之类盖之存性，研为细末。预将透明朱砂为极细末，水飞过，脐带若有五分重，乳汁一二贝壳调和，或以黄连甘草汁调亦好，调和前，脐带末、朱砂末二味，如沙糖样，抹儿口中及乳头，一日之内抹尽。次日儿大便遗下秽污浊垢，终身永无疮疥及诸胎疾，个个保全。此十分妙法也。脐带内看有虫当去之。

明·万全《育婴家秘·鞠养以慎其疾》

大抵小儿脾常不足，肝常有余。肾主虚亦不足也。故小儿之病，惊风属肝，疳痨属脾，胎气不足属肾。上医治病，必先所属而预防之。故曰：“不治已病治未病。”

明·万全《广嗣纪要·幼科医案》

治未病者，十全八九；治初病者，十救四五；治已病者，十无一生也。斗门曰：治未病者何如？曰：儿初生时，必先浴之，后断其脐。断脐之后，以火灸其断处，脐干未落，常谨视之，勿为儿尿所浸，则自无脐风之病矣。斗门曰：治初病者何如？曰：但见儿喷嚏多啼少乳者，即视其口中上腭，有白泡子成聚者，急以手法刮去之，以软布拭净其血，则脐风不发矣。斗门曰：治已病者何如？曰：不知以上二法，其泡落入腹中，或为锁肚，或为噤风，或为撮口，虽有神丹，不能救也。

明·万全《幼科发挥·脐风》

治未病　脐在两肾之间，任、冲、胃脉之所系也。儿之初生，断脐护脐，不可不慎。……护脐之法，脐既断矣，用软布缠裹，待干自落，勿使犯去也。三朝洗儿，当护其脐，勿使水渍入也。脐落之后，当换抱裙，勿使尿湿浸及脐中也。如此调护，则无脐风之病。所谓上工治未病，十得十全也。

明·万全《养生四要·养生总论》

初生三五月，宜绷缚令卧，勿竖头抱，免致惊痫。

清·陈复正《幼幼集成·头项囟证治》

小儿之头，四时宜凉，但见头热，即有病生，宜预所之。

清·吴瑭《温病条辨·解儿难》

于平日预先告谕小儿之父母，勿令过暖汗多亡血，暗中少却无穷之病矣，所谓治未病也。

清·何廉臣《增订通俗伤寒论·伤寒坏证》

本脏自病痉此证则瘛病也。此证由于小儿之父母恐儿受寒，覆被过多，着衣过厚；或冬月房屋热炕过暖，以致小儿每日出汗，汗多亡血，与产妇亡血致痉一理。肝主血，血足则柔，血虚则强，故曰本脏自病，此一痉也，又实为六淫致痉之根。盖汗多亡血者，本脏自病；汗多亡卫外之阳，则易感六淫之邪也。全赖明医参透此理，于平日预先告谕小儿之父母，勿令过暖汗多亡血，暗中减少无穷之病矣，所谓治未病也。

清·沈金鳌《妇科玉尺·产后当知》

儿生三日，相传洗三。如冬寒切不可洗，恐洗时风入脐中，脐风由此而起。即初生亦戒浴，保全真元。

儿生下时，欲断脐带，必以蕲艾为燃，香油浸湿，熏洗脐带，至焦方断。其束脐须用软帛厚棉裹束，日间视之，勿令儿尿湿脐，此预防脐风第一要事。

清·陆晋笙《存粹医话·育儿者注意》

近查小儿病症，多吐泻慢脾危险之候。本院思患预防，提出数条，以便育儿者注意。一，慎重寒凉：小儿受寒，人每不觉。盖其上衣短裤有裆，不束腰带，寒多由腰脐入内，里寒多而表寒少，发作则腹疼泻利作热，致成慢脾，宜改良衣服。二，少吃生冷：胃家多受水果冷食，则胃阳不足，消化无力，轻则停食作热，重则吐泻，沦于慢脾。或曰水果可助消化，乃救酒食后胃热过高，非水果真能助消化也。三，戒食不易消化之物：小儿幼时，胃力均弱，因无牙咀嚼，或虽咀嚼而不常运动，因之不易消化，每停滞生病。

以上三条，未病时须预防。

（二）养老人

唐·孙思邈《千金翼方·养老大例》

论曰：人之在生，多诸难遘。兼少年之时，乐游驰骋，情敦放逸，不至于道，悠然白首，方悟虚生，终无所益。年至耳顺之秋，乃希餐饵。然将欲颐性，莫测据依，追思服食者于此二篇中求之，能庶几于道，足以延龄矣。语云：人年老有疾者不疗，斯言失矣。缅寻圣人之意，本为老人设方，何则？年少则阳气猛盛。食者皆甘，不假医药，悉得肥壮。至于年迈，气力稍微，非药不救。譬之新宅之与故舍，断可知矣。

论曰：人年五十以上，阳气日衰，损与日至，心力渐退，忘前失后，兴居怠惰，计授皆不称心。视听不稳，多退少进，日月不等，万事零落，心无聊赖，健忘嗔怒，情性变异，食饮无味，寝处不安，子孙不能识其情，惟云大人老来恶性不可咨谏，是以为孝之道，常须慎护其事，每起速称其所须。不得令其意负不快，故曰：为人子者，不植见落之木，淮南子曰：木叶落，长年悲。夫栽植卉木，尚有避忌。况俯仰之间，安得轻脱乎。

论曰：人年五十以去，皆大便不利，或常苦下痢，有斯二疾，常须预防。若秘涩则宜数食葵菜等冷滑之物。如其下痢，宜与姜韭温热之菜。所以老人于四时之中，常宜温食，不得轻之。老人之性，必恃其老，无有藉在，率多骄恣，不循轨度。忽有所好，即须称情。即晓此术，当宜常预慎之。故养老之要，耳无妄听，口无妄言，心无妄念，此皆有益老人也。又当爱情，每有诵念，无令耳闻，此为要妙耳。又老人之道，常念善无念恶，常念生无念杀，常念信无念欺。养老之道，无作博戏强用气力，无举重，无疾行，无喜怒，无极视，无极听，无大用意，无大思虑，无吁嗟，无叫唤，无吟讫，无歌啸，无啈啼，无悲愁，无哀恸，无庆吊，无接对宾客，无预局席，无饮兴。能如此者，可无病。长寿斯必不惑也。又常避大风、大雨、大寒、大暑、大露、霜、霰、雪、旋风恶气，能不触冒者，是大吉祥也。凡所居之室，必须大周密，无致风隙也。夫善养老者，非其书勿读，非其声勿听，非其务勿行。非其食勿食。

非其食者，所谓猪、犹、鸡、鱼、蒜、脍、生肉生菜、白酒、大酢、大咸也，常学淡食。至如黄米小豆，此等非老者所宜食，故必忌之。常宜轻清甜淡之物，大小麦面粳米等为佳。又忌强用力咬啮坚硬脯肉，反致折齿破断之弊。人凡常不饥不饱不寒不热，善。行住坐卧言谈语笑寝食造次之间能行不妄失者，则可延年益寿矣。

元·朱震亨《格致余论·养老论》

人生至六十、七十以后，精血俱耗，平居无事，已有热证。何者？头昏目眵，肌痒溺数，鼻涕牙落，涎多寐少，足弱耳聩，健忘眩运，肠燥面垢，发脱眼花，久坐兀睡，未风先寒，食则易饥，笑则有泪，但是老境，无不有此。或曰：《局方》乌附丹剂，多与老人为宜，岂非以其年老气弱下虚，理宜温补，今子皆以为热，乌附丹剂将不可施之老人耶？余晓之曰：奚止乌附丹剂不可妄用，至于好酒腻肉，湿面油汁，烧炙煨炒，辛辣甜滑，皆在所忌。或曰：子何愚之甚耶？甘旨养老，经训具在。为子为妇，甘旨不及，孝道便亏。而吾子之言若是，其将有说以通之乎？愿闻其略。予愀然应之曰：正所谓道并行而不悖者，请详言之。古者井田之法行，乡闾之教兴，人知礼让，比屋可封。肉食不及幼壮，五十才方食肉。强壮恣饕，比及五十，疾已蜂起：气耗血竭，筋柔骨痿，肠胃壅阏，涎沫充溢。而况人身之阴难成易亏，六七十后，阴不足以配阳，孤阳几欲飞越，因天生胃气尚尔留连，又藉水谷之阴，故羁縻而定耳。所陈前证，皆是血少。《内经》曰：肾恶燥。乌附丹剂，非燥而何？夫血少之人，若防风、半夏、苍术、香附，但是燥剂且不敢多，况乌附丹剂乎？或者又曰：一部《局方》，悉是温热养阳，吾子之言无乃谬妄乎？予曰：《局方》用燥剂，为劫湿病也。湿得燥则豁然而收。《局方》用暖剂，为劫虚病也。补肾不如补脾，脾得温则易化而食味进，下虽暂虚，亦可少回。《内经》治法，亦许用劫，正是此意。盖为质厚而病浅者设。此亦儒者用权之意。若以为经常之法，岂不大误！彼老年之人，质虽厚，此时亦近乎薄；病虽浅，其本亦易以拨，而可以劫药取速效乎？若夫形肥者血少，形瘦者气实，间或可用劫药者，设或失手，何以取救？吾宁稍迟，计出万全，岂不美乎？乌附丹剂，其不可轻饵也明矣。至于饮食，尤当谨节。夫老人内虚脾弱，阴亏性急。内虚胃热则易饥而思食，脾弱难化则食已而再饱，阴虚难降则气郁而成痰，至于视听言动，皆成废懒。百不如意，怒火易炽。虽有孝子顺孙，亦是动辄扼腕，况未必孝顺乎！所以物性之热者，炭火制作者，气之香辣者，味之甘腻者，其不可食也明矣。虽然肠胃坚厚，福气深壮者，世俗观之，何妨奉养？纵口固快一时，积久必为灾害。由是观之，多不如少，少不如绝。爽口作疾，厚味措毒，前哲格言，犹在人耳，可不慎欤！或曰：如子之言，殆将绝而不与，于汝安乎？予曰：君子爱人以德，小人爱人以姑息。况施于所尊者哉！惟饮与食将以养生，不以致疾。若以所养转为所害，恐非君子之所谓孝与敬也。然则如之何则可？曰：好生恶死，好安恶病，人之常情。为子为孙，必先开之以义理，晓之以物性，旁譬曲喻，陈说利害，意诚辞确，一切以敬慎行之，又次以身先之，必将有所感悟而无扞格之逆矣。吾子所谓绝而不与，施于有病之时，尤是孝道。若无病之时，量酌可否，以时而进。某物不食，某物代之，又何伤于孝道乎？若夫平居闲话，素无开导诱掖之言，及至饥肠已鸣，馋涎已动，饮食在前，馨香扑鼻，其可禁乎？经曰：以饮食忠养之。“忠”之一字，恐与此意合，请勿易看过。予事老母，固有愧千古者，然母年逾七旬，素多痰饮，至此不作。节养有道，自谓有术。只因大便燥结时，以新牛乳、猪脂和糜粥中进之，虽以暂时滑利，终是腻物积多。次年夏时，郁为粘痰，发为胁疮。连日作楚，寐兴陨获。为之子者，置身无地，因此苦思而得节养之说。时进参、术等补胃、补血之药，随天令加减，遂得大腑不燥，面色莹洁，虽觉瘦弱，终是无病。老境得安，职此之由也。因成一方，用参、术为君，牛膝、芍药为臣，陈皮、茯苓为佐。春加川芎；夏加五味、黄芩、麦门冬；冬加当归身，倍生姜。一日或一帖或二帖，听其小水才觉短少，便进此药。小水之长如旧，即是却病捷法。后到东阳，因闻老何安人性聪敏，七十以后稍觉不快，便却粥数日，单进人参汤数帖而止。后九十余无疾而卒。以其偶同，故笔之以求是正。

明·周臣《厚生训纂·养老》

老人骨肉疏冷，风寒易中。若窄衣贴身，暖气着体，自然气血流通，四肢和畅。虽遇盛夏，亦不可令袒露其颈项。盖自脑至颈项，乃风府督脉所过。中风人多是风府而入，须常用絮软夹帛贴巾帻中，垂于颈下，着肉入衣领中至背膊间，以护腠理为妙。不然风伤腠中，必为大患，慎之，慎之！

春时遇天气顿暖，不可顿减绵衣，须一重重渐减，庶不至暴伤。

夏月尤宜保辅。当居虚堂静室、水次木阴、洁净之处，自有清凉，不可当风纳凉。饮食勿食太饱。凡饮食，尤戒生冷、粗硬、油腻及勉强饮食。渴饮粟米汤、豆蔻熟水为妙。

夏至以后，宜服甘寒平补肺肾之药二三十服，以助元气可也。

冬月最宜密室温净，衾服轻软，仍要暖裹肚腹，早眠晚起，以避霜威。朝宜少饮醇酒，然后进粥，临卧服凉膈化痰之剂。其炙爆燥毒之物，尤切戒之。

老人以牛乳煮粥食，大补益。天寒之日，山药酒、肉酒时进一杯，以扶衰弱，以御寒气，切不可远出，触冒严风。老人当避大风、大雨、大寒、大暑、露雾、霰雪、旋风、恶气，能不触冒，是谓大祥。

老人所居之室，必须大周密，无致风伤也。

老人之食，大抵宜温热熟软，忌黏硬生冷。其应进饮食，不可顿饱，但频频与食，使脾胃易化，谷气常存。若顿令饱食则多伤胃，老人肠胃虚薄，不能消运，故易成疾。然尤大忌杂食，杂则五味相挠，更易生患。若奶酪酥蜜，冬春间常温而食之颇宜，但不宜多食，恐致腹胀作泻。为人子者，宜留意焉。

凡老人有患，宜先以食治。未愈，然后服药，此养老之大法也。

老人药饵，止是扶持之法，只可温平顺气，进食补虚中和药治之。不可用市肆赎买，他人惠送，不知方味及狼虎之剂，最宜慎重详审。

新登五谷，老人不宜食，动一切宿疾。

人年五十以上，率患大便不利，或常若下痢，须当预防。若秘涩，则数数食葵菜等冷滑之物。如其下痢，宜用参苓、白术，兼与姜、韭温热之菜以治疗之。

男子六十闭房户，所以补衰败重性命也。

……

……故云：老者非肉不饱，肥则生风，非人不暖，暖则多淫。必须不饥不饱，不寒不热。行住坐卧，言谈笑语，寝食造次之间，不妄失者，则可延年益寿矣。

太乙真人曰：一者，少言语，养内气；二者，戒色欲，养精气；三者，薄滋味，养血气；四者，咽津液，养脏气；五者，莫嗔怒，养肝气；六者，淡饮食，养胃气；七者，少思虑，养心气。人由气生，气由神住，养气全神可得真道。凡在万物之中，所保者莫先于元气。摄养之道，莫若守中实内，有陶和将护之方。须在闲日安不忘危，圣人预戒，老人尤不可不慎也。

春夏秋冬，四时阴阳，生病起于过用。五脏受气，盖有常分，不适其性而强，云为用之过耗，是以病生。善养生者，保守真元，外邪客气不得而干之。至于药饵，则招徕真气之药少，攻伐和气之药多，故善服药者不如善保养。康节诗曰：爽口物多终作疾，快心事过必为殃。与其病后能加药，孰若病前能自防。郭康伯遇神人授一保身卫生之术，云：自身有病自心知，身病还将心自医。心境静时身亦静，心生还自病生时。郭信用其言，知自护爱，康强倍常，年几百岁。

年老养生之道，不贵求奇，先当以前贤破幻之诗，洗涤胸中忧郁，而名利不苟求，喜怒不妄发，声色不因循，滋味不耽嗜，神虑不邪思。三纲五常，现成规模，贫富安危，且处见定，是亦养寿之大道也。

明·孙志宏《简明医彀·要言一十六则》

奉养高年

养亲不可不知医，高年尤为切要。然医特其辅耳！其本在得亲欢心，亲心多拂多违，疾所由生。常使亲心喜悦，非止尽孝，亦以善治亲之未病也。其次当调适其饮食，虽或贫乏，亦必约己丰亲，劳力致养，常尽心于目前，勿姑俟于日后。务令精洁，不在肥腴。生冷、腻滞、煎炒、硬韧及烹饪失宜等皆忌。又次当捡其起居，行、住、坐、卧皆令安乐。栖息处宜高燥，静密无风，冬暖夏凉。衣服常须浣焙，器皿常须拭洁。玩物适情之类，无弗迎合。寒、暑、风、雨、霾、雾、黑早、黄昏、险途、远道，皆勿令行。一切琐屑可恼事，皆勿令闻。如有意外灾咎，必先自己镇静，安慰亲心，勿令惊怖。有疾则择延明医，勿泥卜筮，受误庸手。汤药必躬为阅治如法，勿托他人。老年嗜欲或有过当处，须婉节之，勿纵其情，长其过，恒以玄门卫生法告之。若夫禅宗出世之旨，则尤宜朝夕劝勉，怂恿成就。急乘易尽残年，了彻无上大事。又岂区区奉养医药之比乎？虽然为人父母，亦当自爱，曲体子心。至老年尤宜知止、知足，忏悔前过，勤行善事为斋归计。噫！人生结果事，时刻当警省。勉之哉！

（三）养胎产

宋·朱端章《卫生家宝产科备要·产后》

妇人禀受虚实，皆缘生产而能移易，若能一一如法将息补养，则有平生虚怯多病，而遂盛实无病者；若不能如法将息补养，则有平生盛实无病，而遂致虚损瘦瘠，成缠绵不可起之疾者。当时不觉，意谓不然，及岁月成疾，又不能推究其由，乃谓偶尔，故妇人产后往往不能加意将摄。

明·盛端明《程斋医抄撮要·产后将护法》

才生产毕，不得问是男是女，且先研醋墨三分服之。一法云：不可服醋墨，有伤肺经成咳嗽之戒，诚过虑也。然醋墨本破凝结之血，然不可用大酽之醋，仍不可太多，即不至伤肺。然所在皆，同亦有不吃者，更产后三日内，产妇当闻醋炭气，或烧干漆烟。若无干漆，以破旧漆器烧之，防血逆、血还、血运不省之患。夏月宜于房门外烧砖，以醋沃之，置于房中。夏月房中不须着大火，及煮粥煎药之类。分娩之后，须臾且食白粥一味，不可令太饱，频少与之为妙，逐日渐增之。煮粥时须是煮得如法，不用经宿者，又不可令温冷不调，恐留滞成疾。仍时与童子小便一盏饮亦须先备小便，若遇夏月，以薄荷养之。新产后，不问腹痛不痛、有病无病，以童子小便以酒和半盏，温服五七服，妙。一腊七日也之后，方可少进醇酒并些小盐味。

一法，才产不得与酒，缘酒引血迸入四肢，兼产母脏腑方虚，不禁平声酒力，热酒入腹，必致昏闷。七日后少进些酒，不可多饮。如未出月间，欲酒吃或服药者，可用净黑豆一升，炒令烟出，以无灰酒五升浇淋之，仍入好羌活一两洗净拍破同浸，尤妙。当用此酒下药，或时时饮少许，可以辟风邪，养气血，下恶露，行乳脉也。如产妇素不善饮酒，或夏月之间，亦不须强饮。一腊之后，恐吃物无味，可烂煮羊肉或雌鸡汁，略用滋味，作粥饮之。或吃烂煮猪蹄肉，忌母猪及白脚猪肉，不可过多。今江浙间产妇多吃熟鸡子，亦补益，亦风俗也。三月之后，方可少食温面，食面早，成肿疾。凡吃物过多，恐成积滞。若未满月，不宜多语、喜笑、惊恐、忧惶、哭泣、思虑、恚怒，强起，离床行动，久坐，或作针线，用力工巧，恣食生冷、粘硬、果菜、肥腻鱼肉之物，及不避风寒，脱衣洗浴，或冷水洗濯。当时虽未觉大损，满月之后，即成蓐劳，手脚及腰腿酸重冷痛，骨髓间飕飕如冷风吹继，有名医亦不能疗。大都产妇将息，须是满百日方可平复，大慎！触犯此，多致身体强直，如角弓反张，名曰蓐风，遂致不救。又不得夜间独处，缘去血心虚，恐有惊悸，切宜谨之。所有血衣，洗濯不得于日中晒曝，免致邪祟侵伤。又不得濯足，恐血气攻下。又不得刮舌伤心刷齿，及就下低头，皆成血逆、血运。此产家谨护之常法也。满月之后，尤忌任意饮食，触冒风寒，恣意喜怒，梳头用力，高声，作劳工巧，房欲，及上高厕便溺之类。如此节养，摄至百晬，始得血气调和，脏腑平复，自然安帖。设不依此，即致产后余疾矣。小可虚羸，失于将补，便成大患，终身悔而不及。或有诸疾，不论巨细，后并有方药医疗，不得信庸医，妄投药饵。《经》云：妇人非止临产须忧，产后大须将理。慎不得恃身体和平，取次为之，乃纵心恣意，无所不为，若有触伤，便难整理，犯时微若秋毫，感病重如山岳，知命者，可不谨之。

明·盛端明《程斋医抄撮要·产后调理法》

古法有云：产妇才分娩了，预烧秤锤或江中黄石子，硬炭烧令通赤，置器中，急于床前以醋沃之，得醋气可除血晕。

明·郭鉴《医方集略·产后》

百日外，方可交合，不尔致死，慎之哉！

清·吴谦《医宗金鉴·妇科心法要诀·受孕分房静养》

受孕之后，分房静养，恐动相火，致生胎毒，谨戒饮食五味，使其脾胃调和，母之气血易生，子之形成必育，内调七情，外避风寒，起居安顺，不持重用力，不安逸多睡，不登高涉险，则母无病，子亦安矣。

清·沈金鳌《妇科玉尺·产后当知》

满月之期，一月为小满月，两月为大满月，此两月内不暴怒，少劳碌，禁淫欲，终身无病，且多生子。

清·程国彭《医学心悟·产后将护法》

产后将护之法有四。一曰倚坐。妇人产毕，须闭目稍坐，上床以背褥靠之，暑月以凳靠之，若自己把持不住，则用老练女人靠之，不可遽然倒睡，常以手从心擀至脐下，俾瘀露下行。房内宜烧漆器及醋炭，以防血晕。如或昏晕不醒，更宜用此二法。二曰择食。凡产后，宜专食白粥，数日后以石首鱼纤少洗淡食之，至半月后，可食鸡子，亦须打开煮之，方能养胃。满月之后，再食羊肉、猪蹄少许。酒虽活血，然气性慓悍，亦不宜多。如此则产中无病，产后更加健旺矣。三曰避风、养神、慎言。凡新产，须避风寒，不宜梳头洗面，更忌濯足，惟恐招风受湿，疾病随起。又不宜独宿，恐受虚惊，惊则神气散乱，变证百出。初生之际，不必问是男是女，恐因言语而泄气，或以爱憎而动气。寻常亦不可多言，恐中气馁弱，皆能致病。慎之戒之。四曰服药。初产毕，古方用热童便少许饮之，此物一时难以猝办，稍冷恐致呕恶，或生化汤代服之亦佳。

清·竹林寺僧人《竹林女科证治·产后调护》

产后上床，宜厚铺裀褥，高枕靠垫，勿令睡下，致血不行。宜仰卧，不宜侧睡；宜竖膝，不宜伸足；宜闭目静养，切忌大喜大怒。亦勿熟睡，恐倦极熟睡，血气上壅，因而眩晕；亦不宜高声急叫，以致惊恐。每日以手从心下轻轻按摩至脐，日五七次，则恶血尽下，次日乃止。……四壁须遮围使无空隙，庶免风寒。夏日忌贪凉用扇、食冷硬物及当风坐卧。百日内忌夫妇交合，犯之终身有病。满月后方可梳头洗足，否则手足腰腿必有酸痛等证。

清·张曜孙《产孕集·产戒》

产后勿问男女，须收拾既定，然后告人。世有急于求嗣者，堕地得男，而产母暴喜，遂致昏晕，得女，则产母不悦，家人又从旁懊恼之，致有郁厥血逆之患，宜预防也。

（四）其他

隋·巢元方《诸病源候论·虚劳病诸候》

养生方云：唯欲嘿气养神，闭气使极，吐气使微。又不得多言语、大呼唤，令神劳损。亦云：不可泣泪，及多唾涕。此皆为损液漏津，使喉涩大渴。

宋·郭坦《十便良方·丧明论》

凡生食五辛，接热食饮，刺头出血过多，极目远视，认读细书，不避烟火，博弈不休，日没后读书，饮酒不已，热餐面食，抄写多年，雕镂细作，泣泪过度，房室无节，数向日月轮看，夜远视星火，月中读书，雪山巨晴视日，极目瞻视山川草木。

上一十九件并是丧明之由。养性之士，宜熟慎之。

明·郭鉴《医方集略·腰痛门》

须节饮食，适寒暑，谨房室。勿醉以入房，久服阳药，久坐湿地，专嗜膏粱厚味，思过半矣。

明·郭鉴《医方集略·眼目门》

勿使喜怒不节，忧思兼并，致脏气不平，郁而生涎，数冒风寒，不避暑湿，使邪中于项，乘虚入脑。勿嗜欲不节，饮食不时，生食五辛热，啖炙煿，驰骋田猎，冒涉烟尘，劳动外情，丧明之本，皆不内外因治之。

明·刘全德《考证病源·考证病源七十四种》

凡半身不遂，肢体麻痹，亦真气不周所致，慎勿顾标而忘本，且中风多在肥人，为其气居于表，中气必虚也，由是则中风属虚灼然明白矣。预防者当戒七情，节饮食，慎起居，远房色。

明·武之望《济阳纲目·牙齿》

养生家晨兴叩齿，永无齿疾，此预养法也。每食后晨兴，净水漱之更妙。

明·郭鉴《医方集略·内伤门》

王叔和谓：日无杂食，夏至秋分，少食肥腻、饼臛瓜果之属，恐多诸暴病。

适其寒温，夏宜高明，勿居高房广厦以致中暑，勿居阴地风壑以致中寒；冬宜固密，勿薄衣冲寒以致伤寒，勿烘炉重裘以致伤暑。平其七情，若过虑神劳气竭，太喜伤心坠阳，太怒气逆呕血，忧恐无时，郁而生涎，成五噎之病。

明·汪绮石《理虚元鉴·虚症有六因》

因先天者，指受气之初，父母或年已衰老，或乘劳入房，或病后入房，或妊娠失调，或色欲过度，此皆精血不旺，致令所生之子夭弱。故有生来而或肾或肝心或脾肺，其根蒂处先有亏，则至二十左右易成劳怯。然其机兆必有先现，或幼多惊风，骨软行迟；稍长，读书不能出声，或作字动辄手振，或喉中痰多，或胸中气滞，或头摇目瞬，此皆先天不足之征。宜调护于未病之先，或预服补药，或节养心力。未可以其无寒无热，能饮能食，并可应接世务而恃为无惧也。即其病初起，无过精神倦怠，短气少力，五心烦热而已，岂知危困即在眉前也。

清·徐文弼《寿世传真·修养宜知要知忌知伤》

十要

面要常擦　如前擦面之功，能使容颜光泽，故要常擦。道家谓之修神庭。

目要常揩　每静时能常闭目，用两大指背，两相磨擦，揩眼使去火，永无目疾，故要常揩。

耳要常弹　即鸣天鼓。可免耳患，故要常弹。

齿要常叩　齿喜动，故要常叩。

背要常暖　肺系近背，暖则不受风寒，故要常暖。

胸要常护　胸即心窝，故要常护。

腹要常摩　歌云：食后徐行百步多，手摩脐腹食消磨。故要常摩。

足要常搓　如前足功，搓脚底涌泉穴，能去风湿，健步履，故要常搓。

津要常咽　如前舌功，常取津液满口，汩声咽之，能宣通百脉，故要常咽。

睡要常曲　仰面伸足睡，恐失精，故宜侧曲。又曰：睡则气滞于百节，养生家睡宜缩，觉宜伸。

清·程国彭《医学心悟·保生四要》

一曰节饮食

人身之贵，父母遗体。食饮非宜，疾病蜂起。外邪乘此，缠绵靡已。浸淫经络，凝塞腠理。变症百端，不可胜纪。唯有纵酒，厥祸尤烈。酒毒上攻，虚炎灼肺。变为阴虚，只缘酷醉。虚羸之体，全赖脾胃。莫嗜膏粱，淡食为最。口腹无讥，真真可贵。

二曰慎风寒。

人身之中，曰荣与卫。寒则伤荣，风则伤卫。百病之长，以风为最。七十二候，伤寒传变。贼风偏枯，歪斜痿痹，寒邪相乘，经络难明，初在三阳，次及三阴。更有中寒，肢冷如冰。急施温补，乃可回春。君子持躬，战战兢兢。方其汗浴，切莫当风。四时俱谨，尤慎三冬。匪徒衣厚，惟在藏精。

三曰惜精神

人之有生，惟精与神。精神不敝，四体长春。嗟彼昧者，不受其身。多言损气，喜事劳心。或因名利，朝夕热中。神出于舍，舍则已空。两肾之中，名曰命门。阴阳相抱，互为其根。根本无虚，可以长生。午未两月，金水俱伤。隔房独宿，体质轻强。亥子丑月，阳气潜藏。君子固密，以养微阳。金石热药，切不可当，积精全神，寿考弥长。

四曰戒嗔怒

东方木位，其名曰肝。肝气未平，虚火发焉。诸风内动，火性上炎。无恚无嗔，涵养心田。心田宁静，天君泰然。善动肝气，多至呕血。血积于中，渐次发咳。凡人举事，务期有得。偶尔失意，省躬自克。戒尔嗔怒，变化气质，和气迎人，其仪不忒。

清·吴尚先《理瀹骈文·概说》

汉卿云窦汉卿著《疮疡经验》：痘疹诸症伤寒、痘疹、瘰疬、广疮，以不服药为上。广疮，服轻粉尤害事。谚曰：服药于未病亦即圣人不治已病治未病之意。此摄生之旨，甚言病之可以不药也。

【(吴)按】：《摄生要言》谓：发宜多梳，面宜多擦，目宜常运，耳宜常弹，舌宜抵腭，齿宜数叩，津宜数咽，浊宜常呵，背宜常暖，胸宜常护，腹宜常摩，谷道宜常撮，足心宜常擦，皮肤宜常干，沐浴大小便宜闭口勿言。数事人人可能，且行之有效，实治未病之良方，为外治之首务也。

又有四要：一慎风寒。汗浴当风，冲犯雪霜，轻为感冒，重则中伤。二节饮食。酒毒上攻，熏灼肺金，厚味膏粱，变生大疔。三惜精神。多言耗气，喜事烦心，名利热中，房劳丧精。四戒嗔怒。肝木乘脾，必生飧泄，男忿呕血，女郁不月。此非是养生空言，实病之外感内伤，悉因于此。四要乃不药之真诠，外治之原也。

清·杞庐主人《时务通考·医学》

医学数益　近时医学中增数种大，有益于人之事，如设法种痘，及免瘰疬劳症等病。昔时之人，只能治已病，不能治未病也。又如饮食洗浴以及行动各事，皆可有益于人身，且近时有人考得养身之理，而知呼吸清气，为人生之第一要事也。

保身宜善用身心　各种养法外，尚须劳其筋骨，用其心思，若闲居安逸，则必坏其身心，然用之过甚，或用之不合于理，亦能有病也。

清·杨世沅《句容金石记·卫生歌》

春月少酸宜食甘，冬天宜苦不宜咸。夏要增辛聊减苦，秋辛可省便加咸。季月少酸甘略戒，自然五脏保平安。若能全减身康健，滋味过多无病难。春寒莫放绵衣薄，夏月汗多须换着。秋冬衣冷渐加添，莫待病深才服药。惟有夏月难调理，内有伏阴忌冰水。瓜桃生冷宜少餐，免致秋来生疟痢。心旺肾衰切宜忌，君子之人守斋戒。守令充实勿空虚，日食当减去油腻。太饱伤神饥伤胃，太渴伤血多伤气。饥餐渴饮勿太过，免致彭亨族心肺。醉后强饮饱强食，未有此身不生疾。食后饮食以养身，去其甚者将安逸。食后须行百步多，手摩脐腹食消磨。夜半云根灌清水，丹田浊气切须呵。饮酒可以陶性情，太饱过多防有病。肺为华盖倘受伤，咳嗽劳神能损命。慎勿将盐去点茶，分明引贼入其家。下焦虚冷令人瘦，伤肾伤脾防病加。坐卧切防风入脑，脑内入风人不寿。更兼醉饮卧风中，风才一入成灾咎。

第三节　防止病邪侵害

一　避其邪气

汉·张机《金匮要略·脏腑经络先后病脉证》

夫人禀五常，因风气而生长，风气虽能生万物，亦能害万物，如水能浮舟，亦能覆舟。若五脏元真通畅，人即安和。客气邪风，中人多死。

汉·张机《金匮要略·脏腑经络先后病脉证》

若人能养慎，不令邪风干忤经络；适中经络，未流传脏腑，即医治之。四肢才觉重滞，即导引、吐纳、针灸、膏摩，勿令九窍闭塞；更能无犯王法、禽兽灾伤，房室勿令竭乏，服食节其冷、热、苦、酸、辛、甘，不遗形体有衰，病则无由入其腠理。

汉·张机《伤寒论·伤寒例》

冬时严寒，万类深藏，君子固密，则不伤于寒，触冒之者，乃名伤寒耳。

汉·张机《伤寒论·伤寒例》

十五日得一气，于四时之中，一时有六气，四六名为二十四气。然气候亦有应至仍不至，或有未应至而至者，或有至而太过者，皆成病气也。但天地动静，阴阳鼓击者，各正一气耳。是以彼春之暖，为夏之暑；彼秋之忿，为冬之怒。是故冬至之后，一阳爻生，一阴爻降也；夏至之后，一阳气下，一阴气上也。斯则冬夏二至，阴阳合也，春秋二分，阴阳离也，阴阳交易，人变病焉。此君子春夏养阳，秋冬养阴，顺天时之刚柔也。小人触冒，必婴暴疹。须知毒烈之气，留在何经，而发何病，详而取之。是以春伤于风，夏必飧泄；夏伤于暑，秋必病疟；秋伤于湿，冬必咳嗽；冬伤于寒，春必病温。此必然之道，可不申明之。

晋·皇甫谧《针灸甲乙经·八正八虚八风大论》

正月朔日，平旦西北风行，民病多，十有三也。正月朔日，日中北风，夏，民多死者。正月朔日，平旦北风，春，民多死者。正月朔日，夕时北风，秋，民多死者。正月朔日，天时和温，不风，民无病；大寒，疾风，民多病。二月丑，不风，民多心腹病。三月戌，不温，民多寒热病。四月巳，不暑，民多瘅病。十月申，不寒，民多暴死。诸所谓风者，发屋拔树，扬沙石，起毫毛，发腠理者也。

风从其冲后来者，名曰虚风，贼伤人者也，主杀害，必谨候虚风而谨避之。避邪之道，如避矢石，然后邪弗能害也。

隋·巢元方《诸病源候论·风病诸候》

养生方云：夜卧，当耳勿得有孔，风入耳中，喜令口㖞。

隋·巢元方《诸病源候论·风病诸候》

养生方云：醉卧当风，使人发喑。

隋·巢元方《诸病源候论·毛发病诸候》

养生方云：热食汗出，勿伤风，令发堕落。

……

又云：当数易栉，栉之取多，不得使痛。亦可令待者栉。取多，血液不滞，发根常牢。

元·王珪《泰定养生主论·论病》

故《书》云："天作孽，犹可违；自作孽，不可逭。"盖七情者，孰能使之无，惟智者制之，而病常少而轻，愚者纵之，而病常多且重。故《素问》云："上工治未病，中工治已病。"已病者，六淫外感，七情内侵。六淫司天之时气，七情百病之所作。气本病形，各有经证。未病者，望闻问切，知其病之将作，则迎而夺之也。

元·危亦林《世医得效方·居处法》

凡人居止之室，心须周密，勿令有细隙，致有风气得入。小觉有风，勿强忍，久坐必须急急避之，久居不觉，使人中风。古来忽得偏风，四肢不遂，或如角弓反张，或失音不语者，皆由忽此耳。身既中风，诸病总集，邪气得便，遭此致卒者，十中有九，是以大须周密，无得轻之，慎焉慎焉。……

凡在家及外行，卒逢大飘风暴雨震电昏暗大雾……安心以敬避之，待过后乃出，不尔损人。或当时虽未苦，于后不佳矣。又阴雾中，不可远行。

[日]丹波康赖《医心方·养形》

《眼论》云：夫欲治眼，不问轻重，悉不得涉风霜、雨水、寒热、虚损、大劳并及房室、饮食禁忌，悉不得犯。

[日]丹波康赖《医心方·养形》

《中经》云：以冷水洗目引热气，令人目早瞑。

[日]丹波康赖《医心方·养形》

《中经》曰：人不欲数沐浴，数沐浴动血脉，引外气。

又云：饱食即沐发者，作头风病。

又云：青牛道士曰，汗出不露卧及澡浴，使人身振及寒热，或作风疹。

明·郑全望《瘴疟指南·辨证》

养生者能远房室，省劳役，毋食生冷，毋食炙煿，毋醉早酒，毋饱晚饭，毋乘暑行走，毋当风坐卧。一日之中，顺其寒暑，而加减衣裳，则瘴虽毒，庶可免矣。

明·郭鉴《医方集略·暑门》

夫长夏气在肌肉，表实里虚，伏阴在内，正阴虚之时也，最难调理，切勿坐深堂大厦、大扇风车、阴水寒泉之下，为阴寒所遏，阳气不伸，勿恣食冰水、瓜果以致霍乱，勿远行劳倦使汗泄甚以涸津液，勿着汗衣、湿衣，勿汗后脱衣以致半身不遂，勿枕冷物，勿坐热石。

明·郭鉴《医方集略·湿门》

平日调养，勿坐卧湿地，勿为风雨所袭，勿使过饮倍食，谨寒暑、阴阳、喜怒而已矣。

明·郭鉴《医方集略·霍乱门》

夏秋之间，气候暄热，人腠理疏，感风湿暍之气，而生此证者多。谨节起卧，勿饱食脍炙，恣食奶酪、冰脯、寒浆、旨酒，胃气冲和，阴阳休畅，庶免此恶疢也。

明·郭鉴《医方集略·头痛门》

夫大寒、大热、大风、大雾，勿冒之，天之邪气，感则害人五脏；水谷寒热，感则害人六腑；地之湿气，感则害人皮肉筋脉。

明·万全《养生四要·法时》

四时之气，如春风、夏暑、秋温、冬寒，皆能伤人成病，不但八风也。君子慎之，起居有节，食色不伤，虽有贼风苛毒，不能伤也。

……

如春应温而反寒，夏应热而反凉，秋应凉而反热，冬应寒而反温，此天地杀气，非正令也。尤宜慎之，以免瘟疫之病。

明·庄应祺《补要袖珍小儿方论·论避忌之方》

正当病痘之时，谨司门户，恐为风寒所袭，严禁房事，恐为秽气所乘，月妇经水，庖厨煎煿，牲畜粪秽及狐臭，触忤一切忌之，须常烧芸檀苍术小枣之类，及挂胡荽，浸醋炭以逼其气，庶外虞之不我即也。如有犯者，当服托里散，肉桂随意加减之。

门户不谨，不免寒邪之伤，房事不禁，必受闷乱之毒，为人父母者，不可以不慎矣。

明·徐春甫《古今医统大全·摄生要义》

善养生者，择地而居，此为至要。或曰：古者，巢居穴处而人多寿，何也？曰：古人淳朴，寡于嗜欲，此实寿本，况巢居则高迴而多寒，穴则固密而无风湿之患，岂不得寿？今之居处当何如？曰：由水深土厚，阴精所奉之说。观之居处高耸于生乃宜。曰生之所寓，人有定区，高山峻土，恶乎能齐？曰：有山阜则就山阜，临漫则起楼台，庶乎日袭阴气而不为阳泄矣。古之仙人好楼居，得非以是乎哉？虽然坐卧之处，必须固密，若值细隙之风，毒中人尤甚，久之成半身不遂，或角弓反张，或言语謇涩。盖身既中风，鬼邪易入，众病总集，遂致夭其天年耳。是故洼下之地不可处，慎其湿也。疏漏之地不可处，慎其风也。久闭之室不可处，慎其土气之恶也。幽冥之处不可处，慎其阴风雨之毒也。四者皆能病人，养生之士，尤宜避之也。

[日]高岛久贯《泻疫新论·预防》

凡正邪不两立。正气实则邪无由入，故欲预防感触，宜先禁饱食大醉，一切油腻，并坚硬难化之物，常粗食，劳筋骨勿过。时时炙背腹，勿有间断，勿不时饮食，勿数入房，勿冒雨露，勿深夜行道路入山林，如此则筋脉舒畅，精气充实，邪气何由入焉。此为预防第一之策。古人有辟温等之方，予未之信，倘病家强乞药，不得已而与之。平胃散六君子之类，盖脾为诸阳之本，脾胃健则津液四布，气血充盛，庶几无邪气乘虚而入。

明·虞抟《医学正传·痘诊》

痘脚稀疏，根窠红绽，不泻不渴，乳食不减，四肢温和，身无大热。

已上六证，并不须服药，惟宜善加调护，须使房室温盎，屏诸秽气，忌见外人，毋犯房色，及往来妇人月水并腋臭者，皆不可近，惟宜烧大黄、苍术以辟恶气，勿宜烧沈檀、降真、乳香、脑麝。帏帐之内，宜悬胡荽，或以胡荽浸酒喷床帐，并烧木香为佳。夫痘疮之毒，最怕秽恶之气触犯，切不可信僧道看经解秽，况无纤毫之力，而反恐被其秽恶之气触犯，亦不可恃其能解而不预防，戒之戒之！

二 药物预防

（一）瘟疫

晋·葛洪《肘后备急方·治百病备急丸散膏诸要方》

断温病令不相染方。

熬豉，新米酒渍，常服之。

《小品》正朝屠苏酒法令人不病温疫。

大黄五分　川椒五分　术　桂各三分　桔梗四分　乌头一分　菝葜二分。七物细切，以绢囊贮之，十二月晦日正中时，悬置井中至泥，正晓拜庆前出之，正旦取药置酒中，屠苏饮之。于东向，药置井中，能迎岁，可世无此病。此华佗法，武帝有方验中，从小至大，少随所堪，一人饮，一家无患，饮药三朝。一方，有防风一两。

姚大夫辟温病粉身方

芎䓖　白芷　藁本，三物等分，下筛，内粉中，以涂粉于身，大良。

晋·葛洪《肘后备急方·治瘴气疫疠温毒诸方》

老君神明白散

术一两　附子三两　乌头四两　桔梗二两半　细辛一两。捣筛，正旦服一钱七。一家合药，则一里无病。此带行所遇病气皆消。

晋·葛洪《肘后备急方·治瘴气疫疠温毒诸方》

辟天行疫疠

雄黄　丹砂　巴豆　矾石　附子　干姜分等。捣，蜜丸，平旦向日吞之。一丸如胡麻大，九日止，令无病。

唐·王焘《外台秘要·温病及黄疸门》

白术二两　桔梗一两　细辛一两　附子炮，二两　炮乌头去黑皮，四两

上五味捣筛，绛囊盛。带之所居闾里皆无病，若有得疫疠者，温酒服一方寸匕，覆取汗，得吐则瘥。若经三四日者，以三方寸匕，内五升水中，煮令大沸，分三服。

宋·庞安时《伤寒总病论·时行寒疫治法》

自古论病，唯伤寒至危急，表里虚实，日数证候，应汗应下之法，差之毫厘，辄至不救。而用圣散子者，一切不问阴阳二感，或男女相易，状至危笃者连饮数剂，则汗出气通，饮食渐进，神宇完复，更不用诸药连服取瘥，其余轻者心额微汗，正尔无恙。药性小热，而阳毒发狂之类，入口即觉清凉，此殆不可以常理诘也。时疫流行，平旦辄煮一釜，不问老少良贱，各饮一大盏，则时气不入其门。平居无病，能空腹一服，则饮食快美，百疾不生，真济世卫家之宝也。其方不知所从来，而故人巢君谷世宝之，以治此疾，百不失一二。余既得之，谪居黄州，连岁大疫，所全活至不可数。

明·朱橚等《普济方·时气门》

烧木法。出十便良方

凡冒中暑热，时或久雨，以苍术合皂荚烧，辟瘟疫邪气。

明·熊宗立《山居便宜方·辟瘟疫》

凡入疫疠之家，以麻油涂鼻孔中，然后入病家，则不相传染，既出或以纸捻，探鼻深入，令嚏之为佳。

明·欧阳植《救急疗贫易简奇方·瘟疫》

家人不传染法　雄黄五钱　赤小豆一两　苍术一两，米泔浸去黑皮，陈壁土炒　俱为末，每服一钱，水调下，不染。

又方　姜豆豉熬，和白术浸酒，举家常服，疫气不犯。

凡入人家，先以雄黄末涂鼻孔，无则香油涂之。盖邪气从鼻而入，勿对病人口，出则以纸捻搐鼻，喷嚏妙。

清·何惠川《文堂集验方·瘟疫》

时疫不传人　苍术米泔水浸一宿，切片，炒，三钱三分三厘　生甘草一钱六分六厘　抚芎八钱五分　干葛一钱三分六厘，加生姜三片，连须葱头三个，水煎空心服。已病者，一服即愈。未病者服一半不染。

清·喻昌《尚论篇·驳正序例》

治法，未病前，预饮芳香正气药，则邪不能入，此为上也。

明·蒋示吉《医宗说约·却病避瘟法》

一用水飞雄黄，男左女右吹鼻孔中；一用透明雄黄一块五钱重者，绢包系头顶心妙；一取贯众浸水饮之；一用赤小豆同糯米浸水缸中，每日取水用之。

清·刘奎《松峰说疫·除瘟方》

川芎　藿香　黎芦各三钱　丹皮去心　元胡索　朱砂各二钱　雄黄　白芷　牙皂各四钱

七味草药共为细末，朱雄另研，调入收贮。用时先噙水在口内，次以药吸入两鼻孔，吐水取嚏。未病者吹之不染。

清·刘奎《松峰说疫·瘟疫统治八法》

除秽靖瘟丹　自定新方。将药末装入绛囊，约二三钱，毋太少，阖家分带，时时闻臭，已病易愈，未病不染。

清·柏鹤亭《神仙济世良方·华真人治瘟疫丸药方》

又预防时气方：用大黄一钱　桂皮五钱　苏叶一钱　广木香一钱。将木香熬汁泡桂皮，木香渣和苏叶露三夜同煎。每人服二剂，冬至前一日服一剂，冬至日服半剂，冬至第二日服半剂，三日服完，即不染时气矣。小儿减半。

又冬至日，用大黄一块约一二钱，将线穿好，合家大小佩之，瘟疫即不染矣。

清·许克昌，清·毕法《外科证治全书·面部证治》

时毒俗名大头天行

时毒者，四时不正之疫气而感于人也。初觉憎寒发热，恍惚不宁，肢体酸疼，或兼咽痛，次发腮项、颔颐、耳前后、肿盛无头，或似结核，或兼起疙瘩，甚至头面俱肿，焮赤疼痛，口舌干燥，咽喉不利。常见年岁凶荒，刍荛之人多患之，乃饥饱不时，胃气有损，邪气乘虚而入，客于心肺之间，上攻为患，宜从轻治，安里为主，兼升散解毒，用普济消毒饮最善。如不应，则宜砭去恶血，仍投前药即应。更于鼻内嗃通关散，取十余嚏即效，若嗃药不嚏，及神昏喉塞语言不出者，不治。凡左右侍病之人，日日用嗃药取嚏，始不传染，此预防之法也。

清·杨时泰《本草述钩元·隰草部》

夏枯草

时疫喉肿盛行。捣烂渍水，去渣，少加酒服。已病者速愈，未病者不染，诚退肿要药也。

清·李潆《身经通考·瘟疫门》

藿香正气散。凡瘟疾初起之时，于未病之先服之，则邪自不犯。

清·沈善谦《喉科心法·避瘟防护良法》

疫盛时，更宜内服避瘟丹，其方用雄黄一两　炒丹参　炒鬼箭羽　炒熟小红豆各二两，研细合匀，炼蜜丸如梧桐子大，飞过朱砂为衣，晒干，每日空心用白汤吞五丸，五也。避瘟良法无过于此。医者、病家并宜遵用，使已病者易愈，未病者不染，岂徒喉科受益哉。

清·徐士銮《医方丛话·圣治丸方论》

一方，名曰“圣治”，入夏可预合备用，如遇疫疠时行，痧暑并触，或感秽气，或入病家，心怀疑虑，胸觉痞闷时，即以一丸入口，籍以解秽却邪，勿乱其气。方列于下：

正号仙居野术烘燥，勿令焦黑，二两　真川厚朴二两　白檀香研细末，一两　降真香研细末，一两　新会皮盐水炒，二两

以上五味再同研为细末，以广藿香六两煎浓汤，泛丸如黄豆大。每服二三丸，细嚼和津咽下。

【(徐)按】：术味甘能和脾，苦能燥湿，定中止呕，扶正却邪，开胃气以除积饮，故用以为君。朴味苦辛，能泻实而化湿，平胃调中，消痰行水，兼治泻痢呕恶；陈皮为脾肺气分之药，能快膈导滞，宣通五脏，并可除寒散表，故用此二味为臣。檀香调脾利膈，正气驱邪，降香能辟秽恶怪异之气，故用为佐使。藿香秉清和芬芳之气，为达脾肺之要药，气机通畅则邪逆自定，故用为引。其曰“圣治”者，以圣人有治病治未病之旨，盖思患预防，莫若服药于未病之先，使轻者解散，而重者化轻，未必非却病养生之一助云。

民国·裘庆元《珍本医书集成·方书类》

一方以天雄黄、苍术为细末，香油调敷鼻内，或用天雄黄末水调涂鼻内，虽与病人同卧，亦不相染。

民国·张锡纯《医学衷中参西录·论霍乱治法》

卫生防疫宝丹多服亦可发汗，无论霍乱因凉因热，用之皆效；并治一切

暴病痧证，头疼，心烦，四肢作疼，泄泻，痢疾，呃逆（治此证尤效）。若无病者，每饭后服二十粒，能使饮食速消，饭量骤加，实为健胃良药。且每日服之，尤能预防一切杂证，不受传染。

民国·孙子云《慈济医话·预防春温》

或问入冬缺雪，恐酿春瘟，请立代茶饮方以预防之。再感春瘟者，初为何状，应服何药以杜其萌乎？曰：冬而不行冬令，瘟疫已露，但预防则可。若拟染病后之方，因人禀赋不同，分两难预定也。此病初起时，浑身疼痛，憎寒、憎热、头晕、唇焦无味，或咳嗽、多涕多泪。法宜白虎汤加减治之。预防之法，室不宜暖过，宜少食厚味，多食萝卜、绿豆、梨、藕等物，又代茶饮方开后：

二花四钱　鲜生地六钱　霜桑叶四钱　寸冬三钱　炙杷叶四钱　郁李仁三钱　甘菊四钱

民国·孙子云《慈济医话·少阳司天之病症及治法》

现交夏令，人皆以为少阴司天，不知今春无雨而寒，阳气未得发越。春既未得发越，夏必发越。又因春寒而火气内闭，其发越者必火也。少阴本宜暑热而主静，若火气发越，则司天者为少阳，非少阴矣。少阳为三焦与胆，三焦为决渎之官，人必贪饮，霍乱必应时而起，法宜香薷饮。胆为中正之官，人必患耳聋，头昏，法宜白虎汤，佐清解。

少阳司天，则厥阴在泉，厥阴为肝与心包。人必多热病，及卒然昏倒。热病，法宜大凉养阴。卒然昏倒，法宜香窜开窍之品。按本季病之治法，以清解为主，香窜次之，阴柔又次之，阴柔除热病外，不可妄投。以鲜生地佐滑石，或鲜石斛均尚可用。至二冬、元参等品，均宜慎之。又此病预防法，宜常服益元散。

（二）风疾

晋·葛洪《肘后备急方·治中风诸急方》

又治偏风及一切风。桑枝，锉一大升，用今年新嫩枝，以水一大斗，煎取二大升，夏用井中沉，恐酢坏，每日服一盏，空心服，尽又煎服，终身不患偏风。若预防风，能服一大升佳。

宋·许叔微《普济本事方·定风饼子》

天麻　川乌去皮尖　南星　半夏　川姜　川芎　白茯苓　甘草各等分，并生

上细末，生姜汁为圆，如龙眼大，作饼子，生朱为衣。每服一饼，细嚼，

热生姜汤下，不拘时候，熙丰间王丞相常服，预防风疾神验。

[日]元伦维亨《名家方选·中风》

疗中风着痹方

风仙花花实茎俱为阴干，三钱　茯苓　半夏各一钱

上三味，以水三合，煮取二合，日服二剂，此方每岁期月日服一剂，则预防中风妙剂也。

宋·王璆《是斋百一选方·守胃散》

理小儿守胃散

治阴阳不和，吐泻不止，预防风证，常服调脾胃，进乳食。

元·王好古《医垒元戎·厥阴证》

无病人服风药，开发过极，反使风入，亦犹引贼入家与，与无病在经而服至宝丹无异。

明·龚信《古今医鉴·中风》

竹沥枳术丸　化痰清火，理胃调脾，肥白气虚之人，宜服此药，预防倒仆之患，至神至妙。

枳实麸炒，一两　白术土炒，一两　苍术米泔浸，盐水炒，一两　天南星制　半夏制　黄芩酒炒，一两　白茯苓一两　当归酒洗，五钱　橘红一两　山楂肉一两　黄连姜汁炒，五钱　白芥子炒，一两

上为极细末，以神曲六两，生姜汁一盏，竹沥一碗，煮糊为丸，如桐子大。每日空心，姜汤下百丸。

明·龚信《古今医鉴·内伤》

补气汤　凡遇劳倦辛苦，用力过多，即服此三四剂，免致内伤发热之病，宜预防之。

黄芪一钱半　人参一钱　白术一钱　麦门冬一钱　陈皮一钱　五味子十粒　甘草炙，七分

上锉一剂，姜三片，枣二枚，水煎食前服。劳倦甚，加熟附子五分。

明·武之望《济阳纲目·中风》

搜风顺气丸

治三十六种风，七十二般气，上热下冷，腰腿疼痛，四肢无力，恶疮下注，风气脚气。一应男妇年高气弱，并宜常服。此药顺三焦，和五脏，润肠胃，除风湿，久服宣通气血，清热润燥，通利大小便，则诸病自愈。

菟丝子淘净，酒煮烂，捣为饼，焙干　麻仁微炒，去壳，另研　山茱萸酒蒸，去核　郁李仁汤泡，去皮　山药酒蒸　牛膝酒浸一宿　枳壳麸炒，去穰　槟榔　独活各二两　车前子酒浸，二两半　大黄酒蒸黑，五两

上为细末，炼蜜丸如梧桐子大，每服五七十丸，茶酒米饮任下，早晨临卧各一服，百无所忌。久觉大肠微动，以羊肚肺羹补之。此药膏粱之家，肥甘太过，以致大便结燥，尤宜服之。老人大肠无血，大便结燥，尤宜。

竹沥枳术丸

化痰，清火，健脾。中风，于未病之先服此药，但人少知，此理至妙。若与搜风顺气丸相间服之，何中风之有也。

白术二两　枳实麸炒　苍术米泔浸，盐水炒　南星白矾、生姜、牙皂同煮干　半夏同南星制　白茯苓去皮　黄芩酒炒　陈皮去白　山楂蒸，去核　白芥子炒，各一两　黄连姜汁炒　当归酒洗，各五钱

上为细末，以神曲六两、生姜汁一盏、竹沥一碗煮糊，为丸如桐子大。每服一百丸，淡姜汤送下，食远服。

明·武之望《济阳纲目·治老人风燥二便秘结方》

搜风顺气丸

老人常服，永无瘫痪之病，极效。

山茱萸酒浸，去核，三两　牛膝去芦，酒洗　郁李仁去壳，炒　山药去红皮，炒　菟丝子酒浸，炒，各一两　当归酒洗，一两五钱　槟榔　枳壳去穰，炒　火麻仁去壳，炒　独活　车前子微炒，各五钱　锦纹大黄酒蒸十九次，此味择坚实者，先用酒浸软，切片，酒拌蒸，此要耐烦蒸二日，务足十九次，晒干，微炒，净末，一两五钱

上为末，炼蜜丸，如桐子大，每日空心酒下三十五丸，临卧再服二十丸。夏秋天热滚汤下。一月后，自觉强健，行步轻快，久服可成地仙。凡人四十五十以后，最宜常服。养生君子，不可不知。此方今人多变改大黄分两，且制造不精，当慎之。依丸数不可多，若三五日大便顺滑，不必疑。

清·喻昌《医门法律·中风门》

痹在手足、风淫末疾，则用乌头粥　原治风、寒、湿，麻木不仁。

乌头生研为末　每用香熟白晚米二合，入药末四钱，同米以砂罐煮作稀粥，不可太稠。

下生姜汁一匙，白蜜三匙，搅匀，空心温啜之为佳。如中湿多，更加薏苡仁末三钱。服此粥，大治手足不遂，及肿痛不能举者，服此预防之。

清·太医院《太医院秘藏膏丹丸散方剂·搜风顺气丸》

此药专治三十六种风、七十二般气，去风活血，治腿脚疼痛，四肢无力，多睡少食，口苦无味，憎寒毛耸，积年癥瘕，气短，久患痰症吐涎，皆可服之。能补精驻颜，搜风顺气。每服一钱，滚白水送下。服经一月消食，二月去肠内宿滞，三月去倦少睡，四月精神绝盛，五月耳目聪明，六月腰膝轻健，一年百病皆除，老者返少。孕妇勿服。此药预防中风，善治言语謇涩，瘫痪麻木，流火流痰，游走肿痛，大便结燥，噎膈胀满，郁结嘈杂，饮食不甜等症。早晚各进一服，宿酒宿食尽消，百病不生，无病不治。

民国·张锡纯《医学衷中参西录·加味玉屏风散》

治破伤后预防中风，或已中风而瘛疭，或因伤后房事不戒以致中风。

生箭芪一两　白术八钱　当归六钱　桂枝尖钱半　防风钱半　黄蜡三钱　生白矾一钱　作汤服。

此方原为预防中风之药，故用黄芪以固皮毛，白术以实肌肉，黄蜡、白矾以护膜原。犹恐破伤时微有感冒，故又用当归、防风、桂枝以活血散风。其防风、桂枝之分量特轻者，诚以此方原为预防中风而设，故不欲重用发汗之药以开腠理也。

盖《神农本草经》原谓黄芪主大风，方中重用黄芪一两，又有他药以为之佐使，宜其风证皆可治也。若已中风抽掣者，宜加全蜈蚣两条。若更因房事不戒以致中风抽风者，宜再加真鹿角胶三钱另煎兑服，独活一钱半。若脉象有热者，用此汤时，知母、天冬皆可酌加。

自拟此方以来，凡破伤后恐中风者，俾服药一剂，永无意外之变，用之数十年矣。

（三）痘疹

宋·朱佐《类编朱氏集验医方·疹痘》

一小儿疹痘，盖因在胎时食母血秽，生下口有余血，生婆取去不尽，啼发声则入腹，遇天气温热，搏动而发。所以大小皆须一出，若于久晴暄暖间有病此，其未病者，可预服三豆汤，能令不发。

宋·刘昉《幼幼新书·疮疹论》

设或疮疹得安，其瘢经年黑色。仲景谓疮疹未生之间，宜于房室烧赤术、猪甲二物，辟恶气。

宋·郭雍《伤寒补亡论·小儿疮疹上》

凡觉冬间有非节之暖，疮毒未发，即如法下之，次第服预防之药，则毒气内消，不得作矣。……《活人书》：小儿大人疮疹，已发未发，皆宜服升麻汤。

元·危亦林《世医得效方·疹疮》

三豆饮治天行疹痘，活血解毒。或觉乡井有此证，预防之则不染。

赤小豆　黑豆　绿豆各一升　甘草半两

明·万全《万氏家传痘疹心法·起发证治歌括》

婴儿、童子必竟纯阳。当疮痘未出之先，或遇天气暄热，当与疏利，庶儿起发之日，其热必轻。

明·汪机《痘治理辨·预防痘疹》

或遇天气温热恐发痘疹，用犀角、玳瑁二味磨汁服，或用茜草煎汁与消之，未发者，令内消，已发者，亦能解利，使毒气不致太盛。

明·王肯堂《肯堂医论·痘疹发微》

然不治已病治未病，亦医所宜知。故凡值天时不正，乡邑痘疮盛发，或遇冬温阳气暴泄，至春夏之时，疮必大行，宜预以凉血降火之药治之，则多者可少，少者可无，亦或有此理。今以经验一方附于后：代天宣化丸。

明·万全《养生四要·养生总论》

小儿初生，先浓煎黄连甘草汤，用软绢或丝绵包，指蘸药，抠出口中恶血，气或不及，即以药汤灌之，待吐出恶沫，方与乳吃。令其出痘稀少。

明·倪朱谟《本草汇言·漏卢》

治时行痘疹，预防染患。用漏卢五钱　绿豆　白芍药各三钱　甘草三钱俱微炒黄，研末，每服一二钱，白汤调服。

明·万全《万氏家传痘疹心法·治痘总歌括》

痘疹之病，皆由父母胎毒蓄于命门之中。命门者，右肾相火也，为人身生化之本，故毒藏焉。如遇冬令温和，阳气暴泄，人则感之，触动相火，至春夏生长之时，其毒乃发，传染相似，是谓天行疫疠也。未出痘疹者，但觉冬温，即当预防。宜服解毒之药，如辰砂散、消毒保婴丹、代天宣化丸皆可用也。频与之，使疮疹之毒轻减，自然易出易收，无陷伏、郁遏、留连之患。其辰砂散、消毒保婴丹、代天宣化丸以解时行疫疠之毒则可，或因父母精血不足者，或其人素有他疾者，或发热之时，别脏形症发见者，并宜兼而治之，不可徒恃解毒，而竟忘其本也。

如脾胃素弱者，宜以养脾为重，解毒次之，养脾丸服三之二，解毒三之一。

如因父母奉养过厚，精血蓄毒，素多胎病者，宜二毒并解，以逆源解毒汤、代天宣化丸相兼服之。

明·万全《养生四要·养生总论》

神效消毒保命丹

凡小儿未出痘疮者，每遇交春分、秋分时，服一丸，其痘毒能渐消化。若服一二次者，亦得减少。若服三年六次，其毒尽消，必保无虞。此方神秘，本不宜轻传，但慈幼之心，自不能已，愿与好生者出而共之。

缠豆藤即是毛豆藤梗上缠绕细红丝者是也。在八月采取，阴干，以此药为主，妙甚，一两五钱　黑豆二十粒　赤豆七十粒　山楂肉一两　新升麻七钱半　荆芥五钱　防风五钱　生地黄一两　川独活五钱　甘草五钱　当归酒洗，五钱　赤芍五钱　连翘五钱半　黄连五钱　桔梗五钱　辰砂水飞，另研，一两　牛蒡子炒，一两　苦丝瓜长五寸，留年，经霜者甚妙，烧灰存性，二个

各为极细末，和匀，净沙糖拌丸，李核大，每服一丸。浓煎甘草汤化下。

明·庄应祺《补要袖珍小儿方论·论预防之法》

初觉发热时，以黄柏膏涂于面，白芥子敷于足，干胭脂涂其目，清香油润其脊，此皆思患预防之法也。

明·万全《万氏家传痘疹心法·疹毒症治歌括》

春温夏暑秋清冬寒，此四时之正气也。冬应寒而反温，阳气暴泄，火令早行，人感之者，至于来春必发疮疥。未出痘疹者必感而出，虽曰胎毒，未有不由天行者，故一时传染，大小相似，但见痘疹之出，宜先服消毒保婴丹、代天宣化丸，以预解之，可使毒彻，不为已甚也。

清·孙伟《良朋汇集经验神方·痘疹门》

预防汤　疹未出时服之，毒少者可使不出，毒多者亦能减轻，盖防患于未病之先也。

黄连一钱五分　生犀角　鼠粘子炒研　山豆根各一钱　密蒙花八分　苦参七分　升麻三分　红花子十粒

水一钟半，煎至八分，饥时服。

清·吴谦《医宗金鉴·外科》

起自江右，达于京畿，究其所源，云：自宋真宗时，峨眉山有神人出，为丞相王旦之子种痘而愈，遂传于世。其说虽似渺茫，然以理揆之，实有参赞

化育之功，因时制宜之妙。盖正痘感于得病之后，而种痘则施于未病之先，正痘治于成病之时，而种痘则调于无病之日。自表传里，由里达表，既无诸证夹杂于其中，复有善方引导于其外，熏蒸渐染胎毒尽出，又何虑乎为患多端，变更莫测，以致良工束手于无可如何之地耶。

清·龚自璋《家用良方·治小儿各症》

洗儿方法　凡小儿初生下地。

用猪胆汁入汤浴之，不生疮疥。后以益母草煎水浴之，无病。

又凡将产之候，预备黑鱼大者一尾，破开用水洗净，俟儿下地，即将洗鱼血水炖热浴儿。出痞稀少者，但须遍身及头面，均宜洗到。如有未洗到之处，他日出痘必多，此诚稀痘三良方也，且简而易辨。缘因黑鱼败毒祛风，不独稀痘神验，并可免其油风惊风等症。

（四）胎产

唐·孙思邈《备急千金要方·妇人方》

凡妇人因暑月产乳，取凉太多，得风冷，腹中积聚，百病竞起，迄至于老，百方治不能瘥，桃仁煎主之。出蓐后服之，妇人纵令无病，每至秋冬，须服一两剂，以至年内常将服之佳。

亦产讫，可服四顺理中丸方：

甘草二两　人参　白术　干姜各一两

上四味，末之，蜜和丸如梧子。服十丸，稍增至二十丸。新生脏虚，此所以养脏气也。

宋·陈自明《妇人大全良方·产后通用方论》

《千金》云：凡产后满百日乃可会合，不尔，至死虚羸，百病滋长，慎之。凡妇人患风气，脐下虚冷，莫不由此早行房故也。凡产后七日内恶血未尽，不可服汤，候脐下块散乃进羊肉汤。有痛甚切者，不在此例。候两三日消息，可服泽兰丸，比至满月丸药尽为佳，不尔，虚损不可平复也。至极消瘦不可救者，服五石泽兰丸补之。服法必七日外，不得早服也。

明·盛端明《程斋医抄撮要·产后调理法》

若产后将息如法，四肢安和，无诸疾苦，亦须先服黑神散四服，亦略备补益丸散之类，不可过多。

……

新产之后，虽无疾，故宜将息，调理脾胃，美进饮食，则脏腑易平复，气血自然调和，百疾不生，加味四君子汤。

加味四君子汤

人参　茯苓　白术　甘草　陈皮　藿香　缩砂仁　黄芪各等分

上锉散，每四钱姜三片，枣一枚，煎，温服。

元·朱震亨《局方发挥》

予曰：至哉坤元，万物资生，理之常也。初产之妇，好血未必亏，污血未必积，脏腑未必寒，何以药为，饮食、起居勤加调护，何病之有？诚有污血，体怯而寒，与之数帖，亦自简便。或有他病，当求病起何因，病在何经。气病治气，血病治血，寒者温之，热者清之，凝者行之，虚者补之，血多者止之，何用海制此方。不恤无病生病。

明·盛端明《程斋医抄撮要·妇人门》

安胎和气散　凡惯堕胎者，一月间须两服，保过五个月，则不用也。专治胎前二三个月，多有人家，挑砖换石，移床补席，伤触胎气不安，虚弱之人多有此证，头晕目花，恶心呕吐，不思饮食，宜进此药。

藿香　陈皮　苍术　砂仁　黄芩　桔梗　益智仁各二钱　厚朴　陈枳壳各三钱　甘草　紫苏叶各一钱　小茴香炒，一钱半

上锉为散，分作二服。每服用水一盅半，煎七分，空早温服。渣再煎。

明·万全《万氏家传广嗣纪要·妊娠堕胎》

王节斋云：妇人堕胎，多在三五个月、七个月而堕者，除跌仆损伤不拘外，若前次三个月而堕，则下次必如期而复然，盖先于此时受伤，故后于至期必应，乘其虚也。遇有半产者，产后须多服养气血固胎元之药，以补其虚损。下次有胎，先于两个半月后，即服固胎药十数帖，以防三月之堕。至四个半月后，再服八九帖，防过五月。又至六个半月后，再服五七剂，以防七月。及至九个月后，服丹溪达生散数十帖，可保无虞。其连堕数次，胎元损甚者，服药须多，久则可以留。方用四物汤，倍加人参、白术、阿胶、陈皮、茯苓、甘草、艾叶、条芩。气，加香附子、缩砂仁；痰，加姜制半夏调理。

丹溪固胎饮常堕胎者宜服之。

熟地黄五分　归身　人参　白芍各一钱　白术钱半　川芎五分　陈皮一钱　条芩五分　甘草二分　黄连少许　黄柏少许　桑木上羊儿藤七叶圆者，即桑络也，真寄生尤妙

水二盏，糯米五七十粒，煎服。血，加阿胶。胎气痛，加缩砂仁。

茭山云：孕而多堕者，男子贪淫情纵，女子好欲性偏，兼以好食辛酸热物，暴损冲任，故有堕胎之患。其膏粱与藜藿妇人不同，欲之多寡故也。有一等妇人，有胎似乎无胎，痰气疼痛发热，医者不明脉理，妄施耗气退热之剂，不知胎气宜养，病气宜攻，若有胎反用攻药，岂不误矣！故养胎者血也，护胎者气也。或有妇人小产太多，及至中年设法服药保全，但欲心不绝，其性情不改，百凡上气，逆损冲任，因而殒命者有矣。故昔人有言：飞禽抱卵，走兽怀胎。物类尚能保全产育，人为万物之灵，反不及此，何耶？且小产甚于大产，瓜果生而摘之，岂不伤其枝蔓，养生可不慎哉？

又或问予曰：今妇人小产最多，往往服药保孕鲜有效者何也？予答曰：妇人纵欲，恣养口体，伤于冲任，故有堕胎之患。医家不审气血冷热，妄施归芎阿胶、艾叶香燥之药，因而堕者有之，永为则例者亦有之。世俗概用济生宝艾附等丸以为的当，殊不知前品乃温热之药，助火消阴之剂，血热妄行，故漏胎之患必有。且如果品多生春夏，少结秋冬，既因血漏胎，反为寒治，必致误人。予特为此参出一方，药品虽少，其功甚大。但怀胎时，自知慎重避忌，服此药可以保全，遂名曰：千金保孕丸。

杜仲去粗皮，以糯米煎汤拌匀，炒断丝，八两　烟尘续断去芦，三两

上二味为细末，以山药五两，作糊为丸，如桐子大，每服七十丸，空心米饮下。忌酒醋，戒恼怒。一方用枣肉为丸。

《胎产须知》云：胎气不固，常小产，用四物汤加炒阿胶、炒黑香附、白术、黄芩、砂仁、糯米，水煎服。

密斋预防堕胎之方，莫有善于所集者。惟《金匮》当归散方，去川芎，用熟地黄，加阿胶、炙草，若常服之尤稳。更兼安胎丸，一名湖莲丸。

莲肉去心，二两　白术二两　条芩二两　砂仁炒，半两

共为末，山药五两，作糊为丸，如梧桐子大，每五十丸，米饮下。

明·龚廷贤《种杏仙方·产后》

凡产后不问有病无病　即用童便半钟，好酒半钟，合而温服，即百病不生。

明·赵贞观《绛雪丹书·又明产后二十九症医方》

虽少壮之妇，产后无病亦服生化汤几帖，以补血而散瘀，大有益焉。

明·赵贞观《绛雪丹书·胎症》

孕妇有常患小产者，多在三月之后，须服药过三月，又须防五七月。其

预防之法，不过以杜仲、续断加补肾之药，保胎丸、保胎地黄汤宜常服。若胎经虚弱者，用逍遥散加杜仲、续断、阿胶。如脾胃虚弱者，五味异功散加杜仲、续断。

明·陶本学《孕育玄机·论难产》

世人但知产后既病之补为得治产之妙，而不知产前未病之补为产育预防之妙法耶。古云不治已病治未病，岂非高出寻常之见哉？

明·匏庵延道人《李氏家藏奇验秘方·妇人科》

金匮当归散

治半产，或三月即坠者，预于两月前用砂仁八两，糯米煎汤浸透，炒断丝续断二两，酒浸，共末，以山药六两打糊丸，空心米饮下。

明·王良璨《小青囊·汤名》

四物汤

常保胎气本方。妊娠常服，去地黄，加黄芩、白术。名金匮当归散，养血清热之剂也。瘦人血少有热，胎动不安，素曾半产者服之，以清其源而无咎也。

明·王良璨《小青囊·汤名》

八珍益母十全丸

胎前间用一服，则胎固而自安。凡妊娠微觉胎动可服之，随一服自安。产后用一服，童便酒下，则无壅滞血晕之候。多服补虚治血，产后百病用之，极稳。

明·郑二阳《仁寿堂药镜·人部》

人溺

如产后温服一杯，下败血恶物，不致他病。

明·吴元溟《儿科方要·附祖传百验临产良方》

凡孕妇临月，先买好人参在家，莫待一时不及，初产青年者用三钱，三五胎者四五钱。一见腹痛临盆，急取童便听用，先以水一碗，煎取参汤半碗，候生下地，随将滚热参汤入童便一酒杯，与产母饮之，再扶上床。其参渣仍煎二三次，与产母作茶汤徐徐饮之，可免一概虚烦、血晕、血昏、瘀血攻冲疼痛等事。余家祖父相传及子上下六七代，并信知亲友，俱如此服，无不效验，无不安妥，故录于下以备裁酌。

明·缪希雍《神农本草经疏·续序例》

预防血晕　腹痛坐草时，即用苏木菊花心者一两　生地黄一两　降香末二钱　水三碗，煎一碗，加童便半碗，儿堕地即饮之，永无恶血冲心之患。房中常打醋、炭，万一血晕亦须此药。更以家宝丹一丸，灌下神效。

明·朱橚等《普济方·产后诸疾门》

以上诸证，皆用黑神散。仍辨证分晓，兼与他药。此药产后不可缺者，不问有病无病，进三五服佳。服后若无病，则不必多服。曾有过服而生疾者。

明·蒋示吉《医宗说约·小产》

妊娠小产是何缘？七情交攻厚味煎，起居不时调理失，或因跌扑损伤兼。大产如瓜熟自脱，小产犹如生采然。枝枯藤蔓果自落，病比大产十倍添。因循不治滑胎症，终身无子良可怜。古人保胎预防法，养血清火固胎元。固胎汤用（白）芍（当）归（川）芎，生地条芩酒炒白术同，（人）参茯（苓）甘（草）陈（皮）同（阿）胶艾（叶），砂仁香附气多壅，有痰再添姜半夏，脉数山栀亦可通。三五七月服数剂，螽斯之庆自无穷。

明·陶本学《孕育玄机·滑胎易产》

生产之难，难于气血之劣弱；生产之易，易于娠母气充而血裕也。乃若壮实之妇，怀娠十月满足，生育不费时日，易易耳。何必服药？若怯弱者，难概论矣。是宜补血气，以培其元，则芎、归、茺蔚、参、术之类所不能已；滑水道以利其路，则车前子、滑石、葵子之类，在所必用。清热有条芩，宽胎用枳壳，顺气用苏梗，如此之药，预多服于第九个月之时，临产无艰难之虑，既产无诸病之生，诚预防之妙法也。若奉养之家，胎气肥厚者，须无忧散、枳壳达生散以宽其胎，则生产亦易。保生家宜随虚实以为用舍，不可拘泥。

清·何惠川《文堂集验方·女科》

束胎散

受孕五六月后，一切胎气不安者。一月两剂，胎安易产。

归身　菟丝子酒炒，各一钱半　川芎　白芍酒炒　川贝母去心，各一钱　炙黄芪　荆芥穗各八分　厚朴姜汁炒　蕲艾醋炒，各七分　羌活　甘草炙，各六分　枳壳麸拌炒，六分

加生姜三片，水煎服。此方体肥安逸者常服之，安胎易产，产后可保无病。若瘦弱淡薄者，不宜多服。凡怀孕五六月后，宜多食猪肚，能令易产，腐衣煮烂，麻油拌食，大能解毒滑胎清补，宜日食一次。即乳母常食麻油。磨下，日久者勿服。能令小儿无病。

清·沈金鳌《妇科玉尺·胎前》

预防难产　万全曰：生育者，妇人之常，非病则不必药。惟素有难产之

苦，不得不讲求其方，以为保生之计。其束胎之方，用各不同。如枳壳瘦胎散，及用滑石方，气实多痰者宜之。达生散、束胎丸，气虚少有热者宜之。若不审其虚实，不若不服之为善也。

清·吴悔庵《内府秘传经验女科·胎前门》

金匮当归丸

治孕妇胎动不安，血少生热，素多半产，或兼胎漏，宜预服之。

当归　白芍　川芎　黄芩各四两　人参　白术　阿胶　砂仁炒，去衣，各一两

上为末，米糊丸，每服三钱，汤饮下。

妇人有妊则碍脾，脾不能运化便生湿热，故古人用白术、黄芩为安胎之要药。盖白术补脾燥湿，黄芩清热安胎。况胚胎赖气血以养，用川芎、白芍、当归、阿胶以补血，加人参、砂仁以安胎顺气，能止腹痛尤佳，频服此方，自当易产，屡服屡验。

明·龚廷贤《济世全书·妊娠》

黄芩三钱　白术二钱

水煎服。能益胎气。按上方，预防妊娠堕胎之剂。治孕妇嗽则便自出，此肺气不足，肾气亏损不能司摄，用补中益气汤以培土金，六味丸加五味以生肾气而愈。

清·赵学敏《本草纲目拾遗·鸟不宿》

《济世良方》：妇人将产时，以鸟不宿茎叶锉碎，一大把，加甘草一钱，酒、水各半煎一大钟服之，易产，且产后无病。其叶如杏叶，而枝梗有刺，鸟不可宿，故名，又名石米刺。

清·陈杰《回生集·女科门》

生产保全母子神方

当归酒洗　川芎　菟丝子各一钱五分　川贝母去心，一钱　生黄芪八分　川羌活　甘草各五分　枳壳面炒，六分　白芍炒，一钱二分，冬月只用一钱　荆芥穗八分　蕲艾七分　厚朴姜汁炒，七分

用水二盅、姜三片，煎八分。凡妇人受孕二三月者，不论有病无病，每月可服三二剂，临月服五七剂，临产用三四剂，同煎代茶不时饮，自能平安易产，诸病不生。

清·汪文绮《杂症会心录·落三月胎论》

独叶孕三月，兢兢自持，至期必动。医家非凉血则固气，非升举则利

气。百药不效，其胎必堕，皆由易于受而后易于堕也。而堕之之故，果安在哉？盖胎系于脾，而根于肾，一年而屡孕者，相火之有余也；三月而屡堕者，相火之过旺也。屡堕而不先不后者，脾土主有信也。缪氏谓三月阳明脉养胎，其人脾土素弱，而相火摇摇，风木侮之，无故自落。岂寻常意见所能补救者耶？必也戒怒以舒肝，却虑以安脾，节欲以养肾，然后用先君子猪肚丸药，清相火以实脾土，土旺则四脏之气皆旺，精自生而气自固，不必虑难安易落之胎矣。虽然，药宜服于未孕之先，莫迟服于已孕之后，所谓未雨绸缪，不治已病治未病也。

清·阎纯玺《胎产心法·胞漏小产论》

如孕妇虚羸，腰常酸痛并胎动，而按月下血点滴，或下血不止，此非血有余，乃胎漏也，宜服加味中安胎饮。又云胎漏多因于血热，然亦有气虚血少，服凉药而下血益甚，食少体倦者，此脾气虚而不能摄血也，宜归脾等方加减，当以脉候察之。凡堕胎之病，多在三五七月，如前次三月曾堕，后必如期，乘其所虚而亦堕，必预服尊生安胎饮，或胎元饮加减用之，或泰山磐石散，安胎万全神应散等方，对证择用以预防之。须常服过七月，可无患矣。更宜戒房欲，气恼，劳役，煿炙诸食。又有受孕一月即堕者，人皆不觉，止知其为按月经行，不知暗堕于中矣。凡人经尽，初交得孕后最宜将息绝欲，若再交接以扰子宫，其胎或一月三五月必堕。试思驴马有孕，牡者近，则踢之，名曰护胎，所以绝无小产之患，人可不慎欤。至若劳怒举重亦堕。洗下体则窍开亦堕。……俗人均曰小产总属妊妇气血虚弱，胎元不固，盖气虚则提摄不固，血弱则灌溉不周，多致小产，况妇人肾以系胞，而腰为肾之府，腰痛则堕，不可不防。

清·程国彭《医学心悟·产后将护法》

生化汤　凡产后服一二剂，祛瘀生新为妙。

当归三钱　黑姜五分　川芎一钱五分　益母草一钱　桃仁去皮尖及双仁者，炒，研，七粒

水煎服。入童便少许，尤佳。

清·郑元良《郑氏家传女科万金方·产后门》

妇人新产后，不问腹痛否，亦不问是男是女，即以童便半盏，或炒黑荆芥穗四钱煎汤，去渣服之，可免血晕之症。

清·陈复正《幼幼集成·保产论》

加味芎归汤　催生及产后最为稳当，功亦巨大。

当归身一两　大川芎五钱　上青桂二钱

催生但用此三味，水煎，酒对服，立下。预防血晕，以本方加酒炒荆芥二钱，先将此药煎好，候胞衣已下，随即服之，断无血晕之患。效经千百，断不误人。

清·吴瑭《温病条辨·解产难》

产后恣用归芎论

产后之病，大概有三：有血瘀而痛者，有络虚而痛者，有不寒、不热、不虚、不实，不必用药而自愈者。此中惟淤血作痛、儿枕痛者，不可不用归芎。若淤血上攻，归、芎力又不足，必用回生丹，取其内有食血之虫，飞走有情，加醋煮大黄，药入病所，急破其淤，缓则有性命之忧。若血络虚而痛者，且要急补络脉，如桂圆肉、人参之类，尚可以归、芎攻之哉？至于无病而妄用归、芎窜其血中之阳气，不至于郁冒不止，是天下本无事，庸人自扰之耳。何今人概用生化汤为产后定法，是何理解？即胎前保胎，亦不可纯任归、芎。近日药肆中有一种保胎无忧散官方，亦以归、芎为主，在血寒不可养胎，或微寒而气滞血凝者，固属相宜。若血热而气滑利者，易成易堕，翕摄阴气，峻补任脉，尚恐不及，岂非见归、芎动血如仇乎？今人不问虚实寒热一概施之，大抵为当归生血之谬论所误耳。凡遇有可用归、芎之症，而又畏其窜阳，不如香附、砂仁之为妙。盖归、芎止能活血通滞，不能保胎。香、砂芳香，既能通下焦之滞，又能开胃健食以养胎元，其辛窜之气，柔于归、芎远矣。香附一节一膜，深藏根底；缩砂蜜一房一膜，深藏叶底。二者均有胎胞深藏之象，故能保胎也。再妇科胎前产后专究八脉，时人均不知之。盖八脉为生化之源也。予已详《温病条辨·解产难》中矣。

清·沈金鳌《妇科玉尺·产后》

产后又有三大病：一病痉，二病郁冒，三病大便难……三者常相因……。

产后血晕，亦险症也，宜立应四物汤，于产儿下地时，用荆芥炭五分，童便调服，可预防血晕之患。其或血去过多而晕，宜芎归汤加人参，或为血闭血迷而晕，宜血竭破棺丹，皆宜详究。

清·张介石《资蒙医径·杂录秘传女科妙方》

生化汤

治有孕，至临月照方预制二三帖，至胎衣一破，速煎一帖，候儿下地即服，不论正产、半产，虽少壮妇人，平安无恙，俱服两帖，以消血块，养新血。

川芎　川归　炙草　干姜炒黑，五分　桃仁去皮尖，十粒

煎热，加好酒六七匙，热服。渣与后帖共煎二帖，共三煎。要在一二时辰之内，未进食之先，相继煎服。因下焦恶露多，速化而骤长新血。

清·鲍相璈《验方新编·种子诸方》

若受胎之后，须服保胎磐石散见胎前门，可保无病，神应非常。

清·王清源《医方简义·胎前症治》

古人另设安胎一法，不令人于有病之际服之。惟逐月服一二三剂，以养胎清热，治于未病之先也，岂治于既病之后乎。世人不论有病无病，动以安胎饮服之以示稳当，胶柱鼓瑟，不知通变，何其愚之若是也。余制一方，按月加减养胎之品最为妥当。如遇外邪，即以清邪之法佐之可也。

清·竹林寺僧人《竹林女科证治·临产服药》

临产服药催生，切忌兔脑、鼠肾二丸，及回生丹。盖兔鼠二丸大耗气而兼损血，回生丹大破血而兼损气。产时百脉皆散，气血虚亏。服此耗气破血之药，一令毛窍开张，招风入内，祸不可言。一令产后大坏血虚发热，遗患无穷。按此三方，古今称为神灵奇宝者，尚然如此，其他可知。如必须服药，若加味芎归汤、佛手散二方用之不尽矣。盖产时全要血足，血足如舟之得水，何患不行。二方大用芎、归使宿血顿去，新血骤生。药品随地皆有，且使身体壮健，产后无病，真正有益无损。此皆先贤洞达阴阳之理，制此神方以利后人。临产者当共宝之。

加味芎归汤

当归一两　川芎七钱　血余即壮盛妇人头发洗净，瓦上焙，存性，七钱　龟板酥炙，七钱

水煎服，约人行五里许即生。

佛手散

当归五钱　川芎三钱

水七分，酒三分，煎七分，服。

民国·张锡纯《医学衷中参西录·治女科方》

寿胎丸

治滑胎。

菟丝子炒熟，四两　桑寄生二两　川续断二两　真阿胶二两

上药将前三味轧细，水化阿胶，和为丸，一分重干足一分。每服二十丸，

开水送下，日再服。气虚者加人参二两，大气陷者加生黄芪三两，食少者加炒白术二两，凉者加炒补骨脂二两，热者加生地二两。

胎在母腹，若果善吸其母之气化，自无下坠之虞。且男女生育，皆赖肾脏作强。菟丝大能补肾，肾旺自能荫胎也。寄生能养血、强筋骨，大能使胎气强壮，故《神农本草经》载其能安胎。续断亦补肾之药。阿胶系驴皮所熬，最善伏藏血脉，滋阴补肾，故《神农本草经》亦载其能安胎也。至若气虚者，加人参以补气。大气陷者，加黄芪以升补大气。饮食减少者，加白术以健补脾胃。凉者，加补骨脂以助肾中之阳补骨脂善保胎修园曾详论之。热者，加生地黄以滋肾中之阴。临时斟酌适宜，用之无不效者。

民国·裘庆元《珍本医书集成·杂著类》

救生散

治妊娠妇禀受瘦怯，不宜服枳壳散破气之药，此方安胎益气，令子紧小易产。

人参　神曲炒　麦芽炒　白术麸炒　橘红炒　诃子煨去核

上六味，各等分，为细末，每服三钱，水二钟，煎至七分，空心食前温服。议者谓今时八月，合进瘦胎易产之药，多用枳壳散非为不是，但妊妇肥实者可也。若本瘦怯，不宜服此药，惟救生散安胎益气，令子紧小，无病易产，最为稳当。

（五）小儿

唐·孙思邈《千金翼方·小儿》

治少小新生肌肤幼弱，喜为风邪所中，身体壮热，或中大风，手足惊掣，**五物甘草生摩膏方：**

甘草炙　防风各一两二十铢　雷丸二两半　桔梗二十铢

上五味，切，以不中水猪肪一斤微火煎为膏，去滓，取弹丸大一枚，炙手以摩儿百过。寒者更热，热者更寒。小儿无病早起，常以膏摩囟上及手足心，甚辟风寒。

唐·孙思邈《备急千金要方·少小婴孺方》

儿洗浴、断脐竟，棚抱毕，未可与朱蜜，宜与甘草汤：以甘草如手中指一节许，打碎，以水二合，煮取一合，以绵缠沾取，与儿吮之。连吮汁，计得一蚬壳入腹止，儿当快吐，吐去心胸中恶汁也。如得吐，余药更不须与。若不得吐，可消息计，如饥渴，须臾更与之。若前所服及更与并不得吐者，但稍稍与之，令尽此一合止。如得吐出恶汁，令儿心神智慧无病也。

明·朱橚等《普济方·婴儿初生门》

圣惠方预治三证

凡儿初生，预防脐风、着噤、撮口，最为急证，十难救一。以软帛包揩，拭儿口牙根上，如有黄筋两条，便用竹刀轻轻刮断，以猪乳点之。

又用黄连半钱　豉三十五粒　白米四十九粒　生甘草二寸　葱白二寸，以童子小便，煎取三合。儿初生未吃奶前，便以绵濡点药口中，二七滴。逡巡儿腹中，转即利出脐粪，后与吃奶。至七月已来，每日滴三七滴，永无此疾，经极效也。

明·邹元标《仁文书院集验方·初生》

解胎毒方

小儿落地，呱地一声，口中血块下腹，便成胎毒。约半日，用药二味煎水，将旧细青布洗净，缠食指展药水，轻轻洗口内舌与唇，药水任咽下，能令毒气从胎粪出，可免肚痛之症。

……

又方

初生时，即用猪胆一枚，以水七升，煎取四升，澄清浴儿，令长大及终身永无疮疥。

小儿三朝

洗浴后，须用艾叶擦去灰梗，净绒如绿豆大，烧脐带三壮，一生免脐风、肚痛等症。

烧方

用方软绵纸一块，约四五寸，中取一孔，放在洗儿者手掌中，纸孔对中指，用人抱定怀内，使弗动。将脐带穿过纸孔，两指夹定，手背粘儿腹，毋令太紧。带盘纸上加艾一层，火烧过，令抱住，外用旧绢片缚在腹上，借暖气祛风除湿，终身肚腹不痛。

明·万全《幼科发挥·五脏虚实补泻之法》

小儿五色修明，声音清响，此心肺之气足也。乳食能进，大小便调，此肠胃之气足也。手足和暖，筋骨刚健，此皆肾肝之气足也。是谓无病易养，不宜妄投药饵，诛罚无过也。

明·朱橚等《普济方·婴孩门》

婴儿平常无病，不必服药。恐遇病服药无效。

清·鲍相璈《验方新编·小儿科杂治》

小儿初生，惟脐风最为恶候。或因剪脐太短，或结束不紧致外风侵入脐中，或水湿寒冷所乘。昔人有预防脐风之诀，谓三朝一七，看儿两眼角黄必有脐风。此法尚恐未确，惟摸儿两乳，乳内有一小核是其候也。然乳内有核发脐风者固多，亦竟有不发者，此法亦有三四分不确，自应轻轻将乳核挤出白浆自愈。

民国·张锡纯《医学衷中参西录·定风丹》

鲍云韶《验方新编》预防小儿脐风散。方用枯矾　蓬砂各二钱半　朱砂二分　冰片　麝香各五厘，共为末。凡小儿降生后，洗过，即用此末擦脐上。每小儿换褯布时，仍擦此末。脐带落后，亦仍擦之。擦完一料，永无脐风之证。

清·周诒观《秘珍济阴·预防婴儿马牙拭口脐风脐气夜啼等症方》

凡小儿初生，预办桃枝、槐枝、柳枝、桑枝、榆枝一名蚊子榔，煎水，名曰五枝汤，用青绸涂拭口至三朝止。此方能去瘀解毒，使后少生疮疖。

（六）暑病

明·丁凤《医方集宜·中暑门》

香薷饮　预防暑毒并一切暑气。

明·赵献可《医贯·后天要论》

夫香薷饮，乃散阳气导真阴之剂也，须审有是证而服之，斯为对证。今人平日间恐患暑病，而先服此以预防，适所以招暑也。若人元气素虚，或房劳过度而饮之者，为祸尤不浅。若欲预防，惟孙真人生脉散，为夏令最宜。

清·沈金鳌《杂病源流犀烛·暑病源流》

故人当湿热盛时，如梅天夏雨，体倦神疲，胸满促，肢冷，或气高喘，身烦热，溺黄赤，大便溏，自汗不食，须预防暑病宜清暑益气汤加渗湿药。虚弱人当暑，体倦神疲，胃不和，食无味，须预防暑病。安乐人当暑，恶寒身重，昏眩寒热，呕吐腹痛，乃夏月感寒，非暑病也宜温辛散。辛苦人劳甚暑病，须培其气宜人参白虎汤。总当分别而治之者也。而治法大要，惟以清心利小便，解暑毒，补真气为主，即脉虚喘促，逆冷，卒昏晕，此热伤阴气，切不可用温药，以助阳而耗阴。

清·陈念祖《时方歌括·湿可润燥》

孙真人制生脉散，为暑热伤肺，肺伤则脉渐虚散为足虑；宜于未伤之前取人参、麦冬之甘润，五味子之酸敛，无病之时，预服以保之。除暑月之外，不可以此为例也。

清·太医院《太医院秘藏膏丹丸散方剂·金衣祛暑丸》

夏月伏暑，无病之人可常服之。每服一二丸，用新汲水或冰水送下。风寒，姜汤送下。

（七）瘴病

明·徐春甫《古今医统大全·入瘴烟之地宜预药以防》

居瘴地者虽曰节慎起居，而防病之药不可不为之备，如解毒丹、苏合丸、正气散之类，盖不可须臾离也。从宦于兹土而政事多繁，上下交际，为商往来，经营贸易，其势不容于自逸，稍觉不快，则先如法服药以解之，微邪易伏，固不致病也。惟其不能防微而势必至于渐盛，故曰不治已病治未病，此之谓也。

明·武之望《济阳纲目·瘴疠》

治瘴疠方

但未病者，宜服补中益气加苍术等剂，使外邪不能入可也。

明·龚廷贤《济世全书·瘴气》

天下以东南地暖而西北地寒，咸谓东南有瘴气。愚谓士大夫游宦四方，谓水土不服则可，若两广山峻树茂，水恶地湿，沤热甲于天下，所以有瘴病时作。仕宦初到及商贾住此方，多为湿热所苦，宜常预服**理脾却瘴汤**。游宦四方，水土不服，常用此方，任两广尤宜多服。

苍术米泔浸盐水炒，八分　白术去油芦炒，一钱　白茯神去皮炒，一钱　陈皮一钱　半夏姜汁炒，一钱　黄连姜汁炒，一钱　山栀仁炒，一钱　前胡七分　神曲炒，八分　山楂肉去核，一钱　甘草五分

上锉一剂，生姜三片，水煎温服。不拘时一日一服，或间日一服，可免瘴病，何也？苍、白术去湿，二陈化痰，芩、连清热化毒，楂、曲消食理脾，百病自却矣。更戒酒色，慎起居为宜。

养正祛邪丸　预制此丸，途中可服。

白术去油芦炒，二两　苍术米泔水浸炒，一两　枳实麸炒，一两　橘红一两　山楂去核，一两　神曲炒，一两　黄连姜汁炒，七钱　黄芩酒炒，七钱　山栀仁炒，五钱

上为细末，淡姜汤煮米糊为丸，每百丸，白汤下。

以上二方乃辟瘴之剂，可服于未病之先。若既病之后，宜以后方并前瘟疫方对症选用。

（八）虚劳

清·喻昌《喻选古方试验·劳瘵》

璚玉膏 治劳瘵咳嗽唾血，及痈疽等证。无病者可常服。

生地十六斤，取汁 人参末一斤半 茯苓末三斤 白沙蜜十斤，滤净，拌匀，入瓶内，箬封，安砂锅中。桑柴火煮三日夜，再换蜡纸重封，浸井底一夜，取起，再煮一伏时。每以白汤或酒点服一匙。丹溪云：好色虚人，咳嗽唾血者，服之甚捷。或加天冬 麦冬 杞子末各一斤，名益寿方。

清·吴澄《不居集·吴师朗治虚损法》

宏格曰：虚损非尽因外感而起也，然外感亦有虚损者。凡病之将来，必有其机。今治法不专补而兼主散，思患预防者，为先之已有其机也，虚者损之机也。频感外邪，消耗气血，是外损之机也。与其治于已成之后，孰若留意于未成之先。二法十三方治未成之外损，而不治已成之外损也。盖恐人之将变外损，而使之不致成外损也。所以托邪为主，而不专从事于补也。

清·魏之琇《续名医类案·虚损》

杜劳方 专治骨蒸劳热。羸弱神疲、腰脊酸痛、四肢痿软。遗精吐血、咳嗽吐痰，一切阴虚火动之症。轻者二三料全愈；重者，四五料除根。若先天不足之人。不论男女。未病先服，渐可强壮。

（九）其他

唐·孙思邈《备急千金要方·养性》

凡人居家及远行，随身常有熟艾一升，备急丸、辟鬼丸、生肌药、甘湿药、疗肿药、水银、大黄、芒硝、甘草、干姜、桂心、蜀椒。不能更蓄余药，此等常不可阙少。及一两卷百一备急药方，并带辟毒蛇、蜂、蝎毒药随身也。

宋·李迅《集验背疽方·痈疽用药大纲》

治乳痈发背神方

金银花一名忍寒草

上采叶研为滓，每用不限多少，纳磁瓶中，入水用文、武火浓煎，临熟入好无灰酒与药汁相半，再煎十数沸，滤滓，时时服之；留滓焙干，碾罗为细末，酒煮面糊为丸，梧桐子大，每服三十丸，空心温酒下丸药，俟疾稍退，可以常服，盖其力轻甚故也。

预防痈疽方 服此药可以终身无此疾。

绵黄芪七两，拣如箭杆样，性软者用；去芦并叉附不用。一半生使，细锉焙干；一半锉作寸长截，捶匾，以蜜水浸润湿，瓦器盛，盖于饭甑上蒸三次，取出焙干，锉碎。粉草去节并去皮，取一两半净，将一半生细锉焙；一半炙黄锉焙。

上二味，碾为细末，每服二钱，早晨、日午，白点汤当汤水服；夜候饮酒初杯，用酒调服。若平日能如此常服之，终身不患痈疽之疾。

北宋·王怀隐等《太平圣惠方·治小儿食疳诸方》

夫小儿食疳者，由脾胃不调，乳食过度，伤于脏腑之所致也。是以小儿百日之内，肠胃尚微，哺乳犹少。三岁之外，气血渐盛，乳食则多。其乳母须在调适寒温，知其撙节，减省五味，令气血和平，则孩孺无病也。

宋·朱佐《类编朱氏集验医方·痰饮门》

玉壶丸 治一切痰饮。

大半夏二十五两 雪白南星一十五两

上二件，用野外地上清洁水满满浸，逐日换水，浸十日；将半夏切作两片，南星大者切作六片，中者作四片。再逐日换水浸，五日足。每五两研细末，生白矾一两，添半夏、南星，则亦添矾，却用井水浸，须令水满，只以此水浸一月。日取些半夏或南星尝看，以不麻为度，如尚麻更浸。候不麻漉取，晒干，和脚下水浸矾碾细收之。每末七两，入全蝎七个，炒，白附子二钱半，炒为末，甘草二钱，炒，和匀，用炊饼干末三两半，用生姜半斤研取自然汁，煮炊饼末，和为丸，如梧桐子大。或干添些白汤为丸。每服二三十丸，随意咽下亦可。此药不问是何证候，痰涎作壅，或有异证、风证、小儿惊痫之类，应手而愈。多服之勿妨。勿拘二三十丸之说，以姜汤、白汤或药咽下皆可。无病人咽服二三十丸亦佳，永无痰证。

北宋·王怀隐等《太平圣惠方·治脚气春夏防发诸方》

治风毒脚气，春夏预防发动，宜服疏风利气，心腹壅闷，脚膝烦疼，羌活散方。

宋·刘昉《幼幼新书·一切痫》

小有痫候便可作服，无病候亦可服，令儿终身不病痫。日中数百发者，此汤治之，无不瘥者。

元·齐德之《外科精义·论将护忌慎法》

大凡有疮疽生，皆只如黍粟粒许大，其状至微，人多不以为急，此蕴大患，宜速辨之，不可自忽。若能防之于未形，理之于未成，或朝觉而夕治，求治于良医，则必无危困矣。

明·李梴《医学入门·耳》

暴聋，用甘遂为丸塞耳，内服单甘草汤；稍久，用松香五钱溶化，入巴豆二十粒，葱汁捣丸，绵裹塞耳，左聋塞右，右聋塞左，双聋次第塞之。冻耳，用橄核烧灰，油调搽；如烂，贝母末干糁。百虫入耳，用清油灌入，口吸气，久自出。如蜒蚰入耳，用信花、雄黄各一钱为末，先用一字点耳中，次用猫尿灌之，取猫尿以生姜擦牙自出。又方用琴弦一段，将弦头略软二分，蘸驴胶，入耳粘出。凡卧不宜厚被覆塞耳气，久则不通，故养生者，常摩耳廓，以防聋也。

明·王肯堂《证治准绳·幼科》

若平生预防蛊者，宜熟炙甘草煮汁服之，即内消不吐，神效。

明·鲍庵延道人《李氏家藏奇验秘方·妇人科》

经水未来预痛方

当归　川芎　赤芍　玄胡索　牡丹皮　青皮醋炒　蓬术各二两　香附制，六两　乌药四两　甘草　干姜炮黑　木香各五钱　红花酒制，七钱　官桂五钱　牛膝一两　醋糊丸。

明·朱橚等《普济方·婴孩诸热疸肿门》

治清肌散　医方妙选　治小儿初春不问有无病。俱宜服。疏积热。

明·龚廷贤《寿世保元·苦参治验》

一治杨梅、疠风等疮，能治内热，消疮毒，补心养气。苦参半斤，洗净锉碎，分作二处，将绢袋兜，浸酒一坛，春冬浸一月，秋夏浸十日后，早晚开服，大治疮科之神药。平居无病浸此药，能消一切风毒，理脾胃。

清·俞震《古今医案按·鹤膝风》

盖鹤膝风乃足三阴经亏损，寒湿乘虚而入，故所用四方是要药。若欲作脓，或溃后，又宜十全大补汤；若兼头晕吐痰，小便频数，须佐以八味丸，皆要法也。惟初起时，以葱熨，或雷火针，使其内消为妙。又，预防法：用艾绒缝入护膝，将大红绢作里面，著肉缚之，昼夜不脱，可免此病。

清·石寿棠《医原·燥气论》

凡此燥病，多生于阴亏之辈，劳苦之人，夏月炎蒸，液为汗耗，水竭金枯，里气已燥，以燥感燥，同气相求，最为易易。唐孙思邈真人制生脉散人参、麦冬、五味子，合为生脉散，本属阴柔之品，乃制为散，润药燥服之，既可得药之形质，缓化于内，又不腻气机。古人立法，周密如此。使人夏月服之，以保肺金，治未病也。

清·叶桂《本草经解·草部》

葛根同香薷、生地，煎服，可以预防热病。

清·叶桂《临证指南医案·泄泻》

天暖气蒸，南方最有中痧痞胀诸恙，未受病前，心怀疑虑，即饮芳香正气之属，毋令邪入为第一义。

清·燃犀道人《驱蛊燃犀录·避蛊》

良医治未病，不治已病，故备载避蛊诸方。然此皆避饮食之蛊，今之放蛊奇妙莫测，古则人入蛊家方能为害，今则蛊入人家亦能为害，但依古方无济也。或用庚蒿悬之庭户，或用朱砂、雄黄预和大剂，佩之衣襟，纳之枕中，或择执日，除日用避瘟丹于室内熏之，惟带薄荷油一瓶，最为捷便。尤不如保养精神，以固元气。

民国·陆锦燧《鲟溪秘传简验方·咽喉门》

预防喉症。冬春二季，每晚食生萝卜数片。

又方：橄榄、萝卜。常煎汤代茶饮。

三 针灸预防

隋·巢元方《重刊巢氏诸病源候总论·小儿杂病诸候》

儿母乳儿，三时摸儿项风池。若壮热者，即须熨，使微汗。微汗不瘥，便灸两风池及背第三椎、第五椎、第七椎、第九椎两边各二壮，与风池凡为十壮。一岁儿七壮，儿大者，以意节度，增壮数可至三十壮，唯风池特令多。七岁已上可百壮。小儿常须慎护风池。谚云：戒养小儿，慎护风池。

唐·孙思邈《备急千金要方·针灸》

凡人吴蜀地游官，体上常须三两处灸之，勿令疮暂瘥，则瘴疠、温疟、毒气不能著人也。

唐·孙思邈《备急千金要方·诸风》

惟风宜防耳，针耳前动脉及风府神良。

唐·孙思邈《备急千金要方·养性》

凡人自觉十日以上康健，即须灸三数穴以泄风气。每日必须调气补泻，按摩导引为佳。勿以康健便为常然，常须安不忘危，预防诸病也。

唐·孙思邈《备急千金要方·备急》

凡春末夏初，犬多发狂，必诫小弱持杖以预防之。防而不免者，莫出于灸。百日之中一日不阙者，方得免难。若初见疮瘥痛定，即言平复者，此最可畏，大祸即至，死在旦夕。

凡狂犬咬人著讫，即令人狂。精神已别，何以得知？但看灸时，一度火下，即觉心中醒然，惺惺了了，方知咬已即狂。是以深须知此。此病至重，世皆轻之，不以为意，坐之死者，每年常有。……

凡猘犬咬人，七日辄应一发，三七日不发则脱也，要过百日乃得免耳。每到七日辄当捣韭汁，饮一二升，又当终身禁食犬肉、蚕蛹，食此即发，死不可救矣。疮未愈之间，禁食生鱼及诸肥腻冷食。但于饭下蒸鱼，及于肥器中食便发矣。不宜饮酒，能过一年乃佳。

唐·孙思邈《千金翼方·中风》

论曰：圣人以风是百病之长，深为可忧，故避风如避矢，是以防御风邪，以汤药针灸蒸熨，随用一法，皆能愈疾。至于火艾，特有奇能，虽曰针汤散皆所及，灸为其最要。昔者华佗，为魏武帝针头风，华佗但针即瘥，华佗死后数年，魏武帝头风再发，佗当时针讫即灸，头风岂可再发？只由不灸，其本不除。所以学者不得专恃于针及汤药等，望病毕瘥，既不苦灸，安能拔本塞源？是以虽丰药饵，诸疗之要，在火艾为良。初得之时，当急下火，火下即定，比煮汤熟，已觉眼明，岂非大要？其灸法：先灸百会，次灸风池，次灸大椎，次灸肩井，次灸曲池，次灸间使，各三壮；次灸三里五壮。其炷如苍耳子大，必须大实作之，其艾又须大熟，从此以后，日别灸之，至随年壮止。凡人稍觉心神不快，即须灸此诸穴各三壮，不得轻之。苟度朝夕，以致损毙。戒之哉，戒之哉！

又论曰：学者凡将欲疗病，先须灸前诸穴，莫问风与不风，皆先灸之。此之一法，医之大术，宜深体之，要中之要，无过此术。是以常预收三月三日艾，拟救急危。其五月五日亦好，仍不及三月三日者。又有卒死之人，及中风不得语者，皆急灸之。夫卒死者是风入五脏，为生平风发，强忍，怕痛不灸，忽然卒死，谓是何病？所以皆必灸之，是大要也。

明·无忌《保幼新编·杂证》

小儿断脐后，和面作饼，围脐裹之，艾灸三壮，防脐风。

清·冯兆张《冯氏锦囊秘录·杂症大小合参》

初诞之时，有于头额之前，发际中间灸之，盖取其能截风路也。故诸风笃症，昏迷沉绝，药力所不及者，于此灼艾，每有扶危之功。更有百会一穴，在顶中旋毛之间，陷者是穴。若惊痫等候灸之，亦济危困，然书曰：夫灸者，本因河洛地土多寒，故儿生三日，灸囟以防惊。若东南地土多温，新生伢儿无病，万万勿宜逆灸。

清·冯兆张《冯氏锦囊秘录·杂症大小合参》

然脐为根本，风湿防护须严，一有所失，则脐肿不干，久而作搐，入于经络，即成风痫，并撮口脐风，皆为恶候……宜察看脐上，一有赤脉直上，即于赤脉尽头之处，以灸三壮，此皆预防良法也。

清·吴亦鼎《神灸经纶·中风灸穴》

预防中风：灸风池、百会、曲池、合谷、肩髃、风市、足三里、绝骨、环跳等穴，大妙。

[日]摄都管周桂《针灸学纲要·预防中风》

预防中风　凡手十指麻痹者，中风渐也，速宜疗治。薛立斋曰：预防之理，当养气血，节饮食，戒七情，远帏幕可也。

针：风池、百会、翳风、合谷、鸠尾、幽门。灸：肩井、曲池此二穴，自百壮至三百壮，屡试屡效。

四　按摩导引预防

[日]浅田惟常《脚气概论·论脚气摄养法》

睡觉常令按摩，数劳动关节，令气血通畅，此养生之要，拒风湿之法也。

[日]浅田惟常《脚气概论·论脚气摄养法》

涌泉穴在足心，湿气皆从此入。日夕之间，常以两足赤肉。更次用一手握指，一手摩擦，擦久觉脚心热，即将脚指略略转动，倦则少歇。或令人擦之，亦得脚力强健，无痿弱酸痛之疾矣。

第二章

既病防变

“既病防变”是“治未病”中的关键一环，尤其针对现代社会慢性病高发的现状，对延缓各种慢性病并发症的发生发展有着非常重要的指导意义，然而“既病防变”又是最容易被忽视的部分。古代医家对这部分内容的阐述是较具特色的，但对这部分内容的分类编撰是最为不易的，编者按照现代教材对“既病防变”的理解，结合古代医家对“既病防变”的经典论述，将该内容分为“早期诊治”“防止传变”和“先其时治”，尽可能展现该部分文献的古风原貌。

第一节 总 论

汉·佚名《素问·阴阳应象大论》

故邪风之至，疾如风雨，故善治者治皮毛，其次治肌肤，其次治筋脉，其次治六俯，其次治五脏。治五脏者，半死半生也。

汉·佚名《素问·刺热》

肝热病者，小便先黄，腹痛多卧，身热。热争则狂言及惊，胁满痛，手足躁，不得安卧；庚辛甚，甲乙大汗，气逆则庚辛死。刺足厥阴、少阳。其逆则头痛员员，脉引冲头也。

心热病者，先不乐，数日乃热。热争则卒心痛，烦闷善呕，头痛面赤无汗；壬癸甚，丙丁大汗，气逆则壬癸死。刺手少阴、太阳。

脾热病者，先头重颊痛，烦心颜青，欲呕身热。热争则腰痛不可用俯仰，腹满泄，两颔痛。甲乙甚，戊己大汗，气逆则甲乙死。刺足太阴、阳明。

肺热病者，先淅然厥，起毫毛，恶风寒，舌上黄，身热。热争则喘咳，痛走胸膺背，不得大息，头痛不堪，汗出而寒。丙丁甚，庚辛大汗，气逆则丙丁死。刺手太阴、阳明。出血如大豆，立已。

肾热病者，先腰痛骺酸，苦渴数饮，身热。热争则项痛而强，骺寒且酸，足下热，不欲言，其逆则项痛员员淡淡然。戊己甚，壬癸大汗，气逆则戊己死。刺足少阴、太阳。诸汗者，至其所胜日汗出也。

肝热病者，左颊先赤；心热病者，颜先赤；脾热病者，鼻先赤；肺热病者，右颊先赤；肾热病者，颐先赤。病虽未发，见赤色者刺之，名曰治未病。热病从部所起者，至期而已；其刺之反者，三周而已；重逆则死。诸当汗者，至其所胜日，汗大出也。

【后世医家注解】

隋·杨上善《黄帝内经太素·五脏热病》

脾热病者鼻先赤，肺热病者右颊先赤，肾热病者颐先赤，病虽未发，见其赤色者刺之，名曰治未病。次言热病色候也。五脏部中赤色见者，即五脏热病之征，热病已有，未成未发，斯乃名为未病之病，宜急取之。

明·张景岳《类经·疾病类》

病虽未发，见赤色者刺之，名曰治未病。病虽未见，而赤色已见于五部，则为病之先兆，当求其脏而预治之，所谓防于未然也。

清·张志聪《黄帝内经素问集注·移精变气论篇》

肝热病者，左颊先赤。此言内因五志之热病者，必先见于色也。五色之见，各有其部。肝属木而位居东方，故左颊先赤。夫精明五色者，气之华也。忧恐忿怒伤气，气伤脏，乃病脏。今始见于色者，尚在气也，故曰治未病。未病者，病未及于脏也。……

病虽未发，见赤色者刺之，名曰治未病。脏气热于内，必先见于色。病虽未发者，谓虽病而未与外热交争也。见其色而即刺之，名曰刺未病。

清·章虚谷《灵素节注类编·未发先现色》

病虽未发，见赤色者，刺之，名曰治未病。

此又总明伏邪未发，必然先现外象也。左颊、颜、鼻、右颊、颐，是肝、心、脾、肺、肾脏之气应于面之部位也。有诸内者形诸外，病虽未发而色先现，可见邪本伏于血气之中，因其未动，随气血流行而不之觉，其将发也，必随五脏生气而动，故先现色于面。良工望而知之，乘其始动，即刺而泄之，则邪势自杀，而病必轻矣。用药之法，可以类推，是为治未病也。

汉·佚名《灵枢·痈疽》

黄帝曰：愿尽闻痈疽之形，与忌日名。

岐伯曰：痈发于嗌中，名曰猛疽。猛疽不治，化为脓，脓不泻，塞咽，半日死；其化为脓者，泻已则含豕膏，冷食，三日而已。

发于颈，名曰夭疽。其痈大以赤黑，不急治，则热气下入渊腋，前伤任脉，内熏肝肺，熏肝肺十余日而死矣。

阳气大发，消脑留项，名曰脑烁。其色不乐，项痛而如刺以针，烦心者，死不可治。

发于肩及臑，名曰疵痈。其状赤黑，急治之，此令人汗出至足，不害五脏。痈发四五日，逞焫之。

发于腋下赤坚者，名曰米疽。治之以砭石，欲细而长，疏砭之，涂以豕膏，六日已，勿裹之。其痈坚而不溃者，为马刀挟瘿，急治之。

发于胸，名曰井疽。其状如大豆，三四日起，不早治，下入腹，不治，七日死矣。

发于膺，名曰甘疽。色青，其状如谷实瓜蒌，常苦寒热，急治之，去其寒热，十岁死，死后出脓。

发于胁，名曰败疵。败疵者，女子之病也。久之，其病大痈脓，治之，其中乃有生肉，大如赤小豆，锉陵翘草根各一升，以水一斗六升煮之，竭为取三升，则强饮厚衣，坐于釜上，令汗出至足已。

发于股胫，名曰股胫疽。其状不甚变，而痈脓搏骨，不急治，三十日死矣。

发于尻，名曰锐疽。其状赤坚大，急治之。不治，三十日死矣。

发于股阴，名曰赤施。不急治，六十日死。在两股之内，不治，十日而当死。

发于膝，名曰疵痈。其状大痈，色不变，寒热，如坚石，勿石，石之者死，须其柔乃石之者生。

诸痈疽之发于节而相应者，不可治也。发于阳者百日死，发于阴者三十日死。

发于胫，名曰兔啮。其状赤至骨，急治之，不治害人也。

发于内踝，名曰走缓。其状痈也，色不变，数石其输，而止其寒热，不死。

发于足上下，名曰四淫。其状大痈，急治之，百日死。

发于足傍，名曰厉痈。其状不大，初如小指发，急治之，去其黑者；不消辄益，不治，百日死。

发于足趾，名脱痈，其状赤黑，死不治；不赤黑，不死。不衰，急斩之，不则死矣。

【后世医家注解】

清·张志聪《黄帝内经灵枢集注·痈疽》

盖人之血气流行，与天地相参，与日月相应，昼夜环转之无端也。一息不运，则留滞而为痈为痹，故圣人立九针之法。所以治未病也。若积久而成痈疽，则多不治之死证矣。

汉·佚名《素问·阴阳别论》

二阳之病发心脾，有不得隐曲，女子不月，其传为风消，其传为息贲者，死不治。

汉·佚名《素问·玉机真脏论》

是故风者百病之长也，今风寒客于人，使人毫毛毕直，皮肤闭而为热，当是之时，可汗而发也；或痹不仁肿痛，当是之时，可汤熨及火灸刺而去之。弗治，病入舍于肺，名曰肺痹，发咳上气。弗治，肺即传而行之肝，病名曰肝痹，一名曰厥，胁痛出食，当是之时，可按若刺耳。弗治，肝传之脾，病名曰脾风，发瘅，腹中热，烦心出黄，当此之时，可按可药可浴。弗治，脾传之肾，病名曰疝瘕，少腹冤热而痛，出白，一名曰蛊，当此之时，可按可药。弗治，肾传之心，病筋脉相引而急，病名曰瘛，当此之时，可灸可药。弗治，满十日，法当死。肾因传之心，心即复反传而行之肺，发寒热，法当三岁死，此病之次也。然其卒发者，不必治于传；或其传化有不以次，不以次入者，忧恐悲喜怒，令不得以其次，故令人有大病矣。因而喜大虚则肾气乘矣，怒则肝气乘矣，悲则肺气乘矣，恐则脾气乘矣，忧则心气乘矣，此其道也。故病有五，五五二十五变及其传化。传，乘之名也。

汉·佚名《素问·热论》

岐伯曰：伤寒一日，巨阳受之，故头项痛，腰脊强。二日阳明受之，阳明主肉，其脉挟鼻络于目，故身热目疼而鼻干，不得卧也。三日少阳受之，少阳主骨，其脉循胁络于耳，故胸胁痛而耳聋。三阳经络皆受其病，而未入于脏者，故可汗而已。四日太阴受之，太阴脉布胃中络于嗌，故腹满而嗌干。五日少阴受之，少阴脉贯肾络于肺，系舌本，故口燥舌干而渴。六日厥阴受之，厥阴脉循阴器而络于肝，故烦满而囊缩。三阴三阳、五脏六腑皆受病，荣卫不行，五脏不通，则死矣。

其不两感于寒者，七日巨阳病衰，头痛少愈；八日阳明病衰，身热少愈；九日少阳病衰，耳聋微闻；十日太阴病衰，腹减如故，则思饮食；十一日少阴病衰，渴止不满，舌干已而嚏；十二日厥阴病衰，囊纵，少腹微下，大气皆去，病日已矣。帝曰：治之奈何？岐伯曰：治之各通其脏脉，病日衰已矣。其未满三日者，可汗而已；其满三日者，可泄而已。

汉·佚名《素问·皮部论》

帝曰：夫子言皮之十二部，其生病皆何如？岐伯曰：皮者脉之部也，邪客于皮则腠理开，开则邪入客于络脉，络脉满则注于经脉，经脉满则入舍于腑脏也，故皮者有分部，不与而生大病也。

汉·佚名《素问·八正神明论》

虚邪者，八正之虚邪也。正邪者，身形若用力汗出，腠理开，逢虚风，其中人也微，故莫知其情，莫见其形。上工救其萌芽，必先见三部九候之气，尽调不败而救之，故曰上工。下工救其已成，救其已败。救其已成者，言不知三部九候之相失，因病而败之也。知其所在者，知诊三部九候之病脉，处而治之，故曰守其门户焉，莫知其情而见邪形也。

【后世医家注解】

隋·杨上善《黄帝内经太素·本神论》

萌芽，未病之病，病之微也。先知三部九候调之，即疗其微，故不败也。

隋·杨上善《黄帝内经太素·设方》

邪气初客，未病之病，名曰萌芽，上工知之。其病成形，下工知之。

汉·佚名《素问·疟论》

夫疟之未发也，阴未并阳，阳未并阴，因而调之，真气得安，邪气乃亡。故工不能治其已发，为其气逆也。

帝曰：善！攻之奈何？是晏何如？岐伯曰：疟之且发也，阴阳之且移也，必从四末始也。阳已伤，阴从之，故先其时坚束其处，令邪气不得入，阴气不得出，审候见之，在孙络盛坚而血者皆取之，此真往而未得并者也。

汉·佚名《素问·刺疟》

疟发身方热，刺跗上动脉，开其空，出其血，立寒。疟方欲寒，刺手阳明太阴、足阳明太阴。……凡治疟，先发如食顷乃可以治，过之则失时也。

诸疟而脉不见，刺十指间出血，血去必已，先视身之赤如小豆者尽取之。十二疟者，其发各不同时，察其病形，以知其何脉之病也。先其发时如食顷而刺之，一刺则衰，二刺则知，三刺则已。不已，刺舌下两脉出血；不已，刺郄中盛经出血，又刺项以下挟脊者，必已。舌下两脉者，廉泉也。

【后世医家注解】

隋·杨上善《黄帝内经太素·三疟》

夫疟之未发也，阴未并阳，阳未并阴，因而调之，真气得安，邪气乃已。故工不能治其已发，为其气逆也。此言取其未病之病，未盛之时也。

明·张景岳《类经·疾病类》

或其疟发既久，表邪已衰，而诸药不效者，但用人参、生姜各一两，煎汤，于未发二时之前，或发日五鼓，连进二服，无不愈者。

清·张志聪《黄帝内经素问集注·疟论》

邪气未发，则正气未乱，因而调之，真气得安，邪气乃去。所谓治未病也。若待其已发，虽良工弗能为，为其气逆故也，上节论治其已衰，此先治其未发。

汉·佚名《素问·调经论》

帝曰：神有余不足何如？岐伯曰：神有余则笑不休，神气不足则悲。血气未并，五脏安定，邪客于形，洒淅起于毫毛，未入于经络也，故命曰神之微。帝曰：补泻奈何？岐伯曰：神有余，则泻其小络之血，出血，勿之深斥，无中其大经，神气乃平。神不足者，视其虚络，按而致之，刺而利之，无出其血，无泄其气，以通其经，神气乃平。帝曰：刺微奈何？岐伯曰：按摩勿释，著针勿斥，移气于不足，神气乃得复。

帝曰：善。气有余不足奈何？岐伯曰：气有余则喘咳上气，不足则息利少气。血气未并，五脏安定，皮肤微病，命曰白气微泄。帝曰：补泻奈何？岐伯曰：气有余，则泻其经隧，无伤其经，无出其血，无泄其气。不足，则补其经隧，无出其气。帝曰：刺微奈何？岐伯曰：按摩勿释，出针视之，曰我将深之，适人必革，精气自伏，邪气散乱，无所休息，气泄腠理，真气乃相得。

……帝曰：刺留血奈何？岐伯曰：视其血络，刺出其血，无令恶血得入于经，以成其疾病。

帝曰：善。形有余不足奈何？岐伯曰：形有余则腹胀，经溲不利，不足则四肢不用。血气未并，五脏安定，肌肉蠕动，命曰微风。帝曰：补泻奈何？岐伯曰：形有余则泻其阳经，不足则补其阳络。帝曰：刺微奈何？岐伯曰：取分肉间，无中其经，无伤其络，卫气得复，邪气乃索。

【后世医家注解】

隋·杨上善《黄帝内经太素·虚实补泻》

黄帝问曰：刺微奈何？岐伯对曰：按摩勿释，着针勿斥。微，即未病之病也。

夫和气之要，莫先按摩之，以手按摩之，邪气得泄，神气得通，微邪得泄，何得须以针斥之。

清·姚止庵《素问经注节解·调经论》

病有有余不足，调者，抑其有余而补其不足也。然有余不足，各有其经，故欲治病，必用调经，盖就既病而言也。若先事预防，莫过于守经隧焉。

汉·神农氏《神农本草经·序录》

欲疗病，先察其源，先候病机。五脏未虚，六腑未竭，血脉未乱，精神未散，服药必活。若病已成，可得半愈；病势已过，命将难全。

汉·佚名《难经·第七十七难》

七十七难曰：经言上工治未病，中工治已病者，何谓也？

然：所谓治未病者，见肝之病，则知肝当传之于脾，故先实其脾气，无令得受肝之邪，故曰治未病焉。中工者，见肝之病，不晓相传，但一心治肝，故曰治已病也。

汉·佚名《难经·第五十六难》

五十六难曰：五脏之积，各有名乎？以何月何日得之？

然：肝之积名曰肥气，在左胁下，如覆杯，有头足。久不愈，令人发咳逆，痎疟，连岁不已。以季夏戊己日得之。何以言之？肺病传于肝，肝当传脾，脾季夏适王，王者不受邪，肝复欲还肺，肺不肯受，故留结为积。故知肥气以季夏戊己日得之。

心之积名曰伏梁，起齐上，大如臂，上至心下，久不愈，令人病烦心。以秋庚辛日得之。何以言之？肾病传心，心当传肺，肺以秋适王，王者不受邪，心复欲还肾，肾不肯受，故留结为积。故知伏梁以秋庚辛日得之。

脾之积名曰痞气，在胃脘，覆大如盘。久不愈，令人四肢不收，发黄疸，饮食不为肌肤。以冬壬癸日得之。何以言之？肝病传脾，脾当传肾，肾以冬适王，王者不受邪，脾复欲还肝，肝不肯受，故留结为积，故知痞气以冬壬癸日得之。

肺之积名曰息贲，在右胁下，覆大如杯。久不已，令人洒淅寒热，喘咳，发肺壅。以春甲乙日得之。何以言之？心病传肺，肺传肝，肝以春适王，王者不受邪，肺复欲还心，心不肯受，故留结为积。故知息贲以春甲乙日得之。

肾之积名曰贲豚，发于少腹，上至心下，若豚状，或上或下无时。久不已，令人喘逆，骨痿少气。以夏丙丁日得之。何以言之？脾病传肾，肾当传心，心以夏适王，王者不受邪，肾复欲还脾，脾不肯受，故留结为积。故知贲豚以夏丙丁日得之。

此五积之要法也。

汉·张机《金匮要略·脏腑经络先后病脉证》

问曰：上工治未病，何也？师曰：夫治未病者，见肝之病，知肝传脾，当先实脾，四季脾旺不受邪，即勿补之。中工不晓相传，见肝之病，不解实脾，惟治肝也。

汉·张机《伤寒论·伤寒例》

凡人有疾，不时即治，隐忍冀瘥，以成痼疾。小儿女子，益以滋甚。时气不和，便当早言，寻其邪由，及在腠理，以时治之，罕有不愈者。患人忍之，数日乃说，邪气入脏，则难可制。此为家有患，备虑之要。凡作汤药，不可避晨夜，觉病须臾，即宜便治，不等早晚，则易愈矣。如或差迟，病即传变，虽欲除治，必难为力。

汉·张机《金匮玉函经·证治总例》

若主候常存，形色未病，未入腠理，针药及时，服将调节，委以良医，病无不愈，咸共思之。

唐·孙思邈《备急千金要方·伤寒例》

凡始觉不佳，即须救疗，迄至于病愈，汤食竞进，折其毒势，自然而瘥。必不可令病气自在，恣意攻人，拱手待毙，斯为误矣。

宋·赵佶《圣济经·总论》

然上工治未病，其次治未盛，其次治已衰。粗工逆此，是谓伐形。伐形者，不可灸而灸，不可刺而刺是也。昔人有言：微数之脉，慎不可灸。因火为邪，是为烦逆。追虚逐实，血散脉中，是为不可灸也。熇熇之热，漉漉之汗，浑浑之脉，其病皆逆。大怒大惊之属，其气皆逆，是为不可刺也。举兹二者，则凡得脉浮身热，与夫病脉相戾之证，其不可灸刺，亦类见矣。

上工烛理于未形，故治未病。其次见理于方兴，故治未盛。其次审病于既作之后，故治已衰。阴阳应象论曰：善治者治皮毛，其次治肌肤，其次治筋脉者，亦以此也。粗工逆此者，非不知治而治之，失其理也。故谓之伐形。伐形者，不可灸而灸，不可刺而刺也。灸刺之不当，所谓失其理也。微数之脉者不可灸，其气皆逆者不可刺。灸其不可灸，刺其不可刺，则伐形者也。凡得脉浮身热，与夫病脉相戾之证，则灸刺乌可以妄投乎。

宋·赵佶《圣济总录·按摩》

养生法，凡小有不安，必按摩挼捺。令百节通利，邪气得泄。

宋·窦材《扁鹊心书·大病宜灸》

如伤寒、疽疮、劳瘵、中风、肿胀、泄泻、久痢、喉痹、小儿急慢惊风、痘疹黑陷等证。若灸迟，真气已脱，虽灸亦无用矣；若能早灸，自然阳气不绝，性命坚牢。

宋·史堪《史载之方·为医总论》

夫病之所起，其来有根源，其次有传受，其传有刑克，此非常之证，劳伤之候也。夫劳之为病，始于丹元髓海之虚，则真病之所生，莫不先在于肾。水能胜火，故传之于心，火能胜金，故传之于肺，金能胜木，故传之于肝，木能胜土，故传之于脾。五脏相传，五气相灭，五神耗散，荣泣卫除，而精神荣卫治之之法，其根在肾，而未传于心者，投之以肾邪之药，而其气自损也。当于肾之未治而传之与心，先治于肾，攻其鬼而伐其根也。次治心，逐其邪而保全其心气也。当于心之未治而传之与肺，涕唾胶粘，喘嗽不安，先治于心，攻其鬼而断其相传之势。火邪扑灭，肺药未投，而喘嗽之消灭，十亦去八九矣；次治于肺，解其邪而保安其金气也；后治于肾，清其脏而还其真气也。当此未治而至于肺，传之肝，筋骨痿痹，隐伏于床，治之亦徒劳无功。如此所谓考其根源，定其传受，而审其刑克也。

夫五脏温病安从来？将养乖宜，病生于变，是则百病之起，虽千变万化之机，而要其所归，不出于寒温热冷而已。

宋·郭坦《十便良方·治未病之戒》

凡居家，常戒约。内外长幼有不快，即须早道，勿使隐忍。以为无苦，过时不知，便为重病，遂成不救。小有不好，即按摩挼捺，令百节通利，泄其邪气。

宋·杨士瀛《仁斋直指方论·总论》

大抵四时以胃气为本，然治病必须先诊六脉，皆有胃气，外证虽重，病亦可治。胃气未绝，则药力运行而输散于皮毛经络，故易治而生。胃气既绝，则药虽对证，不能使其运用以输精于皮毛经络。真脏独见而药不及矣，遂成不治之证也。东垣曰：脉贵有神。有神者，有胃气之谓也。故诸经方论皆曰有病早治疗，不令邪气深入。所以圣人治未病，不治已病，正谓此也。

元·罗天益《卫生宝鉴·病宜早治》

昔桓侯怠以皮肤之微疾，以至骨髓之病，虽悔何及。戊午春，桃李始华，雨雪厚寸许，一园叟遽令举家执梃击树，尽堕其雪。又焚束草于其下以散其寒，使冲和之气未伤而复，是年他家果皆不成熟，独此园大熟。噫！果木之病，治之尚有不损，况人之有病，可不早治乎？

清·徐大椿《医学源流论·治法》

防微论

病之始生，浅则易治，久而深入则难治。《内经》云：圣人不治已病治未病。夫病已成而药之，譬犹渴而穿井，斗而铸兵，不亦晚乎！《伤寒论》序云：时气不和，便当早言，寻其邪由，及在腠理，以时治之，罕有不愈。患人忍之，数日乃说，邪气入脏，则难可制。昔扁鹊见齐桓公，云病在腠理，三见之后，则已入脏，不可治疗而逃矣。历圣相传，如同一辙。盖病之始入，风寒既浅，气血脏腑未伤，自然治之甚易。至于邪气深入，则邪气与正气相乱，欲攻邪则碍正，欲扶正则助邪，即使邪渐去，而正气已不支矣。若夫得病之后，更或劳动感风，伤气伤食，谓之病后加病，尤极危殆。所以人之患病，在客馆道途得者，往往难治。非所得之病独重也，乃既病之后，不能如在家之安适，而及早治之，又复劳动感冒，致病深入而难治也。故凡人少有不适，必当即时调治，断不可忽为小病，以致渐深；更不可勉强支持，使病更增，以贻无穷之害。此则凡人所当深省，而医者亦必询明其得病之故，更加意体察也。

清·强健《伤寒直指·伤寒序例》

凡人有疾，不时即病，隐忍莫瘥，以成痼疾。凡觉少苦，急须早说求治。隐忍苟延，则邪气入深，而为痼疾，难以处制。小儿女子，益以滋甚。小儿气血未旺，女子血室多病，凡所受邪，易于滋甚。观子：小儿幼而无知，女子柔而多讳，故其求治尤迟。时气不和，便当早言，寻其邪由，及在腠理，以时治之，罕有不愈者。腠理者，津液腠泄之所，文理缝合之中也。《要略》曰：三焦会通元真之处，为气血所注。理者，皮肤脏腑之文理也。邪客皮肤，则邪气浮浅，易为发散。若以时治之，罕有不愈者矣。《玉函》曰：主候常存，形色未病，未入腠理，针药及时，服将调节。委以良医，病无不愈。健曰：病无大小，失治，悉关性命。病人忍之，数日乃说，邪气入脏，则难可制。此为家有患，备虑之要。邪在皮肤，则外属阳而易治。邪传里，则内属阴而难治。《内经》曰：善治者，治皮毛，其次治肌肤，其次治筋脉，其次治六腑，其次治五脏。治五脏者，半死半生也。昔桓侯怠于皮肤之疾，以致骨髓之病。家有患者，可不备虑乎？《千金》、扁鹊曰：病在腠理，汤熨之所及。病在血脉，针石之所及。病在骨髓，无可奈何。而凡医治病，或言且待，使病成乃去之，此为妄矣。当预约束家中，及所部曲，语解此意。使有病者，得悉其害为要。

凡作汤药，不可避晨夜，觉病须臾，即宜便治，不等早晚，则易愈矣。《千金》曰：凡始觉不佳，即须治疗，迄至于病，汤食竞进，折其毒势，庶可自然而瘥矣。若或瘥迟，病即传变，虽欲除治，必难为力。传，有常也；变，无常也。传谓循经而传，如太阳传阳明是也。变为不常之变，如阳证变阴是也。邪既传变，病势深也。《本草》曰：病势已成，可得半愈，病势已过，命将难全矣。

［日］丹波元坚《药治通义·治宜防微》

治病救于未成，诚是医家之吃紧要诀，而历圣相传之心法，必无不以此为第一义。《内经》曰：邪风之至，疾如风雨，次注云：至，谓至于身形。故善治者治皮毛，止于萌也。其次治肌肤，救其已生。其次治筋脉，攻其已病。其次治六府，治其已甚。其次治五脏。治五脏者，半死半生也。治其已成。又曰：见微得过，用之不殆。又曰：凡治病，察其形气、色泽，脉之盛衰，病之新故，乃治之无后其时。……盖临病之际，精诊熟察，于其缓急、轻重、进退之势，与邪正推荡之机，反复思索，痛着眼力。倘遇脉证不合者，审情辨奸，必认得日后如何，而处置对方。无敢后时，则重者能轻，进者能退。假令一时变生，我心预有所期，则操纵自在，不使其至于败坏困极，即是良工之事也。若不审其机，迁延失治，使轻者重，重者死。及异证蜂起，则错愕失据，但蹑其踪而尾追之；或事后论变，粉泽其非者，皆粗工也。抑多事自扰，诛伐无过。而谓预为防御，犹是暗于机宜者，亦不可不戒也。叶香岩曰：盖病有见证，有变证，有转证，必灼见其初终、转变，胸有成竹，而后施之以方，否则以药治药，宜以人试药也，此言是矣。

清·张志聪《黄帝内经灵枢集注·五色》

地者，面之下部，名地阁也。风乃天气，故常候于阙庭。寒湿者地气，故候在地部。风乃阳邪，故其色薄泽。寒湿者阴邪，故其色冲浊。此承上启下之文，言风寒湿邪，可并于脉中，可入于脏腑，而为卒死之不救。故邪风之至，疾如风雨，而为百病之长。故善治者，治皮毛，其次治肌肤，其次治筋脉，其次治脏腑。治脏腑者，半死半生也。是以医者当明于分部，审察外内，用阴和阳，用阳和阴，勿使邪入于脏而成不救，斯谓之良工，而万举万当也。朱永年曰：气并于脉。则血脉传溜，大气入脏，不可以致生。盖邪在血脉，尚可变而已，已入于脏，不亦晚乎？是故圣人之教人，察色辨脉，盖欲其不治已病而治未病，不治已乱治未乱也。倪冲之曰：扁鹊望见桓侯之色，正欲其治未病也。所谓未病者，病未传溜于深隧也。

明·蒋示吉《望色启微·五色分病在皮脉肉筋骨论》

示吉曰：尝读《内经·金匮真言》：白色则知病在皮，赤色则知病在脉，黄色则知病在肉，青色则知病在筋，黑色则知病在骨。此五色而分病在皮脉肉筋骨法也。予以一症推之，假如虚怯证之初起也，面必晄白，或因劳役奔走，或因恣酒入房，先伤卫气。气主皮毛，其病在皮。外症懒言倦息，干咳之症作，病尚轻也。是时宜节劳节欲，寡言养气，而多服养肺益气之品即愈矣。若失而不治，气病不能配血，则亦随之而病。血病则发热，赤色现于面矣。赤色一见，则外症暮热朝凉，干咳口渴，五心烦热，咳血唾血等症，次第而生。是时也，病在血脉。若善调理者，切忌寒凉克伐，辛热峻补，惟慎其起居，调其饮食，适其寒温，而服养血滋阴之品，大可望愈。计不出此，或欲速而肆用寒凉，或延引而任其蒸热，以致中气顿虚，食不思而虚痞，食不化而泄泻，脾胃大病，萎黄之色，从此现焉。脾合肌肉，故病在肉，是时也，病急矣。虽热而凉药休尝，虽燥而滋阴难用，因痞而嫌归、地之泥隔，有泄难投姜、术之燥辛。惟当淡和壮水之品，调其中气，以冀坤元一复，生生有望，十中可保一二。苟或不然，脾气日削，奉生者少。肝虚乘土，薄青之色乃见，其病在筋，是时也，寒热无时，喘咳不已，津液煎熬而为痰，大肉消去而留骨。阳气日消，孤阴无附，肾脏真气又现。黑色生于面焉，其病在骨。是时津液枯，皮毛槁，咽喉燥，虚痰泛，虽有灵丹，弗可为矣。嗟乎！人生痼病，日深一日，大概皆然。同志者读味真言而细验之。

清·徐大椿《医学源流论·经络脏腑》

欲知病之难易，先知病之浅深。欲知病之浅深，先知病之部位。夫人身一也，实有表里上下之别焉。何谓表？皮肉筋骨是也。何谓里？脏腑精神是也。而经络则贯乎其间。表之病易治而难死，里之病难治而易死。此其大略也。而在表在里者，又各有难易，此不可执一而论也。若夫病本在表，而传于里。病本在里，而并及于表。是为内外兼病，尤不易治。身半以上之病，往往近于热；身半以下之病，往往近于寒。此其大略也。而在上在下，又各有寒热，此亦不可执一而论也。若夫病本在上，而传于下，病本在下，而传于上，是之谓上下兼病，亦不易治。所以然者，无病之处多，有病之处少，则精力犹可维持，使正气渐充，而邪气亦去。若夫一人之身，无处不病，则以何者为驱病之本，而复其元气乎？故善医者，知病势之盛而必传也，预为之防，无使结聚，无使泛滥，无使并合，此上工治未病之说也。若其已至于传，则必先求其本，后求其标，相其缓急而施治之。此又桑榆之收也。以此决病之生死难易，思过半矣。

清·程林《金匮要略直解·脏腑经络先后病脉证》

孙子曰：水之性，避高而就下，兵之机，避实而击虚。工之用药，亦犹将之用兵。医之与将，异事同能。不可不察也。是以上工治未病者，以其易为力也。《灵枢经》曰："无迎逢逢之气，无击堂堂之阵。"故不治已病者，非故舍之也，避其锐也。《阴阳应象论》曰："因其轻而扬之，因其重而减之，因其衰而彰之"，所谓因者，乘其机也。治未病者，谓治未病者之脏腑。非治未病之人也。夫五味入胃，各归其所喜。酸先入肝，苦先入心，甘先入脾，辛先入肺，咸先入肾。是见肝之病，当先用甘实脾，使土旺则能胜水，水不行，则火盛而制金，金不能平木，肝病自愈矣，此治肝补脾治未病之法也。愚谓见肝补脾则可，若谓补脾则伤肾，肾可伤乎？火盛则伤肺，肺可伤乎？然则肝病虽愈，又当准此法以治肺、治肾，五脏似无宁日也。伤字当作制字看。制之，则五脏和平，而诸病不作矣。

清·丁锦《古本难经阐注·叙》

如忧愁思虑伤于心者，富贵贫贱皆不能免。伤则心火常动，火动必克于肺金，心不受外感之邪则已，若一受外感之邪，必传其所胜之肺矣。肺又传于所胜之肝，肝又传于所胜之脾，脾又传于所胜之肾，肾又传于所胜之心，心又传于所胜之肺，故云七传。然肺不能两次受伤，故死。此即一脏不再伤之义也。若其人平日素伤于心者，适犯暑邪，必乘虚而入于心。心受邪，而病势必乘虚而入于肺。医能识此，即于清暑之中，兼保其肺，如东垣之清暑益气汤，虽治已病之心，而实兼治未病之肺也。孙真人之生脉散，是预防其邪，而专治未病之剂也。至若暑邪太甚，类于伤寒者，人参败毒散，亦驱邪保正之剂，最宜者也。若专任苦寒，以为清暑，此即中工之治已病耳。如久坐湿地，强力入房，而伤肾者，理更深微。盖肾有两脏，一水一火，其伤有别。如久坐湿地而受病者，常人有之，富贵者少。然其所伤在右肾居多，何也？湿就下而伤右肾之火，右肾之火，乃水中之火也。即坎中之真阳也。伏而不发，受邪则发矣。发则便为邪火，邪火能撼动心君之火，而心亦受伤矣。故其人平日素伤于湿者，适犯暑邪，必乘虚而入于右肾，右肾受邪，而病势必乘虚而传于心。其见证也，必现假热之象，或格阳而面赤者有之，躁而舌黑者有之，神昏而目定者有之。医能识此，即于驱邪之中，兼扶其阳，如仲景麻黄附子细辛汤，附子理中汤，虽治已病之右肾，而实兼扶未病之心阳也。金匮八味丸，是预防其邪，而专治未病之剂也。如强力入房而受病者，常人鲜有之，然其所伤在左肾居多，何也？精气泄而伤于左肾之水，左肾真阴之脏也。精竭则阴亏，阴亏则血亏，心为离，而离中之真阴，血也。故阴亏而血必枯，血枯则心亦受伤矣。若其人平日素伤于左肾者，适犯寒邪，必乘其虚而入于左肾。左肾受邪，而病势必乘虚而传于心。其见证也，必现假寒之象，或格阴而面黑者有之，外寒而内燥者有之，四逆而目赤者有之。医能识此，即于驱邪之中，兼救其离中之阴，如仲景之通脉四逆汤、犀角地黄汤、人参白虎、黄连阿胶汤之类，虽治已病之左肾，而实兼治未病之心也。六味地黄汤丸、龟鹿人参等胶，是预防其邪，即所谓损其肾者益其精，亦专治未病之剂也。当此真假疑似之际，若非细心求脉，投药一误，害如反掌。故云凭脉而不凭证，可也。又如饮食劳倦伤脾者，饮食之伤，伤于胃而为实。劳倦之伤，伤于脾而为虚。治实当兼顾膀胱，治虚当兼顾右肾。恚怒气逆伤肝者，治当兼顾其脾。形寒饮冷伤肺者，治当兼顾其肝。以此研求类推，细心体会，庶不负越人之深意也。至于间脏而传其子者，盖因所伤未甚，因其未甚，故平日未克其所胜之脏腑，其受邪而病，亦不传其所胜之脏腑，而传其所生之脏腑也。余故曰：若腑病传其所胜，亦如脏病之难治也。于斯益明矣。

……

谓病自有虚实也。即此自有虚实一句，乃示人以法外之法也。得乎此，即经所谓不治已病，治未病之法亦得矣。凡人脉之虚实，必因病而见，未有病见虚实，而脉不见虚实者也。今言自有虚实，乃五脏自有相制之虚实，不同于脉之虚实论也。如肝实而肺虚，肝木受制于肺金者也。因肺虚不能制肝，所以谓之肝实。若治肝之实，非矣。医当补肺金之虚，则肝之实，肺自能制之也。如肺实肝虚，肺乃制肝者也。肺既实则制肝太过，若徒补肝之虚，而不治其致虚之源，亦非矣。医当泻肺金之实，则肝木自能条达也。若不能治其致虚之源，苟能知虚知实，犹不至于大谬。更有不知相制之虚实，反补其实而泻其虚，损不足而益有余，使轻证必重，重证必死，所谓中工之害也。

清·孟今氏《医医医·世界对于医者之医方》

又仲景见侍中王仲宣时年二十余，谓曰：君有病，四十当眉落，眉落半年而死，令服五石汤可免。仲宣嫌其言忤，受汤不服。居三日，见仲宣，谓曰：服汤否？仲宣曰：已服。仲景曰：色候固非服汤之诊，君何轻命也。仲宣犹不言，后二十年，果眉落，落后一百八十七日而死。此二事者，所谓圣人治未病也。愚尝于中风、虚劳两证辄先谆谆于人，如扁鹊之于桓侯，仲景之于仲宣，唯人不曰危词耸听，即曰意别有在，卒之皆竟如桓侯、仲宣。

清·陆懋修《不谢方·世补斋不谢方小引》

疾病二字，世每连称。然今人之所谓病，于古但称为疾。必其疾之加甚始谓之病。病可通言疾，疾不可遽言病也。子之所慎者疾，疾者未至于病。及子路请祷，又欲使门人为臣，则曰子疾病。《左传》于魏颗辅氏之役，述其父武子疾，既而曰疾病。又陈文子召无宇于莱，亦曰无宇之母疾病。此皆以病字别为一句。病之为言困也，谓疾至此困甚也。故《内经·四气调神论》曰：圣人不治已病治未病。病已成而后药之，譬犹渴而掘井，斗而铸兵，不亦晚乎？经盖谓人于已疾之后未病之先即当早为之药。乃后人以疾为病，认作服药于未疾时，反谓药以治病。未病何以药为？不知经言未病正言已疾。疾而不治，日以加甚。《仪礼·既夕记》：疾病，外内皆扫。郑注：疾甚曰病。郑于"丧大记"首句义同，并足取以证。《说文》：疾，病也。病，疾加也。两义再证以《周礼》：疾医。贾疏引《汉书·艺文志》：有病不治，恒得中医。则谓药不中病，不如勿药，非谓既病而可弗药也。汇而观之，可见病甚而药，药已无及。未至于病即宜药之，此则《内经》未病之旨，岂谓投药于无疾之人哉？夫病必使之去，不可使之留。

清·周学海《脉义简摩·形象类》

又如肝病，诊得脾虚，虑其传脾，即预为裨脾；诊得肺盛，虑其克肝，即急为泻肺。此经所谓治未病者，亦与诊隐疾之脉同法也。

民国·陆锦燧《景景医话·圣人不治已病治未病解》

《金匮》云："上工治未病，何也？师曰：治未病者，见肝之病，知肝传脾，当先实脾，余脏准此。"《不谢方·序》云："疾甚曰病。"谓人于已疾之后未病之先，即当早为之药。引《说文》："疾，病也。病，疾加也"为证。两说不同。愚按《内经》云"善治者治皮毛，其次治肌肤，其次治经脉，其次治六腑，其次治五脏，治五脏者，半死半生也。以及风寒客于人，使人毫毛毕直，皮肤闭而为热，当是之时，可汗而发也"云云一节，俱可为治未病之根据，以经证经，毫无疑义，故扁鹊治齐桓侯，在腠理、在血脉、在肠胃谓为可治，在骨髓则望而却走，是未病失治，已病则不治也。

第二节 早期诊治

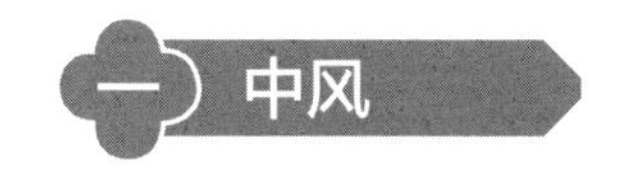

一 中风

隋·巢元方《诸病源候论·风病诸候》

风偏枯者，由血气偏虚，则腠理开，受于风湿，风湿客于半身，在分腠之间，使血气凝涩，不能润养，久不瘥，真气去，邪气独留，则成偏枯。其状半身不遂，肌肉偏枯，小而痛，言不变，智不乱是也。邪初在分腠之间，宜温卧取汗，益其不足，损其有余，乃可复也。

宋·杨士瀛《仁斋直指方论·诸风》

夫圣人治未病之病，知未来之疾，此其良也。其中风者，必有先兆之证：觉大拇指及次指麻木不仁，或手足少力，或肌肉微掣者，此先兆也，三年内必有大风之至。经云：急则治其标，缓则治其本。宜调其营卫，先服八风散、愈风汤、天麻丸各一料为效，宜常服加减防风通圣散预防其病，则风疾不作而获其安矣。

愈风汤 初觉风动，服此药不致倒仆，此乃治未病之圣药也。又治中风症，内邪已除，外邪已尽，当服此药以行导诸经，久服大风悉去，纵有微邪，只从此药加减治之。然治病之法，不可失于通塞，或一气之微汗，或一旬之通利，如此乃常服之法也。久则清浊自分，营卫自和矣。

羌活 甘草 防风 当归 蔓荆子 川芎 细辛 黄芪 枳壳 人参 麻黄 香白芷 甘菊花 薄荷 枸杞 柴胡 知母 地骨皮 独活 杜仲 秦艽 半夏 前胡 厚朴 熟地黄 防己各二两 茯苓 黄芩 芍药各三两 石膏 苍术 生地黄各四两 肉桂一两

上锉。每服一两，水二钟，生姜三片煎，空心服，临卧煎滓服。空心一服，吞下二丹丸，谓之重剂；临卧一服，吞下四白丹，谓之轻剂。……如风秘，服之永不结滞。此药与天麻丸相为表里，治未病之圣药也。若已病者，更宜常服。

宋·王执中《针灸资生经·偃伏头部中行十穴》

《明堂经》治中风，言语謇涩，半身不遂，凡灸七处亦先于百会，北人始生子则灸此穴，盖防他日惊风也。

金·刘完素《素问病机气宜保命集·中风论》

凡觉中风，必先审六经之候，慎勿用大热药乌、附之类。故阳剂刚胜，积火燎原，为消、狂、疮、肿之属，则天癸竭而荣卫涸，是以中风有此诫。故经所谓："邪风之至，疾如风雨。"《易》曰："挠万物者，莫疾乎风。"若感之浅者，留于肌肤，感之深者，达于骨髓，盖祸患之机，藏于细微，非常人之豫见，及其至也，虽智者不能善其后，是以"圣人之教下，皆谓之'虚邪贼风，避之有时'"。故中风者，俱有先兆之证，凡人如觉大拇指及次指麻木不仁，或手足不用，或肌肉蠕动者，三年内，必有大风之患。经曰："肌肉蠕动，名曰微风。"宜先服八风散、愈风汤、天麻丸各一料为效。故手大指、次指、手太阴、阳明经，风多着此经也，先服祛风涤热之剂，辛凉之药，治内外之邪，是以圣人治未病，不治已病。又曰："善治者，治皮毛"，是止于萌芽也。故"初成者获愈，固久者伐形"，是治病之先也。

明·龚廷贤《寿世保元·预防中风》

一论中风者，俱有先兆之症。凡人如觉大拇指及次指麻木不仁，或手足少力，或肌肉蠕动者，三年内必有大风之至。《经》曰：肌肉蠕动，名曰微风。故手大指、次指，手太阴、阳明经，风多着此经也，当预防之。宜朝服六味地黄丸或八味丸，暮服竹沥枳术丸与搜风顺气丸。二药间服。久而久之，诸病可除。何中风之有？是以圣人治未病而不治已病。

明·王纶《明医杂著·风症》

乾坤生意方云：凡人手指麻软，三年后有中风之疾，可服搜风顺气丸、天麻丸、秦艽汤之类以预防之。彼惑此而恪服之，以致大便不禁，饮食不进而殁。窃谓预防之理，当养气血、节饮食、戒七情、远帏幕，若服前药以为预防，适所以反招风而取中也。

明·赵献可《医贯·中风论》

《乾坤生气》云："凡人有手足渐觉不遂，或臂膊及髀股指节麻痹不仁，或口眼歪斜、语言謇涩，或胸膈迷闷、吐痰相续，或六脉弦滑而虚软无力，虽未至于倒仆，其中风晕厥之候，可指日而决矣，须预防之。"愚谓预防之理，当节饮食，戒七情，远房事，此至要者也。如欲服饵预防，须察其脉症之虚实。如两尺虚衰者，以六味地黄、八味地黄培补肝肾；如寸关虚弱者，以六君子、十全大补之类，急补脾肺，才有补益。若以搜风顺气，及清气化痰等药，适所以招风取中也，不可不知。

明·朱橚等《普济方·针灸》

经验方云：凡觉心中愦乱，神思不怡，或兼手足麻木，此是风将中之候。不问是风与气，宜速灸百会、风池、大椎、肩井、曲池、间使、足三里七穴，两边依次序自上及下灸之。如灸稍迟，气塞涎上。或失音将欲绝者，便可依此次序灸之。艾炷如苍耳大，各灸三壮，足三里灸五壮，轮日以次灸之，至随年壮乃止。大凡每遇春秋二时，可于此七穴时复灸之，以泄风气。如体中素有风气者，尤须留意此灸法，可保无虞。

明·丁凤《医方集宜·中风》

秦艽半夏汤 治手足酸麻及指麻，膊足无力，举动不便，预防偏枯痿痹之患。

橘红、半夏、秦艽、白茯苓、枳壳、白术、当归、川芎、威灵仙、薏苡仁、甘草、黄芩酒炒，上部甚加防风、羌活；气虚加人参；下部甚加牛膝、木瓜，水二钟，姜三片，煎八分，不拘时服。

明·张三锡《治法汇·预防中风》

张三锡曰，病之生也，其机甚微，其变甚速。达士知机，思患而预防之，庶不至于膏肓。即中风一证，必有先兆，中年人但觉大拇指及次指，时作麻木，或不仁，或手足少力，或肌肉微掣，三年内必有暴病，急摈除一切膏粱厚味，鹅肉，面酒，肥甘，生痰动火之物，即以搜风顺气丸，或滚痰丸，防风通圣散，时间服之，及审气血孰虚，因时培养，更远色戒性，清虚静摄，乃得有备无患之妙。肥人更宜加意，慎口绝欲，人参汤加竹沥煎膏，日不辍口，方是。大抵中年以后，多有此水弱火胜，热极生风，明矣。治火为先，古方愈风汤，四白丹，药多辛散，大非所宜，故皆不录。

明·薛己《内科摘要·元气亏损内伤外感等症》

州判蒋大用形体魁伟，中满吐痰，劳则头晕，所服皆清痰理气。余曰：中满者，脾气亏损也；痰盛者，脾气不能运也；头晕者，脾气不能升也；指麻者，脾气不能周也。遂以补中益气加茯苓、半夏以补脾土，用八味地黄以补土母而愈。后惑于《乾坤生意方》云：凡人手指麻软，三年后有中风之疾，可服搜风、天麻二丸以预防之。乃朝饵暮服，以致大便不禁，饮食不进而殁。愚谓预防之理，当养气血、节饮食、戒七情、远帏幕可也。若服前丸以预防，适所以招风取中也。

明·杨继洲《针灸大成·治症总要》

一论中风，但未中风时，一两月前，或三四个月前，不时足胫上发酸重麻，良久方解，此将中风之候也。便宜急灸三里、绝骨四处，各三壮，后用生葱、薄荷、桃柳叶，四味煎汤淋洗，灸令祛逐风气自疮口出。如春交夏时，夏交秋时，俱宜灸，常令二足有灸疮为妙。但人不信此法，饮食不节，色酒过度，卒忽中风，可于七处一齐俱灸各三壮，偏左灸右、偏右灸左，百会、耳前穴也。

明·李梴《医学入门·杂病提纲》

凡觉手足麻木，肌肉蠕动，如有虫行，心抑愦乱，宜乌药顺气散。如眉棱骨痛者，风之兆也，宜古防风汤加芩、连。

清·何惠川《文堂集验方·中风》

预防中风方　凡人觉大指、次指麻木，或眉棱骨痛，三年之内，定有风疾，宜服此方。更以慎起居，远房帏，节厚味醇酒为最要。

豨莶草三片，制法如前　制首乌　当归　熟地黄各八分　牛膝　续断　秦艽　五加皮　川芎赤芍各四两，俱为细末，炼蜜丸，桐子大。空心淡酒下三钱。

清·魏之琇《续名医类案·麻木》

黄履素曰：余年四十七时，忽患小指麻软，时作时止，每夏愈而冬甚。素闻指麻当防中风，因讲求预防之法。有言宜祛风化痰者，其说大谬。有言宜顺气活血者，谓气行则痰自消，血活则风自灭，其言近是。及读《薛氏医案》治蒋州判中满吐痰，头晕指麻，云：中满者，脾气亏损也；痰盛者，脾气不能运也；头晕者，脾气不能升也；指麻者，脾气不能用也。遂以补中益气汤，加茯苓、半夏以补脾土，用八味地黄丸以补土母而愈。后惑于《乾坤生气方》云：凡人手指麻软，三年后有中风之疾，可服搜风天麻二丸，以预防之，乃朝饵暮服，以致大便不禁，饮食不进而殁。夫预防之理，当养气血，节饮食，戒七情，远帷幕可也。若服前丸以预防，适所以招风取中也。读之快然，遂确守其法，盖于今十有三年矣。

清·王清任《医林改错·辨口噤咬牙》

记未病以前之形状

或曰：元气既亏之后，未得半身不遂以前，有虚症可查乎？余生平治之最多，知之最悉。每治此症，愈后问及未病以前之形状，有云偶而一阵头晕者，有头无故一阵发沉者，有耳内无故一阵风响者，有耳内无故一阵蝉鸣者，有下眼皮常跳动者，有一只眼渐渐小者，有无故一阵眼睛发直者，有眼前常见旋风者，有常向鼻中攒冷气者，有上嘴唇一阵跳动者，有上下嘴唇相凑发紧者，有睡卧口流涎沫者，有平素聪明忽然无记性者，有忽然说话少头无尾、语无伦次者，有无故一阵气喘者，有一手常战者，有两手常战者，有手无名指每日有一时屈而不伸者，有手大指无故自动者，有胳膊无故发麻者，有腿无故发麻者，有肌肉无故跳动者，有手指甲缝一阵阵出冷气者，有脚指甲缝一阵阵出冷气者，有两腿膝缝出冷气者，有脚孤拐骨一阵发软、向外棱倒者，有腿无故抽筋者，有脚指无故抽筋者，有行走两腿如拌蒜者，有心口一阵气堵者，有心口一阵发空、气不接者，有心口一阵发忙者，有头项无故一阵发直者，有睡卧自觉身子沉者，皆是元气渐亏之症，因不痛不痒，无寒无热，无碍饮食起居，人最易于疏忽。

清·郑玉坛《大方脉·杂病心法集解》

痰火内中之病，其来必有先兆，如神短忽忽，言语失常，上盛下虚，头眩脚软，皆痰火内发之先兆也。常服清热化痰、清气化痰二汤预防之。

清·郑玉坛《大方脉·伤寒杂病医方》

羌活愈风汤

凡中风必有先兆，服此预防之。中风初愈，常服行导诸经。

秦艽　石膏末各一钱　羌活　防已　防风　麻黄　桂枝　柴胡　前胡　薄荷　白芷　炙草　川芎　当归　茯苓　熟地　生地　地骨皮　蔓荆子　白菊花　北枸杞　炒白芍　蜜黄芪　制苍术　炙白术　制半夏　炒厚朴　煨枳壳　炒条芩各六分　人参　北细辛各三分　生姜引。

加重分量，研末，蜜丸。酒下二钱，日三服最妙。

清·顾金寿《重订灵兰要览·中风》

中风将发预防之方

黄芪蜜炙，五钱　防风一钱五分　人参一钱五分　橘红一钱　归身酒洗，二钱五分　木通二钱五分　山栀一钱　甘草五分　红花三分。脾胃虚弱，语言无力，再加人参三钱　干山药一钱五分　薏仁二钱　白术一钱。内热加山栀至二钱，仍多啖雪梨妙。渴加麦门冬二钱五分　五味子五分。眩晕加明天麻一钱，痰多而晕，更加旋覆花五分。脚膝麻痹无力，加杜仲姜汁炒去丝　牛膝酒浸　石斛酒浸，各一钱五分。夜卧不安，或多惊恐，心神不宁，加炒酸枣仁　茯神各一钱二分。上用水二钟，煎至一钟，入竹沥一杯、梨汁一匙，温服无时。

方书每以六经形证为定法，用小续命汤加减。岂不知《内经》云："风为百病之长，善行而数变。”必审十二经见证，庶无实实虚虚之诮矣。中风将发之前，未有不内热者。热极生风，能令母实。故先辈谓以火为本，以风为标。治法先以降心火为主，心火既降，肝木自平矣。此实则泄其子之法也。若作风治而以辛热之药疏之者，固贻害不小。而调气一法亦百无一验，明者更精思之。

清·高鼓峰《医宗己任编·四明心法》

类中风者，乃大虚也。其症卒然仆倒，眼合口角㖞斜，手撒遗尿，大抵见一种犹可，数种俱见不治。尤当急以手按其少腹，冰冷如石者，当急灸气海穴在脐下一寸五分，并用蒸脐法。薛氏治寒淫于内，治宜辛热，而神脱脉绝，药不能下者，急炒盐、艾、附子，热熨脐腹，以散寒回阳。又以口气补接其气，又以附子作饼，热贴脐间，时许，神气少苏。四明所谓蒸脐法，大略如此，附录以备参用。脉必二三至，阔大虚软如棉花，急煎人参一二两，附子一两，或有生者。初发时可救，迟则无及矣。俟其势定，方用人参五钱，黄芪二两，附子五钱，不数饮之，但觉脐下温和，手足运动，口眼能动是矣。待饮食如常，二便如故，大剂补中益气汤，加附子三钱，吞八味丸至两许。其有头目眩晕难开，开即见居室百物俱倒转，胸中漾漾，恶心欲吐，即类中风之渐也。急须节饮食，戒七情，远房事，以预防之。治法同上，但不必灸药物足矣。服药预防，当察其脉。如两尺虚衰者，六味、八味等丸培补肝肾；寸关虚弱者，六君、十全等剂，调补脾肺，才有补益。若服搜风顺气及清气化痰等药，适所以招风取中也。

清·魏荔彤《金匮要略方论本义·中风历节病脉证并治》

中风者，风证之一也。《内经》云：风者百病之长也，凡外感之证，无非风为之始，而中风其一端耳。风、痹、痿、厥四者，均有内因、外因、虚、实、寒、热，要皆为躯体之病，然外感者在临时，内因者在平日。善养生者，贵于思患而预防；善治病者，又贵于见机而早救。岂止四证为然哉？岂止中风为然哉？……其论中风者曰：夫风之为病，当半身不遂。此为风邪在经者标出总证也。然风淫末疾，风之中人，无不先见于手足者。《内经》言风证又云：或为偏枯。风之中人，见于手足，必偏于一手一足者，此仲景所以原始经文，而决人病机也。然经又云：风之感人也，上受之。上受之则上必病，而下或有不病者，故仲景又原始经文，而决人病机，言或但臂不遂者，此俱可谓之痹。痹在《内经》另有专论，何以中风又云为痹？不知痹之为义，闭塞也，结聚也。其人未至半身不遂之前，腠理之间、经络之际、分肉之中，必先有邪气闭塞结聚，而正气正血流行不获畅遂久矣。人身之气血停匀，则各安其步趋，进止有常度。若有所结聚之处，则必有所泄之处矣；有闭塞于里之邪，必将召乘伺于外之邪矣，所以痹者自痹，而中风者自中风。痹而不中风者有之，中风未有不由于痹者也。……然中风至于直中腑脏，则千百中无一二可救者矣，故仲景并不言治法也，不亦深可凛哉。后出侯氏黑散一方，亦为中经络者计耳。可见风中腑脏，治其未病，治不在已病也明矣。

清·吴谦《医宗金鉴·删补名医方论》

羌活愈风汤

治年近四旬，营卫不足，肝肾虚弱，风中经络。精神恍惚，语言不清，半身不遂，手足麻木，筋骨无力；或手足枯瘦浮肿，或手足筋挛不收。一切风病稍愈之后，调理俱宜此方。及初觉大指次指麻木不用，手足少力，或肌肉微掣，口眼跳动，若不预防调治，三年之内，风病必生，亦宜服之。

羌活　甘草炙　防风　黄芪　蔓荆子　地骨皮　川芎　细辛　枳壳　人参　麻黄　知母　甘菊花　薄荷　枸杞　当归　独活　白芷　杜仲　秦艽　柴胡　半夏制　厚朴姜制　熟地黄　防己以上各二两　芍药　黄芩　白茯苓各三两　石膏　生地　苍术各四两　官桂一两　前胡二两

上每服一两，水二盏，煎一盏，去滓，空心温服。如遇天阴，加生姜三片，临卧再煎，滓俱要，食远空心服。

清热化痰汤

治中风痰热，神气不清，舌强难言。

人参　白术　茯苓　甘草炙　橘红　半夏　麦冬　石菖蒲　枳实　木香　竹茹　黄芩　黄连　南星

水煎，加竹沥、姜汁服。

民国·张锡纯《医学衷中参西录·论脑充血证可预防及其证误名中风之由》

脑充血证即《内经》之所谓厥证，亦即后世之误称中风证，前论已详辨之矣。而论此证者谓其猝发于一旦，似难为之预防。不知凡病之来皆预有朕兆，至脑充血证，其朕兆之发现实较他证为尤显著。且有在数月之前，或数年之前，而其朕兆即发露者。今试将其发现之朕兆详列于下：（一）其脉必弦硬而长，或寸盛尺虚，或大于常脉数倍，而毫无缓和之意。（二）其头目时常眩晕，或觉脑中昏愦，多健忘，或常觉疼，或耳聋目胀。（三）胃中时觉有气上冲，阻塞饮食，不能下行；或有气起自下焦，上行作呃逆。（四）心中常觉烦躁不宁，或心中时发热，或睡梦中神魂飘荡。（五）或舌胀、言语不利，或口眼歪斜，或半身似有麻木不遂，或行动脚踏不稳、时欲眩仆，或自觉头重足轻，脚底如踏棉絮。

上所列之证，偶有一二发现，再参以脉象之呈露，即可断为脑充血之朕兆也。愚十余年来治愈此证颇多，曾酌定建瓴汤一方，服后能使脑中之血如建瓴之水下行，脑充血之证自愈。爰将其方详列于下，以备医界采用。

生怀山药一两　怀牛膝一两　生赭石轧细，八钱　生龙骨捣细，六钱　生牡蛎捣细，六钱　生怀地黄六钱　生杭芍四钱　柏子仁四钱

磨取铁锈浓水，以之煎药。

方中赭石必一面点点有凸，一面点点有凹，生轧细用之方效。若大便不实者，去赭石，加建莲子去心，三钱；若畏凉者，以熟地易生地。

民国·张锡纯《医学衷中参西录·论心病治法》

又心机亢进之甚者，其鼓血上行之力甚大，能使脑部之血管至于破裂，《内经》所谓“血之与气，并走于上”之大厥也，亦即西人所谓脑充血之险证也。推此证之原因，实由肝木之气过升，肺金之气又失于肃降，则金不制木，肝木之横恣遂上干心脏，以致心机亢进。若更兼冲气上冲，其脉象之弦硬有力更迥异乎寻常矣。当此证之初露朕兆时，必先脑中作疼，或间觉眩晕，或微觉半身不利，或肢体有麻木之处。宜思患预防，当治以清肺、镇肝、敛冲之剂，更重用引血下行之药辅之。连服十余剂或数十剂，其脉象渐变柔和，自无意外之患。向因此证方书无相当之治法，曾拟得建瓴汤一方，屡次用之皆效。即不能治之于预，其人忽然昏倒，须臾能自苏醒者，大抵脑中血管未甚破裂，急服此汤，皆可保其性命。连服数剂，其头之疼者可以痊愈，即脑中血管不复充血，其从前少有破裂之处亦可自愈，而其肢体之痿废者亦可徐徐见效。

[日]大冢敬节《中国内科医鉴·脑溢血》

平素有头内充血感、眩晕、精神亢奋不安、便秘、肩凝等之症状者，服用泻心汤、黄连解毒汤之类，以防病之未然。有年龄之妇人，最多患以上之症状，身体渐次有肥满之倾向者，从证服以上之方剂之外，可用桃核承气汤、桂枝茯苓丸之类。心胁下痞满，胸胁有苦满之状，及耳鸣、头痛、便秘等，与大柴胡汤。腹部膨满，抵抗力强，脉沉实便秘者，与承气之类。其他凡食毒、血毒、水毒，涩滞郁积。目的除在疏通而投药方者之外，从证可用当归

芍药散、大黄硝石汤、大黄牡丹皮汤。以上之方剂，一度罹本病已轻快者，有再发之危惧者，亦可选用之。石膏剂有软脉作用，凡兼动脉硬化症者，尽可从证运用之。当归芍药散所以预防脑溢血，甚有意外之效。余于本方，有去手足之希毗雷感，消散眩晕，屡能降下血压。一妇人患慢性肾脏炎，最高血压一百八十至二百，服本方时，必气分良好。而止有左手足希毗雷，头重，眩晕。又对于已袭脑溢血，此后时之人事不省，卒倒之一男子，最高血压在二百五十内外，右手感希毗雷，诉脱力，与此方合大柴胡汤。血压从百六十下降，发作消散，目下能活动于业务，而不见何种障碍。

清·李用粹《证治汇补·中风》

平人手指麻木，不时眩晕，乃中风先兆，须预防之。宜慎起居，节饮食，远房帏，调情志。更以十全大补汤加羌活常服，自愈。若古法，用天麻、豨莶、愈风等汤，开其玄府，漏其真液，适所以招风取中。预防云乎哉！

民国·张寿颐《中风斠诠·通治中风方之辨正》

隋唐以前，治中风者，不问外风、内风，恒以续命汤为主，貌似神非，复叠重累，已觉魔障万重，莫能排脱。迨至宋金以降，则更有所谓羌活愈风汤、大秦艽汤者，无论何种医书，说到中风一门，必以此作为必需之品。考其所用各药，麻防羌独、芎芷薄荆，大队疏风发散，而合以辛桂之温，芩地之清，参芪之补，混沌杂糅，盖亦与古人许多续命汤散同出一派。似此毫无纪律之师，扰乱有余，何能治病？而古今名贤，无不引为同调者，终是见理未明。论及中风昏仆，无不心摇意乱，既不知病从何起，又安能按部就班，定方选药？则姑且一盲群盲，谬引一二成方，聊为敷衍，于是吠影吠声，互相传述，而似此乱杂无章之药剂，遂为人人心目中共有之方法。医学黑暗，至于此极，殊可骇诧。而此方之议论，尤其一窍不通，全如梦呓。且果如所说，几于无一句不可以杀人，是诚不可以不辨。此方杂乱，喻嘉言已说尽其弊。兹更推究其源，谓即从续命一派而来，尤能窥见其隐，目光最为远到。盖自有愈风汤、大秦艽、三化汤诸方以来，久为俗书引得心迷意乱，学者安得不堕其术中？今得此论，恍如金鎞刮目，始觉大放光明。其曰：初觉风动，服此不致倒仆，此方乃治未病之圣药。夫使中风之病，果是外来之风，则猝然而感，本不能预先觉其动与不动也。惟内风暴动，当有先机。或为气火之上升，或为头目之眩晕。此时急宜清其肝热，而风或可熄。乃此方中许多辛散，发汗升提，内风得之，无不令其必致倒仆，是可谓之治未病之毒药。

二 虚劳

宋·陈自明《妇人大全良方·妇人痨瘵叙论》

唯膏肓俞、崔氏穴名四花，有六穴，若闻早灸之，可否几半？晚亦不济也。

明·汪绮石《理虚元鉴·虚劳当治其未成》

患虚劳者，若待其已成而后治之，病虽愈，亦是不经风浪，不堪辛苦的人，在富贵者犹有生理，贫者终难保也。是当于其未成之先，审其现何机兆，中何病根，尔时即以要言一二语指示之，令其善为调摄，随用汤液十数剂，或用丸剂、胶剂二三斤，以断其根，岂非先事之善策哉！

清·喻昌《医门法律·虚劳论》

仲景于男子平人，谆谆致戒，无非谓荣卫之道，纳谷为宝。居常调荣卫以安其谷，寿命之本，积精自刚，居常节嗜欲以生其精。至病之甫成，脉才见端，惟恃建中、复脉为主治。夫建中、复脉，皆稼穑作甘之善药，一遵精不足者补之以味之旨也，岂有泉之竭矣，不云自中之理哉。后人补肾诸方，千蹊万径，以治虚劳，何反十无一全，岂非依样葫芦，徒资话柄耶？及其血痹不行，仲景亟驱其旧，生其新，几希于痨瘵将成未成之间，诚有一无二之圣法，第牵常者不能用耳。试观童子脏腑脆嫩，才有寒热积滞，易于结癖成疳，待其血痹不行，气蒸发热，即不可为。女子血干经闭，发热不止，痨瘵之候更多。待其势成，纵有良法，治之无及。傥能服膺仲景几先之哲，吃力于男子、童子、女子，瘵病将成未成之界，其活人之功，皆是起白骨而予以生全，为彼苍所眷注矣。

清·傅山《大小诸证方论·傅青主先生秘传杂症方论》

未成劳病，而将成劳病者，方用：熟地一两　地骨皮五钱　人参五钱　麦冬五钱　白术一钱　山药三钱　白芥子三钱　北五味三分，水煎服。

清·陈士铎《石室秘录·全治法》

更有一法，治人虚劳而未成痨瘵之症。方用熟地一两　山药一两　山茱萸三钱　麦冬三钱　枣仁一钱　人参一钱　茯苓二钱　陈皮一钱　甘草一钱　沙参三钱　白芥子一钱　芡实五钱　白芍三钱　远志八分　丹皮一钱，水煎服。此方亦通身补其气血之方也，不寒不热，不多不少，不偏不倚，乃至中之方，当以此为主，治初起之痨役也。盖痨役之方，当世推尊补中益气。其方原无不利，但补中益气汤治饮食内伤兼带风邪者最妙，不能治无有风邪而兼痨役内伤之症也。吾今立方名为和平散，以治内伤而无外感者神效。亦全治之一法也。

清·何炫《何氏心传·归脾汤》

然患气虚失血者甚少，即思虑伤心，劳将成未成之界，未见肾阴虚诸症，而兼脾虚症候，或大便溏泄者，则宜是方。

清·何炫《何氏虚劳心传·大黄䗪虫丸》

倘能服膺仲景几先之哲，于男子、童子、女子瘵病，将成未成之候，胃气尚可胜药，急宜导其血，同人参以行之。

清·吴澄《不居集·水北道人治法》

和平散 治虚劳未成痨瘵之证。

熟地一两 山药一两 山萸肉 麦冬 沙参 白芍各三钱 茯苓二钱 枣仁 人参 陈皮 甘草 白芥子 丹皮各一钱 芡实五钱 远志八分

上药十五味，水煎服。

朱震宇曰：此通身补其气血之方也。不寒不热，不偏不倚，乃至中之方，当以此为主治初起之痨役也。

清·陈士铎《石室秘录·燥症门》

产妇产后，失血衄血，症俱不治。盖血少而又耗之也。然肯服六味地黄丸，亦能不死。而予更有奇方，名止失汤。人参一两 当归五钱 麦冬三钱 山茱萸五钱 三七根末三钱，水煎调服。一剂而血止，再剂而有生气矣。此方补气血以顾产，滋肺脉以救燥，止血以防脱，用之咸宜，所以奏功独神，胜于六味汤也。

产后血燥成瘵症者，乃产怯也。亦缘产时，失于调理，故成痨瘵，如何可治？亦于未成之先，而急治之乎？或于一月之外，见怯弱而不能起床者，急用救痨丹救之。熟地一两 当归一两 黄芪一两 人参一两 鳖甲五钱 山茱萸五钱 麦冬一两 白芍五钱 白芥子一钱，水煎服。此方气血双补，不寒不热，初起痨瘵最宜，而产后尤能奏效。乘其初起，投以此方，无不生者。万勿因循，至于日久而不可救也。

清·鲍相璈《验方新编·劳症诸方》

枇杷膏：专治劳伤虚损，吐血咳嗽，发烧，身体瘦弱，四肢酸软，精血疲倦，腰背疼痛，饮食不进，以及一切不足弱症，服之屡效，咳嗽尤应验如神。轻者二三料痊愈，重者四五料除根。贫富可用，不必另服别药，免致误用害事。即无病常服，可保身强神旺。此方得自仙授，药极平易，功最神奇，见者广传，功德无量。枇杷叶五十六片，新鲜者更佳，洗净毛　大梨二个，深脐者佳，皮心，切片用　白蜜半钟，先熬，滴水成珠，大便干燥者多加，大便溏泄者不用，以白糖代之　大枣半斤，或黑枣，徽枣亦可　建莲肉四两，不去皮。先将枇杷叶放铜锅内，砂锅亦可，以河水煎出浓汤，用绸沥清汁，去叶与渣不用，后将梨、枣、莲、蜜和入煎熬，以莲肉融烂为止，用瓷瓶收贮，随意温热食之。凡虚病服药多，则脾胃受伤，饮食减少，病更加重。虚弱咳嗽者，若不早治，肺损难治，惟此方最益肺脏，治咳嗽应效如神。如虚弱并不咳嗽者，枇杷叶不用，只用河水同煮。咳嗽多痰者，加川贝母一两，研极细末，俟煮熟时入内，煮一二滚取起。若吐血，用藕节二十一个，捣汁同煮。冬月多制，久收不坏，夏月随食随制。

北宋·王怀隐等《太平圣惠方·治小儿发疹痘疮诸方》

治小儿脏腑伏于热毒，未成疹痘疾候，四肢微觉有热，食物似减，头发干竖，或时额多微热，宜服生油方。

生油一小盏，以人体熟水一小盏，旋旋倾熟水入油盏内，不住手，以杖子打搅，直候入熟水尽。更打令匀如蜜，即止。夜卧时，三岁前至百日及一晬内，每服二蚬壳。五岁至七岁，每服三蚬壳。十五岁以前，每服三大蚬壳至半合，直至大人。每服一合至二合，量大小增减与服之，服后良久，令卧少时，服三五服，大小便利，四肢热退，疹痘不生也。

明·汪机《痘治理辨·预防痘疹》

冬月应寒而反温暖，前人推度，至春阳气发生与冬之伏热相搏，必生痘疹，故于冬月见儿头发竖直，饮食似减，此伏热之兆，便宜预服油剂，或升麻汤、三豆饮子，消毒饮子以防之。

明·王肯堂《幼科证治准绳·心脏部》

古人养生或治病者，常顺四时之气，谓之勿伐天和，如春夏养阳，秋冬养阴，饮食起居，各有攸宜。凡疮疹发热之时，其初发表解肌，四时各有主方，春用羌活汤痘发热，夏用五苓散惊，秋用参苏饮，冬用五积散，四时通用人参败毒散。又如春肝旺，风木主事，调养之法，宜四物汤失血加防风、黄芩、木香、青皮、羌活，以折风木之胜，又以四君子汤不能食加白芍药、桂心，以补脾之受制，相间服之。夏心旺，热火主事，宜黄连解毒汤烦躁加麦门冬、五味子，以补肺之不足。秋肺旺，燥金主事，宜泻白散肺合甘桔汤咽喉加牛蒡子、马兜苓，以散肺中之邪，又以四物汤去川芎，加天麦门冬、天花粉，以润其燥。冬肾旺，寒水主事，宜五积散以散表之寒，理中汤泄利加黄芪、炙木香、丁香，以胜里之寒。此四时之治法也。如天有暴风，连日不止，恐有风邪，桂枝葛根汤。夏月盛暑，或非时之热，人参白虎汤渴。冬月严寒，或非时之寒，四君子汤加桂枝、生姜。久雨湿盛，五苓散加苍术。此四候者，必疮变色有异证，可依其法治之，苟无他候，不可妄治也，惟谨帷幕，远风寒，毋令大热，毋令大寒，但常和暖，更常服蝉蜕膏，盖此膏能御风邪，辟恶气，透肌快瘢疹也。房室之中，常烧辟秽香禁忌，勿得间断。

明·熊宗立《山居便宜方·痘疹疮证》

油剂法　治天行痘疫，小儿发热，热成痘疮，预服此以止之。

生麻油　童子小便各半盏，一方只用熟水半盏，不用童便

逐旋和，以柳枝频搅，令如蜜，每服二蚬壳许，服毕令卧少时，但服三四天，小便微利，身凉热退，即不成痘疮之证。若痘疮形证已露，则便不可服。

又法　以手蘸麻油摩儿背脊中间，亦验。

明·丁凤《医方集宜·痘疹门》

治小儿发热未见形，疑似之间宜用此药和解之。

升麻　葛根　芍药　甘草　人参　川芎　羌活　防风

每贴用水一钟，姜一片，煎五分服。

明·徐春甫《古今医统大全·痘疹泄秘》

痘出气喉，初甚细小不觉，若微露其机者，用甘桔汤预防。

明·董宿《奇效良方·疮诊论》

前人于疮疹，防微杜渐，无不尽其意焉。见小儿遇天气温热，或冬温，恐发疮疹，遂以犀角玳瑁二味，磨汁与服之，以茜草煎汁与消之，则未发者令内消，已发者亦能解利，使毒气不致太盛。或有伏热，疮疹未出，四肢微热，饮食似减，头发干立，或时额多微热，宜服生油方最佳。

明·徐谦《仁端录·呛逆门》

见痘之初，即宜清肺、补肾、调脾、益肝。先哲用桔梗汤、解毒汤，并加荆芥、防风、牛蒡、麦冬、杏仁、元参、山豆根之类服于将发未发之前，所以清气道，不使毒犯咽喉，预防之法也。

清·周学海《脉义简摩·麻疹辨略》

凡寒暑伏毒蓄愈久则发愈烈，多不可救。惟于未发之先察知其隐，而豫为消解最妙。

民国·曹颖甫《经方实验录》

第一六案葛根汤证

惟窃意与其补治于后，宁早用葛根预防于前，故余之治小儿麻疹，葛根乃为第一味要药。

四 痈疽疮疡

南北朝·刘涓子《刘涓子鬼遗方·相痈疽知是非可灸法》

痈疽之甚，未发之兆，饥渴为始，始发之始，或发日疽臭，似若小疖，或复大痛，皆是微候，宜善之。欲知是非，重按其处，是便隐痛，复按四边，比方得失。审定之后即灸。第一便灸其上二三百壮，又灸四边一二百壮，小者灸四边，中者灸六处，大者灸八处，壮数、处所不患多也。亦应即贴即薄，令得所即消，内服补暖汤、散。不已，服冷药，外即冷薄。不已，用热贴。贴之法，开其口，泄热气。

宋·杨士瀛《仁斋直指方论·痈疽证治》

加味八味丸　降心火，生肾水，治诸渴疾。痈疽未发前、已瘥后渴证通用。

好熟地黄洗、焙，二两　山药锉，微炒　山茱萸蒸，取肉，焙。各一两　辣桂去粗皮，半两　泽泻截作块，酒蘸，磁器盛，甑内蒸五次，锉，焙　牡丹皮焙　白茯苓各八钱　真北五味子慢火焙透，另研，一两半

上为末，炼蜜候冷，和丸桐子大。每服三十丸，空心盐汤下。

北宋·王怀隐等《太平圣惠方·痈疽论》

夫保命全生者，谒医于无伤，防萌于未形，理之于未成。是谓朝觉而夕理，使身被痈疽之疾，致令脓血之聚者，不亦去道远乎。脓水已成，则死者十有八九矣。岂不慎欤。然而发有多端，感动不一，为疮为疖为痈为疽。初觉小异，须怀大怖，时人轻之，误死者众。岐伯曰：夫痈疽初生，其状至微，人多不以为急，此实奇患，唯宜速疗之，病成难救。

元·危亦林《世医得效方·藿香养胃汤》

尚未成疮，才觉肿硬作痛，以葱旱熨之。其法：用中样小海味瓶口宽

者，以炭火入瓶内，上以热灰填满，平瓶口，用葱叶及葱白捶损，令遍覆瓶口，以手帕子裹定倒执，将瓶口向肿处，任意轻轻熨之，有验。

元·汪汝懋《山居四要·卫生之要》

治痈疽背疮初发者，蒜一片厚二纸，置痛处，以热艾灸二七壮。

宋·郭思《千金宝要·头面手足瘰疬疮漏》

鼠漏肿核未成脓，以柏叶着肿上，熬盐着叶上熨之，令热气下即消。

明·薛己《薛氏医案·外科心法》

尝观上古有砭石之制，《内经》有九针之别，制虽不同，而去病之意一也。且疮疡一科，用针为贵。用之之际，虽云量其溃之浅深，尤当随其肉之厚薄。若皮薄针深，则反伤良肉，益增其溃；肉厚针浅，则脓毒不出，反益其痛。用针者可不慎哉！至于附骨疽，气毒流注，及治经久不消，内溃不痛，宜燔针开之。若治咽喉之患，当用三棱针。若丹瘤及痈毒，四畔赤焮，疼痛如灼，宜砭石砭之，去血以泄其毒，重者减，轻者消。如洪氏室，心腹痈，脓胀闷瞀，以卧针刺之，脓出即苏。一人患囊痈，脓熟肿胀，小便不利，几殆。急针之，脓水大泄，气通而愈。大抵用针之法，迎而夺之，顺而取之。所谓不治已病而治未病，不治已成而治未成，正此意也。今之患者，或畏针而不用，医者又徇患者之意而不针，遂致脓已成而不得溃，或得溃而所伤已深矣，卒之夭亡者，十常八九，亦可悲夫！

明·万表《万氏济世良方·诸病灸法》

痘疔：隔蒜灸之。若毒盛不知痛者，不用隔蒜，就当着肉灸之。务要痛者灸至不痛，不痛者灸至痛。若灸后疮头红肿发焮，仍挑出毒血，继以艾火尤好。如或挑破而不痛，不出血或吮出血而吐于水中色黑者不治。痘痈初起未成脓时，即于毒上隔蒜灸之亦可消散。

元·杨清叟撰，明·赵宜真集《仙传外科秘方》

夫痈疽疔生脓水之成，非天降，非地出，盖积之所成也。夫保全性命者竭医于无伤，防萌于未形，理之于未成，是谓朝觉而夕理。然而发有多端，感动不一，为疮、为疖、为疔、为痈、为疽？初觉小异，须怀大怖时，人轻之误死者众。夫痈疽初生其状至微，人多不以为然，宜速疗。热发于皮肤之间，是以浮肿根小，至大不过一二寸为痈也。大腑积热腾出于外内之间，其发暴盛肿，皮光软侵展广大为痈疽。有虚有实，虚则补之，实则泻之。有实热者易疗，虚寒邪热者难疗，肿起坚硬脓稠者为实，肿下软慢脓稀者为虚。

盖病多为方法而无次序，临时仓惶何能辨此疾之浅深，是以毙也。

明·王绍隆传，清·潘辑增注《医灯续焰·痈疽脉证》

大凡疮疽初生，皆如黍粒。其状至微，人多忽视，因成大患。能防于未形，理于未成。朝觉夕治，则必无危困矣。否则脓血结聚，毒入深沉，束手待毙，悔之何及。

清·张志聪《黄帝内经灵枢集注·寒热病》

余伯荣曰：痈疽之发，有因于风寒外袭者，有因于喜怒不测，食饮不节，营卫不和，逆于肉理，乃发为痈；阴阳不通，两热相搏，乃化为脓。然有发于股臂而死者，有发于项背而生者，此又以邪毒之重轻，正气之虚实，以别其死生，然病及五脏者必死。故因于外邪者，善治治皮毛，其次治肌肉；因于内伤者，使五脏之郁气，四散于皮肤，弗使痈肿于一部，所谓始萌可救，脓成则死，此上工之治未病也。

清·张锡纯《医学衷中参西录·论治疔宜重用大黄》

疮疡以疔毒为最紧要，因其毒发于脏腑，非仅在于经络。其脉多见沉紧。紧者毒也，紧在沉部，其毒在内可知也。至其重者，发于鸠尾穴处，名为半日疔，言半日之间即有关于人性命也。若系此种疔毒，当于未发现之前，其人或心中怔忡，或鸠尾处隐隐作疼，或其处若发炎热，似有漫肿形迹，其脉象见沉紧者，即宜预防鸠尾穴处生疔，而投以大剂解毒清血之品。其大便实者，用大黄杂于解毒药中下之，其疔即可暗消于无形。此等疔毒，若待其发出始为疗治，恒有不及治者矣。

清·沈金鳌《杂病源流犀烛·腿股膝膑踝足病源流》

至于未成骨疽，但环跳穴痛不已，即宜预防之。宜青草苍柏汤，不效，加麻黄一钱，用二三帖。

五 瘟疫

明·吴有性，清·蒋士吉，清·戴天章《温疫论广翼·注意逐邪勿拘结粪》

大凡客邪贵乎早治，乘人气血未乱，肌肉未消，津液未耗，病人不至危殆，投剂不至掣肘，愈后亦易平复。

明·徐春甫《古今医统大全·瘟疫门》

凡瘟疫初起之时，用正气羌活二汤皆可服。未病之先觉有时行，或三四日服一帖，则邪气自不犯。

明·武之望《济阴济阳纲目·瘟疫》

凡疫病初起之时，用藿香正气散，煎一大锅，每人服一碗，以防未然。若已病者，用九味羌活汤、六神通解散，皆有奇功。刘草窗曰：未病之人，三五日一服，乃却疫捷法。

清·陈廷儒《诊余举隅录·医案医话医论》

治已病不如治未病，治重病不如治轻病。因拟就一方，用扁豆四钱　焦曲三钱　陈皮二钱　枳壳　郁金各一钱五分　块滑石五钱　生草一钱。以方中重用扁豆、神曲，故称之曰"扁鹊神方"。戊子年，吾里霍乱极重，以是方传与亲友，凡有将吐将泻，或吐泻初起者，及早服之颇效。

清·余德埙《鼠疫抉微·论巢源千金恶核》

凡恶核初似被射工毒，无常定处，多恻恻然痛，或时不痛。人不痛者便不忧，不忧则救迟，救迟即杀人，是以宜早防之。尤忌鱼、鸡、猪、牛、马、驴等肉。其疾初如粟米，或似麻子，在肉里而坚似疱，长甚速，初得多恶寒，须臾即短气。速服药令毒散止，即不入腹也。入腹则致祸矣，切慎之。又曰：恶核、瘑病、瘭疽等多起岭表，中土鲜有，南方人所食杂类繁多，感病亦复不一，仕人往彼深须预防，防之无法，必遭其毒。惟须五香汤、小豆散、吴茱萸皆其要药，按伊古以来，事有万变而莫测者，断之以理则一也，病亦有万变而不穷者，治之以法则一也。矧其恶核与鼠疫，明明一致者乎，连属而载之，比类而书之，窃思鼠之生灭于人间，不自今日始也，即鼠之足以酿疫，亦不自今日始也，古人仅发明病之由于核而未曾发明核之由于鼠，兹引千金诸书所云，恶核以为鼠疫之一大明证，高明者幸勿哂其臆度也，附杂说二则。

清·王士雄《随息居重订霍乱论·热证》

霍乱湿多热少，道其常也，至于转筋，已风自火出，而有胜湿夺津之势矣。余自髫年，即见此证流行，死亡接踵。嗣后留心察勘，凡霍乱盛行，多在夏热亢旱酷暑之年，则其证必剧。自夏末秋初而起，直至立冬后始息。夫彤彤徂暑湿自何来？只缘今人蕴湿者，暑邪易于深伏，迨一朝卒发，渐至阖户沿村，风行似疫。医者不知原委，理中、四逆，随手乱投，殊可叹也！余每治愈此证，必询其人曰："岂未病之先，毫无所苦耶？"或曰病前数日手足心如烙；或曰未病之前，睹物皆红如火。噫，岂非暑热内伏，欲发而先露其机哉。智者苟能早为曲突徙薪之计，何至燎原莫救乎？

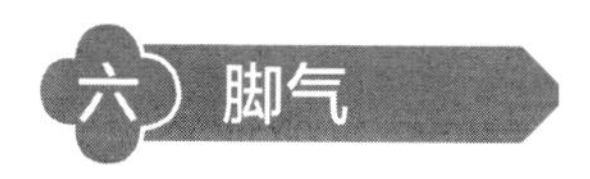

六 脚气

晋·葛洪《肘后备急方·风毒脚弱痹满上气方》

脚气之病，先起岭南，稍来江东，得之无渐，或微觉疼痹，或两胫小满，或行起忽弱，或小腹不仁，或时冷时热，皆其候也，不即治，转上入腹，便发气，则杀人。治之多用汤、酒、摩膏，种数既多，不但一剂，今只取单效，用兼灸法。

取好豉一升，三蒸三曝干，以好酒三斗渍之，三宿可饮。随人多少，欲预防不必待时，便与酒煮豉服之。脚弱其得小愈，及更营诸方服之，并及灸之。

北宋·王怀隐等《太平圣惠方·脚气灸法论》

凡得脚气，便速灸之，并服诸汤散，无不瘥者，唯宜急治之。若人但灸而不服药，服药而不灸者，则半瘥半死矣。若著灸服药得瘥者，或至一二年后更发动，觉得便须依法速灸之而兼服汤散者，治十十愈。若轻此病者，当时虽不即恶，疗之不猛，根源不除，久久期于杀人，不可不精以为意也。凡风毒气，若攻内，则心急壅闷，不疗至死。若攻外，毒出皮肤，则顽痹不仁，宜摩膏为佳。若未出皮肤，在荣卫刺病者，随痛处急宜灸，二三十壮即瘥。不必要在正俞穴也，但腹背手足诸要穴皆能疗此病。纵明堂无正文，但随所苦火艾彻处毒气便散，远方无药物处，便宜灸之。如不遇仓卒依穴次第灸之，善莫加矣。又灸疮瘥后，瘢色赤白平复如本，则风毒尽矣。若色青黑者，其毒仍在，更灸勿止，待肢体轻利，乃住矣。

明·郭鉴《医方集略·脚气门》

调养之法，四时中皆不可坐卧立于湿冷之地，不得因酒醉汗出脱衣，入水跣足，当风取凉。初觉病，灸所觉处二三十壮而愈。忌嗔恐心烦也。忌大语，恐伤肺也，忌饮食、纵欲过度。两脚胫常令温暖，虽暑月常须着绵袴，至冬寒倍之，微汗大佳。寻常食后，行三五百步，疲倦便止，恶气当随步下散也。

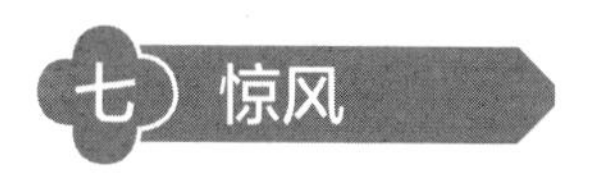

七 惊风

明·万全《幼科发挥·脐风》

治初病。儿生旬日之后，脐风为恶病也。凡觉小儿喷嚏多啼，此脐风欲发之候。急抱小儿向明亮处，审视口中上腭，有泡如珠如米，或聚或散，此病根也。其色白者初起也，黄者久也，可用银挖耳，轻手刮出。煎甘草薄荷汤拭洗之，预取桑白皮汁涂之。自此日日视之，有则去之，不可因循，以贻后祸。所谓中工治初病，十全六七也。

清·袁于江《生生宝录·保产录》

小儿初生，惟脐风为恶候。铁镜云：看见两眼角黄，必有脐风。然禀受厚者，满面红黄难辨，惟令乳母于一七内，时常摸儿两乳，乳内有一小核，又看小儿不时喷嚏，更多啼哭，吮乳口松是真候也。急用姜片或蒜片贴于脐上及左右共三处，隔半指远，用灯火各炙七壮，共二十一壮。再用冬瓜皮焙研细末，以好墨捣烂蒸汁调和，敷于脐之四围。又冬瓜皮煎水一匙，服之立效。又有气息喘急，啼声不啼，或肚上青筋，吊疝作痛，此胎毒夹风邪入脏，外照前灯火，内服指迷七气汤，若稍缓则难救矣。

汉·张机《金匮要略·肺痿肺痈咳嗽上气病脉证治》

始萌可救，脓成则死。

宋·郭坦《十便良方·恶疾大风论》

然有人数年患身体顽痹，羞见妻子，不告之令知。其后病成，状见分明，乃云：犯药卒患。此皆自误。然斯疾虽大，疗之于微，亦可即瘥。……一遇斯疾，即须断盐，常进松脂；一切公私物务，释然皆弃，犹如脱履；凡百口味，特须断除，渐渐辟谷；不交俗事，绝乎庆吊，幽隐岩谷；周年乃瘥，瘥后终身谨房，犯之还发兹疾。

宋·赵佶《圣济经·气形充符章》

结为积聚，气不舒也。逆为厥狂，气不降也。宜通而塞则为痛，气不达也。宜消而息则为痏，气不散也。婴之为瘿，留之为瘤，亦气之凝尔。然后祝由以移变其精气，针石以补泻其虚实，汤液以涤除其壅闭，此皆治已病而非治未病。若是则岂识夫阴阳升降，气流形和，止疾于未萌者，固自有道也。夫阴阳升降，则相济而不相胜，气于是流而不息。气流而不息，则形和而不乖矣。以此而止疾于未萌，是谓知是道。

元·朱震亨《丹溪治法心要·胎孕》

脉之，两手虽平和而左弱甚，此胎必堕，此时肝气既平，参、术可用矣，遂以始之参、术等兼补之，预防堕胎以后之虚，服之一日，其胎自堕，却得平稳无事。

明·万全《养生四要·寡欲》

五味稍薄，则能养人，令人神爽；稍多，随其脏腑各有所伤。故酸多伤脾，辛多伤肝，咸多伤心，苦多伤肺，甘多伤肾，此乃五行之理。初伤不觉，久则成患也。

古人食必兼味者，相因欲其和也。无放饭，无流歠者，节以礼，谨防其过也。凡人食后，微觉胸中不快，此食伤也。即服消导之剂，以助脾之腐化，不可隐忍，久则成积矣。**加味二陈汤**主之：

橘红　白茯苓各七分　半夏制，一钱　炙草三分　川芎　苍术　白术各八分　山楂肉钱半　砂仁五分　神曲另研末炒，七分　香附一钱

上除麦蘖炒为末，另包。余药细切，水二盏，姜三片，大枣三枚，煎一盏，去渣，调上神曲、麦芽末服之。

清·张志聪《黄帝内经灵枢集注·癫狂》

上工之治未病者，治其始蒙也。夫癫疾多因于阴实，狂疾有因于阴虚。故越人曰：重阴者癫，重阳者狂。盖阴虚则阳盛矣。夫阴虚阳盛，则当泻阳补阴矣。然阴精生于阳明，而阳气根于阴中，阴阳互相资生之妙用。学者细心体会，大有裨于治道者也。

见厥证而先以治厥之法清之，即所以治未病也。

清·魏荔彤《金匮要略方论本义·肺痿肺痈咳嗽上气病脉证治》

师为肺冷而干燥将致痿者，立甘草干姜汤一方；为肺热而枯焦将致痿者，立麦门冬汤一方，皆预治肺痿之法也。师为有表邪而肺郁，恐成痿与痈者，立射干麻黄汤一法；为无外邪而气上逆者，恐其成痈者，立皂荚圆一法；为有外邪而预理其肺者，立厚朴麻黄汤一法；有外邪而复有内热者，立泽漆汤一法，皆预治肺气，不令成痿、痈之意也。又为有外邪而肺胀急，立越婢加半夏汤一法；有外邪而复有内热，肺胀烦躁者，立小青龙加石膏汤一法，亦皆预治肺气，不令成痈、痿之意也。主治者果能明此，选择比属而用之，又何大患之可成乎！及肺痈已成，用葶苈大枣泻肺汤，久久吐脓如米粥用桔梗汤，皆不得已之婆心也，然已晚矣。观此知无病不宜预图，况在肺脏气元性命之最关重要者乎？慎勿失之东隅，而来桑榆之悔也，将无及矣。

清·魏荔彤《金匮要略方论本义·百合狐惑阴阳毒病证治》

阳毒之为病，厥阴血分蓄热较浅者也，热蓄必发，发则面赤斑斑如锦文，热之色也，咽喉痛，热毒之熏灼也，唾脓血，毒虽欲成脓，而不能尽成

脓，仍有血以杂之，郁其邪热不能宣，此血之结于厥阴，而就其可为升举者言之也，五日之内及早图维，散其阴分之热，升其深郁之阳，而毒可渐减，七日以上毒结于肝脏，必移患于心，心脏受邪，难于救矣。仲景主之以升麻鳖甲汤。升麻者升其阴分之郁热也；当归引入血分也……至于阴毒之为病，血分积热同于阳毒而更深更盛者也，面色青而不赤，厥阴脏色随热上发，且热极似寒，故不赤而青也，身痛如被杖，肝主一身之筋骨，肝脏毒结，则一身筋骨拘急而掣痛也，咽喉亦痛，而不唾脓血，热瘀于甚深之分，又正气弱而不能化脓也，此正如大疮无脓之危证也，亦期以五日可治，七日不可治，总贵图维之于早也。法用前方，而去蜀椒之热，雄黄之散，但以当归、鳖甲引升麻入阴血中，而济以甘草之解毒，庶几血分热升而厥阴毒解亦不容，不为一试者也，苟当其人三四日间目赤如鸠眼之时，即为升热，解毒何至沉伏结聚若此乎，善治者治之未病之先，善救者救之于可救之际，一误尚延日，再误促命期，千古之昭鉴也夫！

清·沈金鳌《杂病源流犀烛·头痛源流》

《入门》曰：肝脉溢大，必眩晕，宜预防之。

清·魏荔彤《金匮要略方论本义·脏腑经络先后病脉证》

问曰：经云：厥阳独行，何谓也？师曰：此为有阳无阴，故称厥阳。

【(魏)按】此条乃就脉之阴阳偏胜至于亢独，以辨其失中渐致之理，示人预识而知调济之法也。天气人气，俱有沴变，而在人得之为疾病，脉乃应之。问曰：厥阳独行，何谓也？盖诊之而阳胜偏亢之象也。名之曰厥阳，正阳也，在三阳为阳明，阳之胜而必聚于阳明，未亏阴分之血，先燥阳分之津，此阳胜而亢之疾必在胃，而脉必见于厥阳独行也。独行盛大之极，余脉虽有，不足以配合之，故独行也。师曰：此为有阳无阴，故称厥阳。阳亢于上，阴绝于下，阴阳脱离，而不治之证成矣。非急救其阴，以济其阳，庸有当乎？反是而阴独阳灭，有阴无阳，亦可类推而施救援也。即未至于厥阳独阴，苟有偏胜之机，早为察识而调和之，何至成有阳无阴、有阴无阳之危证乎？甚矣！上工治未病，为通篇之要言不烦者哉！

清·黄元御《四圣心源》

兔髓汤

甘草二钱　人参三钱　五味一钱　半夏三钱　龙骨煅，研，二钱　牡蛎煅，研，三钱　元参三钱　附子三钱，煎大半杯，温服。

阳脱则白日见鬼，阴脱则清旦目盲。阴阳既脱，无方可医，于其将脱之前，当见机而预防也。

清·胡杰《注穴痧症验方等四种·预防吊脚痧法》

暑热之时，切忌饱食，贪凉，露卧，或微觉不爽，胸前泛泛，顷刻非吐即下，急宜服药，胸前不快者，用鲜藿香叶十片　砂仁末炒，冲，五分　广皮钱半　焦曲钱半　广木香五分　甘草三分　煎汤饮之。无论热痧受暑皆可治也。胸前泛泛者，加法夏钱半　炒干姜六分；腹中痛者，加淡茱萸四分　开口川椒三分；手足作冷者，加桂枝五分　薄荷钱半；头痛畏寒者，加桂枝五分　苏叶钱半　生姜二片　杏仁三钱，随服随应。此治吊脚痧之平药也。

清·张志聪《侣山堂类辩·阳脱阴脱辩》

故治未病者，见阴精有亏，乃阳脱之渐，预培养其阴焉。若待阳气外脱，用桂附而欲其引火归原，不知阴精者阳气之生原也，其原已绝，又安所归乎？故阳脱而用桂附救之者，外因之脱也；治内因而用桂附者，助阳气之衰于下也。若阴虚而阳脱者非桂附可救。故曰阴阳虚脱，有外因内因之分，有偏胜偏绝之别。

清·柳宝诒《柳选四家医案·评选静香楼医案》

汗出偏沮，脉来不柔，时自歇止。知肝阳有余而胃阴不足，于是稠痰浊火，扰动于中，壅滞于外。目前虽尚安和，然古人治未病不治已病，知者见微知，着须加意调摄为当。

人参、川石斛、麦冬、南枣、制半夏、丹皮、茯苓、炙草、小麦。

民国·涂蔚生《推拿抉微·头项囟证治》

又头为六阳所会，七窍居焉。故小儿之头，四时宜凉。但见头热即有病生，宜预防之。

第三节　防止传变

一　阻截病传途径

（一）伤寒

汉·张机《伤寒论·辨太阳病脉证并治》

太阳病，头痛，至七日以上自愈者，以行其经尽故也。若欲作再经者，针足阳明，使经不传则愈。

汉·张机《伤寒论·辨厥阴病脉证并治》

伤寒厥而心下悸者，宜先治水，当服茯苓甘草汤，却治其厥；不尔，水渍入胃，必作利也。

宋·郭雍《伤寒补亡论·太阳经证治》

若欲解诸证未生时势，须先去火邪，宜救逆汤。

宋·吴彦夔《传信适用方·治感风中暑》

今传授神仙截伤寒四季加减百解散，无问阴阳二证，其间所用药味，各随经络治病，如伤寒在表未传入经，发热恶寒，腰脊强痛，连进二服，汗出而愈。

金·刘完素《素问病机气宜保命集·诸吐方法》

仲景云伤寒三四日，邪气未传于里，其邪气在上，用瓜蒂散吐而瘥。

明·薛己《薛氏医案·伤寒时气病后调养》

凡伤寒时气大病热退之后，先服参芪甘温之药一二服，以扶元气，随后便服滋阴生津润燥之药，盖大病后汗液外耗，水谷内竭，必有小便赤涩，大便秘结等症，须识此意预防之。

清·喻昌《尚论篇·太阳经中篇》

辨伤寒欲传不传，心悸而烦，宜用建中一法。

清·黄元御《伤寒悬解·太阳坏病入少阴去路》

少阴以寒水而化君火，平人水火交则肾水温。阴盛之人，水旺火衰，肾气原寒，病在太阳，表阳外郁，内寒已动。一有汗、下，温针之逆，阳亡土败，寒水无制，水邪泛溢，死不旋踵。扶阳明而抑少阴，良工当思患而预防也。

清·沈金鳌《伤寒论纲目·太阳经症》

陈士铎曰：人病发热，必先散其邪气。俟邪气速去，然后再扶其正气。则正气不为邪气所害。方用柴胡　荆芥　半夏　黄芩　甘草各一钱，煎服。则邪散而身凉。盖四时不正之气犯人，必由皮毛而入营卫。今用柴胡、荆芥，先散皮毛之邪。邪既先散，安得入里。半夏祛痰，使邪不得挟痰作祟。黄芩使不得挟火作殃。甘草和中，邪既先散，而正气又不相亏。人肯先服此药，何至由皮毛以入营卫、入脏腑，至传经深入哉。一方。柴胡　当归　山栀　甘草　陈皮各一钱　花粉　白芍各二钱。此方凡肝气郁者，一剂即快，不必专治外感也。治内伤初起者，神效。又方。当归二钱　柴胡　白芍　茯苓　甘草　桂枝各一钱　陈皮五分。冬月，加麻黄。此方专治伤寒初起者，神效。乘其尚未传经，可从补正之中，兼用祛邪之品而热散之也。盖初起之邪，尚不敢与正气相敌。故一补正气，而邪气自消。及一传经，则正气遁入脏腑不敢与邪相争，愈补而愈不能出矣。故一传经，药即不可用补。今用桂枝以散热，或加麻黄以祛寒，寒热相攻，邪难内入。又有正气之健以助之，所以一剂而愈也。

清·强健《伤寒直指·辨太阳病脉证治》

此以四逆治太阳经虚，欲入少阴者。盖发热头痛身疼，虽太阳表证，而脉沉，其势即欲入少阴，见厥逆吐利矣。虽见表证，急当救里，使邪不内侵，治未病之法也。

清·张志聪《黄帝内经灵枢集注·热病》

沈亮宸曰：热病三日，三阳为尽，三阴当受邪。如气口静而人迎躁者，此邪尚在阳，而未传于阴也，故当取诸阳。为五十九刺，以泻其热，而出其汗。实其阴以补其不足，勿使邪气之入阴也。

清·吕震名《伤寒寻源·阳明问答》

阳明一经，来路自太阳。去路自少阳。其太阳证未罢，而阳明证已见者，亟当从太阳领出其邪，以断阳明从入之路。若阳明证具，而少阳证未见者，当直折本经散漫之热，使胃中津液和而愈，以断阳明从出之路。若阳明证未罢，而少阳证已见者，又当亟从少阳和解之法，即以断从少阳转入三阴之路。此传经之邪，亟当相其人胃中之津液，前后照顾，预防变逆。

清·唐宗海《伤寒论浅注补正·辨厥阴病脉证》

厥证以作利为大忌，未利为预防。

民国·张寿颐《张山雷医集·太阳用桂、麻二汤法》

桂麻二汤，仲景所以治风寒初起之未化热者也。太阳发热而汗自出者，风伤卫也。此时卫病营未病，用桂枝去卫分之邪。

（二）痘疹

明·朱橚等《普济方·辨疮疹诸证》

面青为逆者。疮痘以心血为主，身热烦躁，惊悸面赤，皆心经形见也。所以面赤者为顺，今反见青色，是色不与病相应，安得不谓之逆。当更察他证提防之。实必生风，虚者必下利厥逆，各宜思所以预制之，庶几治未病之意也。

明·徐谦《仁端录·笔磬》

毒发不尽，乃于手曲池、足三里或肩阜尻膝关节之处，蓖肿毒发脓成痛疾，直而不能屈，状如笔者，其病在骨曲而不能伸，如磬之折者，其病在筋，非针灸药石所能愈。惟陈氏五花汤足以软筋为妙，故痘后手足关节肿痛必发痈也，宜预防之。

明·王肯堂《幼科证治准绳·心脏部》

若毒气弥漫，阳毒入胃，便血日夜无度，腹痛啼哭者，牛黄散主之。又有一等将成内溃之证而腹痛者，当预防之，七日前内溃，盖因风寒所中，腠理固密，阴阳二分，壅塞不通，其毒内攻，脏腑之间毒火炮炽，以致胃烂溃而成脓，口舌皆白，是其验也。此证极为惨毒，识者知痘毒未出之时，或有风寒阻隔，气粗热甚，身必战动，腹肚急疼者，是欲成内溃也，急以和解汤、升麻汤初热逐散寒邪，开泄腠理，纵毒而出，庶无此证。若证已成，而治之亦无及矣。

清·陈复正《幼幼集成·万氏痘麻》

凉血解毒汤　治痘出头焦带黑，血分有毒，防变黑陷。

[日]池田独美瑞仙《痘科辨要·辨起胀三日治例》

痘出三四日，面先虚浮，眼先封者，险而兼逆，是所谓进锐者，退速者也。即气虚一齐涌出之象。如至六日皱萎者，九日必死。又疮密而七日后，眼不封，鼻不塞者，虚之极也，急防向来倒陷之患。费氏曰：五六日期，表里无邪，虽无阻碍，气血虚弱。痘虽起发，而少光壮，淡白而不苍老，眼不甚封，鼻不甚塞，脚虽不塌，项不能绽，体静温和者，稍稍解毒。中即当补益气血，温中保脾。如保元汤，加芎、归、木香、姜、蚕、白芷、山楂。用解毒一二味，以预防浆后泄泻、倒陷之患。

清·冯兆张《冯氏锦囊秘录·痘疹全集》

治痘之法，贵乎谨之于始，而虑其所终，则无日后之悔。故曰：上工治未病，中工治将病，下工治已病。治未病者，十全八九，治将病者，十全四五，治已病者，功莫能施。是以发热之初，大热烦渴，而便秘结，腹痛腰痛，鼻干唇燥，惊悸谵妄者，此毒气郁遏于内，即当防其伏而不出矣。若吐利不止，即当防其中气虚弱，而不能助疮成就，或致倒陷矣。故热则解之，便秘则利之，惊则平之，吐利则止之，且如初出一点血，此春之气，发生之令也。至于起发，此夏之气，长养之令也。水化为浆，此秋之气，成灌之令也。脓干结就，此冬之气，闭藏之令也。若初出而便有水，将发而戴浆，脓水成而便收靥者，此未至而至，谓之太过，须防必有陷伏倒靥，而非正候，宜急发表，托里解毒为主。若应出不出，应起不起，应灌不灌，应收不收者，此至而不至，谓之不及，此必血衰气微，须即防其不出不起。无浆斑烂之症，宜急表暴起发，补托回浆，而兼与匀气活血助脓解毒为主。又如初出而色艳者，则必皮嫩，嫩则易破，须即防其痒塌。若相聚成块者，不可谓之疏，须即防有内伏。若浆水清淡者，虽见成痂，须即防其后发痈肿。若头面预肿者，须即防其易消而倒陷。若咽喉痛者，须即解之，防其失音而呛喉。若频更衣者，须即防其倒靥。若中多水泡者，须即防其自利，若目涩泪出者，须即防其肤翳。夫杜微防渐，治未消之良法也。

清·黄元御《四圣悬枢·痘病解》

痘传厥阴之脏，半死半生，当于厥热胜复之际，先事预防也。

清·张璐《张氏医通·婴儿门》

痘成痂疕，八九功成。余毒变迁，终非吉兆。是故眼合腹胀，犹蹈危机。虚浮不退，尚罹凶咎。痂虽成而反致失声，犹为黑靥。肿未退而眼已先开，恐毒内攻。阳气极而狂叫喘呼，肠胃伤而便溺脓血。热毒逗遛不化，结痂而壮热憎寒；经络余毒未尽，日晡则往来寒热。发在午前为实证，烦渴腮红，申后方热是阴虚，便调形瘦。他如撮唇弄舌，心经蓄热无疑，撷肚抬胸，肺胃毒冲有准。身热便秘，恐成暴急惊风；潮热便溏，防变慢脾风搐。验失明于眼合羞明，辨口疳于唇焦龈黑。实热结于大肠，必然便秘；虚寒客于胃腑，乃成泄泻。喘渴须分虚实，泄泻当辨寒热。欲观痂落之余，再审瘢痕之色。桃红光泽，营卫俱安；灰紫干焦，尚留风热；粉白为气血之虚；皮点为脾胃之疾，遍体赤斑，乃是失于解利；浑身青紫，恐为风寒所客。余毒未消，不特为疽为疖；见风太早，须防发疮发痍。

清·张璐《张氏医通·婴儿门》

痘疮灌浆满足，干靥结痂，数日之间脱尽，疤色红润如桃花色者为吉。若痂厚色苍，当落不落，乃火盛之故，宜清余热……若痂薄如麸，昏睡少食者，此脾胃虚也，大剂保元汤补中益气，并加穿山甲，预防发痈之患。

[日]池田独美瑞仙《痘科辨要·异证治验十一条》

预防余毒迁变之害，与以忍冬解毒汤，渐次收靥。

清·程文囿《医述·痘疹精华》

痘书云：春夏为顺，秋冬为逆。春时之顺固不待言，秋凉治痘亦多顺手。若时当酷暑，三分痘便抵十分，刻刻防变，不可不慎。

清·时世瑞《疡科捷径·小儿杂症》

痘风疮症最淹缠，淫痒滋生流水延。痘后遇风防变癞，宜搽麦饯散安然。

清·文永周《一草亭眼科·预防痘疮护眼法》

宜钱氏黄柏膏为佳，用黄柏一两　绿豆末二两　生甘草三两，共研末，麻油调成膏涂耳前，眼皮上下颐面间，日涂三四次，可以护眼，免痘毒入目，并能稀痘，外加牛蒡子末二两，此法要用在目疾真中毒之前。

[日]中川成章《证治摘要·痘疮》

眼科锦囊云：预防痘疮入目，上好熊胆调和净水点眼目，日两次，必无一失。

（三）痈疽疮疡

宋·陈自明《外科精要·论疮口冷涩难合》

丹溪先生云：诸经惟少阳、厥阴之生痈疽，宜预防之，以其多气少血也，血少而肌肉难长，疮久未合，必成败症。

宋·李迅《集验背疽方·论服不换金正气散》

加减八味丸　治痈疽后合服补药，若用峻补之药则发热，又况痈疽既安之后，多传作渴疾，不可治疗，当预服此药，如能久服，永不生渴疾，气血和壮。未发疽人或先有渴症，亦合服此药，渴疾既安，疽亦不作。

宋·郭雍《伤寒补亡论》

疮毒好攻人眼目，须预防之。方感此患，便以蝉退去土入热水放冷，乘温日饮，至疾愈，毒气永不入眼，温冷任服，甚验。

明·楼英《医学纲目·心小肠部》

《精要》云：疮作渴甚，急与神仙追毒丸。取下恶毒与清膻汤、万金散、五香连翘汤、六味车螯散、千金漏芦汤，皆可选用。下利已后，渴尚未止，宜用生津补气药，则津液生，气血完，渴自止矣。夫大渴而与利药，非明示脉证，何以知其当下后？又言下利后，渴又不止，却用补药，又不明言脉证，恐是但有大渴，必与峻下，下后尚渴，方与补药。夫医者治未病，如此用药可乎？况渴属上焦，当肿疡时，犹或可用。若溃疡时，渴恐因血气之虚，何以待下利后，方议其虚哉？

明·楼英《医学纲目·心小肠部》

痈疽当分经络论　六阴经，六阳经，分布周身，有多气少血者，有多血少气者，有多气多血者，不可一概论也。若夫要害处，近虚处，怯薄处，前哲已曾论及，惟分经之言，未闻也。何则？诸经惟少阳厥阴经之生痈疽，理宜预防，以其多气少血也。其血本少，肌肉难长，疮久未合，必成危证。又云：少阳经多气少血，与厥阴经同。少阳有相火，尤甚于厥阴经者，其有不思本经少血，遽用驱毒利药，以伐其阴分之血，祸不旋踵矣。请述一二成败之迹以告来者。予族叔父，平生多虑，质弱神劳，年近五十，忽右膊外侧廉上生结核，身微寒热而易怒，食味颇厚，脉之俱浮大弦数，而重似涩。予曰：此多虑而忧伤血，时在初秋，勿轻视之，宜急补以防变证，以人参一斤作膏，下以竹沥。

明·楼英《医学纲目·心小肠部》

中焦发痈，至腰上一节前后心不定所在，皆是涩滞候，亦乘虚而作。不拘大小，前起心鸠尾者，最要紧，近两腋是虚处，两胁肋下至脐上及脐下两傍一二寸发痈，填气伏硬难溃脓，为此等处偏难发穴，穴后难合疮口，并须先用暖药内服，后用热药贴令软和，慢慢破穴，不得急破，急破即朝夕出脓不住，缓慢破穴，即一顿出脓，易为将息。后心者，唯有十一椎脾俞下，十四椎上为肾俞，肾俞下为腰俞，两处起痈者，防毒气内攻，为此处皆是至虚处，凡有痈起，先须补内气令实，方可放破。内气实，则不内攻，且易得溃。唯腰俞两处，多成漏疾，预防节欲，则免矣。

明·汪机《外科理例·痈疽当分经络》

一人年三十，左腿外臁红肿，一人年四十，胁下红肿，二人皆不预防本经少阳血少，孟浪用大黄攻里而死。

一人年六十，左膊外侧一核，一女髀骨中痛，二人亦不预防本经血少，孟浪用五香十宣散表而死。

明·陈实功《外科正宗·肿疡主治方》

内固清心散

治痈疽、发背、对口、疔疮，热甚焮痛，烦躁饮冷，有此症者可预防毒气内攻，当服此药，庶不变症。

茯苓　辰砂　人参　玄明粉　白豆蔻　甘草　乳香　明雄黄　冰片一钱　真豆粉二两

上为细末，每服一钱五分，蜜汤调下，不拘时候。

明·孙志宏《简明医彀》

疮疡之证，必因膏粱厚味，或恚怒郁结，致毒火蕴蓄。渐觉心烦躁热，口作大渴，引饮不休，食已即饥，乃欲发痈疽之候。当急服清火解毒之药而预防之，可免斯患。如患后因脓水泄其津液，亦至口渴不已，无问初重，溃后作渴，竹叶黄芪汤；脉数无力，口干，补中益气汤；便秘，清凉饮；尺脉洪大，按之无力，用加减八味丸。若口燥舌黄，渴欲饮水，此丸尤妙。渴与口干不同，若用丹药镇坠，祸不旋踵。惟截嫩桑枝同五味子煎汤饮，可以救阳水。

明·解缙等《永乐大典·小儿丹瘤、骨痿项软、阴肿等杂方》

凡患诸丹瘤肿毒，必须先服升麻饮之类导气药以散其毒，方可用药调涂，不然恐毒气入腹，则杀人也。

清·魏荔彤《金匮要略方论本义·百合狐惑阴阳毒病证治》

养痈非一日，思患在预防，此所以不待毒成，但见病者脉数，而身无热，心微烦，便当察审其故矣。

清·陈士铎《辨证奇闻·鬓疽》

两鬓忽红肿生疽，高突数寸，头面眼鼻俱浮，状异平常，阳毒也。盖鬓近太阳，乃阳部位，阴气不能到，故当作阳症治。然每有变阴症者，故阳药中宜加阴分药，以预防之。

清·许克昌，清·毕法《外科证治全书·备用法》

凡痈疽一切恶疮，预防毒气内攻，真麻油一斤，银器内熬十数沸，候冷用酒两碗入麻油五盏，通口热服，一日用尽，缓则数日服之。

（四）虚劳

明·周之干《周慎斋遗书·内伤》

若发热，热尽而汗出，恶寒，寒尽而热，汗出如冰，汗尽而热，热尽而汗，证无休息，头痛之极，二便不利，又无内胀，此是干涸不治。或腹中不和，懊侬不识，发热无汗而不头痛，服补中汤五六帖不愈，谨防变劳，虽不死，亦必三五月方好。

明·虞抟《医学正传·虚损》

丹溪治老人虚损，但觉小水短少，即是病进，宜以人参、白术为君，牛膝、芍药为臣，陈皮、茯苓为佐，春加川芎，夏加黄芩、麦门冬，秋冬加当归身，倍生姜，一日或一贴或二贴，小水之长若旧乃止，此老人养生之捷法也。此丹溪养母之方也。

（五）吐泻

宋·吴彦夔《传信适用方·治小儿众疾》

小儿暑月多吐泻，其证不一，宜详审，用药不可差谬。有伏暑吐泻者，小水必不利，宜服五苓散、香薷散。有伤食吐泻者，其吐及粪皆有酸臭气，宜服感应圆。三方易知，今不复载。泻多日，口唇白，及粪色亦白，及泻粪颇多者，因而成冷也，宜以前方六神散每二钱匕加附子末一钱匕，煎作三四服，以防变痫也。若肚大，泻色白者，疳泻也，宜服官局六神圆。泻者不可急以热药止之，若以热药止之，便变成痫。

元·曾世荣《活幼心书·信效方》

安神散

治吐泻诸病后，心虚烦闷，触物易惊，气郁生涎，涎与气搏，睡不得宁，预防变生他证。

人参去芦　白茯苓去皮　半夏如前制　甘草炙　陈皮去白　枳实如前制，六味各五钱。

上为㕮咀。每服二钱，水一盏，姜二片，枣一枚，竹茹小团，煎七分，无时温服。有微热微渴，入麦门冬去心同煎。

……

守胃散

治阴阳不和，吐泻不止，预防风证。常服调脾胃，进饮食。

人参去芦　白术　白茯苓去皮　山药去黑皮　干葛　扁豆如前制　南星如前制　甘草　藿香去老梗　防风去芦　天麻十一味各半两

上件㕮咀。每服二钱，水一盏，姜二片，冬瓜子仁五十粒掐碎，煎七分，空心温服。

明·朱橚等《普济方·婴孩吐泻门》

若吐泻初定，当单以天南星为细末。每服用冬瓜子仁七粒煎服，以防变痫。

明·秦昌遇《幼科医验·泄泻》

一儿，水泻不止，手足冷，作泻。此暴泻损阴，防变慢惊，因尚有热伏于内，故未可骤用止泻之剂。

清·熊应雄《推拿广意·呕吐门》

诸吐不思食要节乳，凡吐不问冷热，久吐不止，胃虚生风，恐成慢惊之候，最宜预防，如已成慢脾风症，常呕腥臭者，胃气将绝之兆也。

清·叶桂《临证指南医案·吐泻》

苏　周岁幼小，强食腥面，身不大热，神气呆钝，上吐下泻，最防变出慢惊。

清·刘一明《经验奇方·慢惊风》

大凡小儿因发热不退，及吐泻过多，总属阴虚阳越，必须预防其成慢惊之症。此与感冒风寒发热，迥乎不同，故不宜再散。治宜培元救本，加姜桂以引火归源，必辛热开寒痰，再进温补，万无一失冀。

清·何梦瑶《医碥·杂症》

泻久不止，多变为痢。实者以厚朴枳实汤预防之，虚寒者四神丸。

清·孔毓礼《痢疾论·痢疾诸方》

益元散

治中暑烦热，小便不利。河间云：治痢之圣药，盖亦治之于未病也，不可错会。

滑石水飞，六两　粉甘草末一两　每服二三钱，新汲水调下，本方加红曲五钱，治赤痢。加干姜五钱，治白痢。

民国·涂蔚生《推拿抉微·推拿法》

无论其寒吐、热吐，若经久不治，胃气空虚，恐成慢风之候，最宜预防。

（六）咳喘

明·孙一奎《新安医学孙文垣医案·祝弘吾潮热咳嗽汗流不止》

德兴文学祝弘吾公，祝令君叔祖也。在休衙，偶有阴阳之患，子午潮热，咳嗽痰多，汗流不止，胸膈不畅，大便燥结，动作喘乏口渴。以贝母　知母　栝蒌仁　桑白皮各一钱　枳壳　黄连　麦门冬各八分　桔梗　柴胡　前胡各五分　甘草三分　五味子十一粒服下，五更微汗，热退十之七，惟痰嗽喘乏。改用栝蒌仁二钱，余如前，外以七制化痰丸夜服，热尽退。渠甚喜，以为自是以往，可勿药矣。予曰：未也，据脉弦数不减，恐防作疟。公未为然。予适东行半月，书报疟作，咳嗽转加，所出皆黄粘老痰。予曰：书云，无痰不作疟。仍用前方倍加柴胡、贝母为君，加乌梅一介，四剂霍然良已。公曰：翁之视疾，应若桴鼓。古云：智者不治已病治未病。吾于翁言征之，乃以是备言祝令公。

清·张璐《伤寒绪论·咳嗽》

不独此也，近世治风寒咳嗽，虽用表药，必兼桑皮、黄芩、花粉，甚则知柏之类，少年得之，必种吐血虚损之根，中年以后得之，多成痰火喘嗽之患。然此辈之妙用，在于预为地步，诊时泛谓阴虚，防变不足之证，初时元气未衰，服之邪热暂伏，似觉稍可，久之真气渐伤，转服转甚，安虑其不成虚损耶！

清·俞肇源《重订通俗伤寒论·伤寒夹证》

如咳犹不止、痰中兼有血丝血珠者，防变肺痿、肺痨，宜早服**吴氏宁嗽丸**：南沙参　桑叶　薄荷　川贝　前胡　茯苓　甜杏仁　竹沥半夏各二两　苏子　橘红各一两　生苡仁三两　炙草五钱，各研细末，用川斛一两　生谷芽二两，煎汤法丸，每服二三钱。夜服**五汁猪肺丸**：雄猪肺一具去筋膜　藕汁　蔗汁　梨汁　茅根汁　百合汁各一碗，代水，将猪肺入白砂罐内煮烂滤去渣，再将肺之浓汁，煎成如膏，量加白莲粉　米仁粉　粳米粉　川贝末　人乳，共捣为丸，每服二三钱。清金保肺、止嗽宁血以除根。

（七）消渴

宋·赵佶《圣济总录·消渴后成水》

治消渴瘥后，津液枯竭，身体虚浮，欲成水病。

防己丸方

防己　猪苓去黑皮　郁李仁汤浸，去皮尖，炒　杏仁去皮尖，双仁炒，各一两半　栝楼根　赤茯苓去黑皮　葶苈子纸上炒　桑根白皮锉，各二两　白术三分

上九味，为细末，炼蜜丸如梧桐子大，每服二十丸，空心浆水下，日一服，肿消小便快为度。

宋·陈自明《外科精要·论痈疽将安发热作渴》

忍冬丸　治渴疾既愈，预防发疽。先将忍冬草入瓶内，后入无灰酒，微火煨一宿，取出晒干，少加甘草，俱为末，又以所浸余酒调丸桐子大，每服六七十丸，温酒下，又能治五痔诸瘘。

黄芪六一散，常服，终身可免痈疽，实治渴补虚之剂也。

明·缪存济《识病捷法·消渴门》

消渴疾愈须预防发痈疽，必要服忍冬花五六两，其病愈后尚且为害不轻，况病在愈与不愈之际乎。

明·朱橚等《普济方·消渴门》

熟地黄大者先焙干，切，酒蒸七次以焙干，秤二两　真山药微炒，一两　山茱萸去核取肉，焙干，秤，一两　肉桂去粗皮，忌见火，取末，半两　泽泻水浸，切，酒浸，蒸一次

牡丹皮去骨　白茯苓去皮，为末，飞取沉者，各八钱　真北五味子略炒，别为末，一两

上为末，炼蜜丸如梧桐子大，五更初莫言语时，温酒盐汤下三五十丸。午前及晚间，空腹再服。此方用真北五味子，最为得力。服此不惟止渴，亦免生痈疽。久服永除渴疾，气血加壮。一曰或先患痈疽，才觉作渴，即当服此。或有痈疽而无渴症，亦宜预防。盖患痈之人，多于欲发未发之际，作渴而不可救。患渴之人，多患痈而命终，故不可不服此药也。

清·顾靖远《顾松园医镜·三消》

《总录》谓不能食而渴者，末传中满，勿过用寒凉泻火之药。能食而渴者，必发脑疽，背痈。故消渴病少愈，急宜用忍冬，少佐甘草熬膏，频饮预防，可免。

（八）暑湿温热

清·叶桂《种福堂公选良方·温热论》

若舌白如粉而滑，四边色紫绛者，温疫病初入膜原，未归胃腑，急急透解，莫待传陷而入为险恶之病，且见此舌者，病必见凶，须要小心。

清·张秉成《成方便读·达原饮》

达原饮　槟榔二钱　川朴一钱　草果仁五分　知母一钱　芍药一钱　黄芩一钱　甘草五分

吴氏以此方治瘟疫初起，邪伏膜原，尚未传变之证。

民国·张锡纯《医学衷中参西录·治幼年温热证宜预防其出痧疹》

幼年温热诸证，多与痧疹并至。然温热之病，初得即知。至痧疹初得，其毒恒内伏而外无现象，或迟至多日始出；又或不能自出，必俟服托表之药而后能出。若思患预防，宜于治温热之时，少用清表痧疹之药。不然恐其毒盘结于内不能发出，其温热之病亦不能愈也。

清·叶桂《叶天士医学全书·眉寿堂方案选存》

脉右大，舌黄不渴，呕吐粘痰，神躁，语言不清，身热不除。此劳倦内伤，更感温邪，须防变痉。

清·徐养恬《徐养恬方案·暑湿热》

脉虚数，舌光，无汗。阴血素亏，暑邪外袭。辛凉解肌法中必佐存阴之品，预防内变。

清·叶桂《叶天士医学全书·眉寿堂方案选存》

舌白口腻，痰多自利。湿热未尽，中焦不运，防变胀满。

清·石寿棠《医原·儿科论》

若本脏自痉病，亦不外救液润燥一法。内伤饮食痉，在湿未化燥时，即须预防后来变痉，及早节制饮食，健运脾阳，如参苓白术散、八仙糕、一味鸡金散之类。

民国·吴瑞甫《中西温热串解·诊腹下手法及验轻重热症决死生法》

病者腹形之半途，忽变于常，腹皮附脊如削去。胸肋以下如板，至横骨渐渐高者，皆恶候也。或疫或痢，一二日内，得此候者，多难治，须预防之。若待动悸等恶候现，而后知其难治，是谓庸医。

民国·绍兴医学会《湿温时疫治疗法·卫生及预防》

吾绍近今治病，一病之安危，惟责之医家一人，一医之良否，专系乎煎方一剂，其药宜多煎，宜少煎，宜先入，宜后入，宜多水，宜少水，非所知也。药品之道地与否，制炼之合法与否，亦非所辨也。此外寝处不合法，寒暖不适宜，饮食不知节，病情不知察，更无论矣。似此则医家之功一，而病家之过十，纵有卢扁，能愈病乎。况重大危险之病机，早晚不同，顷刻传变，而惟恃一日一至之医，一日一服之方，治变幻不测之病，庸有幸乎。余故曰：已病之卫生，为病家必要之智识，亦为病家应尽之义务。故凡良医之能愈病，必先在开化病家，使病家诸人，看护周到，有助医之力，不掣医之肘，夫而后病之误治也，始可以归罪于医。兹择其最紧要最易实行者，条列如下。一、衣被宜洁净也。……二、饮食宜节制也。……三、卧房宜宽绰，窗户宜开爽也。……四、侍人宜勿杂，灯火宜少燃也。……凡疫皆然，亦凡病皆然，正不独湿温时疫一种耳。

（九）惊痫

明·无忌《保幼新编·小儿惊风》

小儿百病中，惊风最急难治，故别为条列于此，以备预防之道。

小儿急症既发之后，虽有预备之药，不能及时多服则鲜有万全，须令乳母逐日细察儿身如有红点，则必是丹毒之渐，考方急治之。若儿身过温于前日，或脑后热，口气热，则必有惊风之候。须饮小儿清心丸、抱龙丸之属。

……

小儿生才二三月，早为起动，或直坐，或高举，则精神眩倒，多发惊风。天麻五分　人参三分煎水，和朱砂末服之。或泄痢，白僵蚕　砂仁　黄连甘草等分，煎服为妙。

……

小儿大吐大泻之余，必发慢惊，保元汤加砂仁，藿香五六分合服之。久哭亦发惊风，苏合香丸服之。性躁之儿，久哭则气逆而热乘痰滞之故也。

小儿身半只热、半只凉者，慢惊之候难治，钱氏白术散加归　芍各七八分　香附　乌药各四五分服之。镇心安神汤亦可用。

小儿一腮热而红，一腮冷如水者，亦慢惊之候，治法上同。

小儿眼无精气，睁然若惊者，必发惊风，保元汤加柴胡　黄连　羌活　防风各五六分服之。

小儿白睛多青色者，乃肝热移肺，亦发惊风。盖补金气旺，则木自衰而火自退，宜保元汤调泻青丸服之。

小儿无端常啼者，必是芒刺着肤而然，须向明窗，细察遍身，如无着刺处，则此必惊风之候，清心灵神汤服之。加蝉退　苏叶各三四分，服之尤佳。

小儿起动负抱之际，惊悸而哭者，必是护儿不谨，腰脊触伤而然，宜细察腰脊。如无所伤，则项腋肘臂、腹际腹内痰核流注，或不仁，或筋缩，或疼痛痰夹热则不痛成肿之渐随疾治之。若非肿渐，则亦惊风之候，清心灵神汤加乌药　枳壳各三四分服之。

小儿头宜冷，足宜温。如有呕吐，或泄泻，或引饮，或腹胀，或有眼青白之症，则必先审其头足。若头热足冷则此乃脾虚之致，急用补脾益黄汤加全蝎一枚为妙。盖小儿善脱覆绷，足易出外。头不热则不必以足冷为虑。

古人治急惊，以牛黄、龙脑、朱砂、寒水石等材为剂，今多用之有捷效，十生七八，而或有复发成痫者。盖气依于阳，阳依于热，而上材性味甚寒，暴绝小儿之热，故元阳清明之气亦随而减损，邪气潜伏于其间，久乃复发。趁其胎热未肆之前，以和平之剂镇心安神丸之属预备可也。又曰：古人治慢惊、慢腮，以大附子、白附子、南星、蜈蚣等材为剂，今多用而幸得不死，十保二三，而终不免为丧性愚痴之儿。盖上材有大毒，虽藉其毒治其病，而亦能耗损真气，戕害本性。故小儿精魂减少，而渐至成癫，岂不惜哉！宜预为调治以和平之剂，而勿用毒材为可。

明·朱橚等《普济方·婴孩惊风门》

验惊搐先证目，鲜目、眨、目白、目青、目斜、目斗、目转、目瞪。声焦、声哑、声颤、声轻。咂口、弄舌、卷舌。露筋、嘘气、哽气、噎气。撮唇、吐乳、噎食。忽然定睛，吐涎吐沫，拗颈仰身，摇头擦面，藏头畏明，手挛手颤，脚弯不伸，忽撩忽乱，精神恍惚，失张失志，眠睡不宁，睡中喜笑，因忧齿龈，心烦躁热，啼哭咬人，面脸弄色，或红或青，伸舒用力，微微作声，以上证候不久必发惊痫，须预防之。驱风膏、琥珀散，更择对证药。频频哯乳。日日便青，吐痰吐食，泻酸泻腥，吐嫌多困，泻怕脱形，书眠默默，夜起频频，泻痢无度，涎喘作声，虚肿脏冷，盗汗骨蒸，诸窍失血，诸渴亡津，诸病进退，必成慢惊。以上证候，久则必发惊风。预防安神膏、琥珀散，更择对证药治之。

明·万全《幼科发挥·急慢惊风》

或问曰：上工治未病，急慢惊风，何以预治之？曰：方其热甚之时，腮赤面黑，两目如怒直视不转者，此急惊风之候也。宜服河间当归龙荟丸，以泻肝胆之火，则不成急惊风也。当吐泻不止之时，见其手足冷，睡露睛，口鼻气冷者，此慢惊欲成之候也。急用参苓白术散以补脾，琥珀抱龙丸，去枳壳、枳实，加黄芪以平肝，则慢惊风不能成矣。此吾家传秘法。

明·李梴《医学入门·小儿门附》

醒脾防变慢惊缠。

醒脾散：人参　白术　茯苓　甘草　白附子　僵蚕　天麻　木香各五分　全蝎二分半。姜枣煎温服，或为丸服。治小儿脾困昏沉、默默不食、吐泻不止、痰作惊风。

（十）其他

宋·赵佶《圣济总录·暴渴》

论曰：暴渴缘热甚腠理开，汗大泄而津液暴燥。故渴而引饮，小便利者，不能为害，若三焦不和，心肺壅热，胃中干燥，渴而小便不利者，须变饮证，不可不察。

明·傅仁宇《审视瑶函·运气原证》

七日不愈，而有二七者，乃再传也，二七不退者，必其触犯及本虚之故，须防变生他症矣，宜服：

驱风散热饮子

连翘　牛蒡子炒，研　羌活　苏薄荷　大黄酒浸　赤芍药　防风　当归尾　甘草少许　山栀仁　川芎各等分上锉剂。白水二盅，煎至一盅，去滓，食远热服。

明·无忌《保幼新编·叠指》

小儿叠指者，乃所属经络之虚，而风湿流注之致，宜用祛风汤，预防风渐可也。

明·朱橚等《普济方·诸虫兽伤门》

预防蛇毒　以桂栝蒌为末，内着竹管，密塞之带行，中毒即传之，缓乃不救。

清·喻昌《寓意草·论顾鸣仲痞块痼疾根源及治法》

岂非以膀胱愈不足则愈胀，胀极势必逆传于肾。肾胀极，势必逆传于小肠。小肠胀极，势必逆传于脾，乃至通身之气，散漫而无统耶。医者于未传之先，早见而预图之，能事殚矣。

清·石寿棠《医原·燥气论》

且夫善医者，必用视观察之法，而辨于其微，辨于其早，以治未病。如项强而痛，即痉之一端，观此便知是太阳经脉血虚，而预防之。

清·柯琴《伤寒论翼·痉湿异同》

夫痉之始也，本非正病，必夹杂于他病之中。人之病此者，世医悉指为风，所以不明其理。善医者，必于他症中审察而预防之。

清·李用粹《证治汇补·腰膝门》

有肾火挟湿，溢于皮肉，红肿如云痕，在足胫之间，按之热且痛者，湿火也。甚则红势自足而起，渐行至股上，而入腹升心者不治。宜预防之，二妙丸。

清·吴瑭《温病条辨·补秋燥胜气论》

若不知络病宜缓通治法，或妄用急攻，必犯瘕散为蛊之戒。此蛊乃血蛊也，在妇人更多，为极重难治之证，学者不可不预防之也。

清·吴谦《医宗金鉴·水气病脉证并治》

凡病后伤津，渴欲饮水，小便不利者，皆当防病水也。

清·张璐《张氏医通·七窍门》

惊振外障证

目被物撞触而结为外障也，与伤在膏上急者不同。初撞目时，亦有珠疼涩胀之苦，为其伤轻，而瘀自潜消，故痛虽止而不戒禁，有所触发其火，致水不清，气滞络涩而生外障者，神消散去苍术，加石决明，兼皂荚丸。凡外障结而珠疼，致头疼及肿胀者，皆是恶证，防变，急宜治之。

清·唐千顷《增广大生要旨·溺色》

小儿小便如米泔，或溺停少顷变作泔浊者，此饮食不节，以致脾胃湿热，或脾虚下陷，而然疳之兆也，当预防之。急服神机丹。

清·王泰林《环溪草堂医案·舌疳　舌岩》

某　舌根边僵木不痛，已经数月，防变舌疳。此属心脾郁火。治以清养营阴，稍参苦降。

……

薛　舌根强硬已经数月，防变舌岩。

清·柳宝诒《柳选四家医案·评选环溪草堂医案三卷》

乳痰穿破，有血无脓，乃气虚不能引血化腐为脓也，防变乳岩，不易收功。

清·王泰林《环溪草堂医案·骨槽风牙咬痈》

某　肝阳内郁，风冷外侵，寒与火搏，牙关紧闭不开，痛掣耳中鬓颊，症属牙咬，形寒身热，防变骨槽，勿轻视之。

清·鲍相璈《验方新编·吴氏咽喉二十四大症歌诀》

喉痈：七情郁结病成痈，六日之内可刺脓。不治须防成冷瘘，巳申药到定收功。其患在喉咙化合后之正中，到四五日后可刺，早刺防复肿。

清·唐宗海《血证论·附抱儿痨论》

再按抱儿痨，产前已大虚耗，一旦产后，必见危险之证。较之寻常正产更宜预防。一汗出不止，独参汤救之，浮热脉大者加附子以引阳入阴。此虽胎前常病，火燥而至，是阳气欲脱，不得仍照火燥治法，四物汤加炮姜，亦是从阴引阳之法，皆可审用。一喘促为气脱之候，参附汤加五味沉香治之。一血崩为血脱之候，归脾汤加血余灰、棕灰、海螵蛸、鱼胶治之。亦有怒动肝火而血崩者，归脾汤加柴胡、栀子治之。此三危证，正产有之，病抱儿痨者在所必有，医家、病家皆宜预防。

清·叶霖《难经正义·五十九难》

此言喜伤心志而为虚狂也。又狂而新发，未应如此者，先取肝经之曲泉左右动脉，及甚者见血，有顷已，不已，灸骨骶二十壮。此分论狂病虚实，治未发先清泄木气，而不令及于心神也。

民国·曹颖甫《经方实验录·奔豚》

今设有一病妇，叩君之门而求诊焉。君一见之下，即当望闻。见其愁眉紧锁，闻其叹声频发，可以想知其心志之抑郁；见其腹部胀满，闻其呕逆时作，可以想见其肠胃之不运；见其叉手冒心，闻其自语慰藉，可以想知其惊恐之易乘。更察其苔，白而腻，切其脉，沉而弦。问之，幸未有逆气之上冲。但君于此时，当逆料奔豚上冲之期匪遥，发作欲死之候将届。君乃出慰藉之言，以宽其心志。用芳香之药，以鼓其胃气。遣逐秽之剂，以扫其肠积。借安神之品，以扶其心君。无何，妇转健硕，安病奔豚？夫若是，君已能治未病，君即是上工。彼扁鹊虽神，安得专美于前哉？学者当知古之上工，人也，吾亦人也，吾独不得为上工乎？用特添一笔于此，以自勉勉人。

二 先安未受邪之地

晋·皇甫谧《针灸甲乙经·五脏变腧》

反顺为逆，是为内格。是故圣人不治已病治未病，论五脏相传所胜也。假使心病传肺，肺未病逆治之耳。

金·刘完素《素问玄机原病式·六气为病》

或云：中风为肝木实甚，则大忌脏腑脱泄。若脾胃土气虚损，则土受肝木鬼贼之邪，而当死也，当以温脾补胃，令其土实，肝木不能克，乃治未病之法也。

明·楼英《医学纲目·穴法》

假令见肝病欲入其脾者，先于足太阴经中补土字一针，又补火字一针，后于足厥阴肝经内泻木字一针，又泻火字一针。

明·李中梓《删补颐生微论·医方论》

藏血者肝也，一有拂逆，则将军之官谋虑不决，而血海为之动摇。经曰："暴怒伤阴。"散为血虚诸症，妇人尤甚，此以白术、茯苓固其脾，恐木旺则土衰，经所谓不治已病，治未病之法也。

明·王纶《明医杂著》

前症若肝经风热，抽搐，目瞤，筋急，痰盛等症，用四物汤以生肝血，钩藤钩以清肝火，更用四君子以补脾土。若肝经血燥，发热，惊搐，眼瞤，痰盛，筋挛，用六味丸以滋肾水、生肝血；用四君子加芍药以补脾土，生肺金。若肺金克肝木，用六君子以实脾土，芍药、木香以平肺金。若屡服利惊之剂而脾胃虚寒者，须用六君子以补脾胃，加丁香、木香以培阳气。若脾土虚寒，肾水反来侮土，而致中寒腹痛、吐泻、少食等症者，用益黄散以补脾土而泻寒水，庶几不致慢惊矣。治当审察虚实。凡症属有余者，病气也；不足者，元气也。故有余当认为不足，思患预防，斯少失矣。

清·刘默《证治百问·积聚癥瘕痞块》

煎方：柴胡　白术各一钱　橘红一钱五分　楂肉二钱　半夏三钱。初服，可加白芥子五分　青皮五分，久则忌服伐肝之药。日久，可加白术三钱　人参加至一钱五分，去楂肉加肉桂五分，可以常服。

丸方：白芥子七分　生半夏一两　橘红七分　青皮　川芎　白术各一钱　木香　沉香各三钱　瓦楞子三分，醋调神曲和为丸，午前后服二钱。

肥气与痞气往往相似。屡见肥气初起在左，渐渐挨至中间，是木临土位，所胜者妄行，所不胜者受克，其势必危。上方虽曰疏肝，实益脾之要药，所谓不治已病治未病也。

清·尤怡《静香楼医案·呕哕门》

痛呕之余，脉当和缓，而反搏大，头晕欲呕，胸满不食，神倦欲卧，虑其土溃木张，渐致痉厥。法当安胃清肝，亦古人先事预防之意。

清·马宗元《温病辨证》

有癍出而里热不解者，为胃津亡也，主以甘寒法。重者以玉女煎，轻者以梨皮、蔗浆。若其人肾水未亏，邪虽未及下焦，宜加咸寒，如元参、知母、阿胶、龟板之类，以安未受邪之地。《内经》所谓“治其未病也”。

清·周学海《读医随笔·制生化论》

故越人、仲景论治未病，皆曰见肝之病，必先实脾，是当其未传而急防之也。急防云者，抑木之亢，扶土之衰，仍资火气，以导木之去路，培土之来源。其法攻补兼施，辗转斡旋，如隔二隔三，泻南补北，良工心苦，正为此耳！至如薛立斋、张景岳辈，每曰补正则邪自去。此乃自虚而为人所乘者，变因自虚，人本无邪，故直补本宫，无事诛伐也。

清·沈青芝《喉科集腋·烂喉痧症辨》

烂喉治肺，固当然矣。然宜防范及胃，其故有二，《内经》曰：喉者前，其形坚健；咽在后其质和柔。前后虽有区分，然在悬雍以下，会厌之间，分气、食二管。烂处乃是咽喉交互之所，肺胃未判之区，安可治肺略胃？此胃之不可偏废者一也。又以咽喉呼吸声息饮食与胃依随，如影之从形，更宜防范胃家。此胃之不可偏废二也。故曰：治喉防范胃，即是上工治未病。

清·戴谷荪《谷荪医话·贵贱异治》

古人相病立方，其兼证之千头万绪，古人无以预测，而富贵人最多兼证，当其未病之先，已有种种亏虚之地，留隙召邪，实非古方所能兼顾；贫下人脏腑兼顾，一病但有一病之主方，病去而体自复。

第四节 先其时治

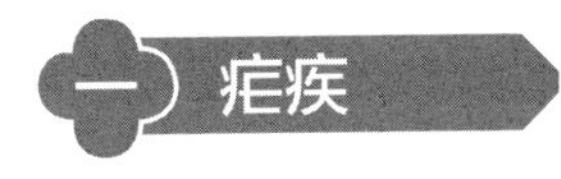

唐·孙思邈《千金翼方·针灸》

凡疟有不可瘥者，从未发前灸大椎，至发时满百壮，无不瘥。

北宋·王怀隐等《太平圣惠方·治五脏疟诸方》

治心疟。神验朱砂圆方。

光明砂细研，半两　恒山一两　杏仁汤浸，去皮尖，双仁麸炒微黄，十枚

上件药，捣罗为末，研入朱砂令匀，炼蜜和圆，如梧桐子大。未发前，以粥饮下十五圆。欲发时再服。

治脾疟，由热气内伤不泄，故为脾疟。令人病肠中热痛，外寒，肠中鸣，转汗出。恒山圆方。

恒山锉，一两　甘草炙微赤，锉，半两　知母一两　豉一合　鳖甲涂醋炙令黄，去裙襕，一两　麝香细研，一分

上件药，捣罗为末，入麝香研匀，炼蜜和圆，如梧桐子大。未发前，以温酒服二十圆，临发再服。

北宋·王怀隐等《太平圣惠方·治瘴疟诸方》

砒霜细研，一分　甘草末半两

上件药，都研令匀，以粟米饭和圆，如绿豆大。每未发时，及空心，以井华水下二圆。忌食热物。

北宋·王怀隐等《太平圣惠方·治劳疟诸方》

蜀漆半两　甘草半两　天灵盖涂酥炙令黄，一两　生黑豆一合　桃仁汤浸，去皮尖，双仁，半两　乌梅肉　竹叶。

上件药，细锉，都以水三大盏，煎取一盏半，去滓，分为三服，空心一服，未发前一服，发时一服。

北宋·王怀隐等《太平圣惠方·灸一切疟法》

灸三间穴，在虎口第二指节下，一寸内侧陷中，是穴，灸三年痎疟，时发寒热，则于未发前，预灸三壮。

宋·赵佶《圣济总录·治疟疾灸刺法》

凡灸疟者，必先问其病之所先发者，先灸之。

从头项发者，于未发前，预灸大椎尖头，渐灸，过时止，从腰脊发者，灸肾俞百壮，从手臂发者，灸三间。

又灸上星，及大椎，至发时令满百壮，灸艾炷如黍米粒，若觉小异，即灸百会七壮，若后更发，又七壮，极难愈者，不过三灸，以足踏地，以线围足一匝中折，从大椎向百会，灸线头三七壮，炷如小豆。

宋·杨士瀛《仁斋直指方论·痎疟方论》

经所谓，其盛者可待衰而已。疟方来，与正发及将解，不可投药耗其真气，投药当于未发以前，两时之先，或遇发日凌晨，空心与之。

宋·陈自明《妇人大全良方·妊娠疟疾方论》

《千金》疗妊妇患疟方

恒山　竹叶各三两　石膏碎，八两　糯米百粒

上切，以水六升，煮取二升半，去滓分三服。第一服，未发前一食久服之；第二服取临欲发时服；余一服用涂头额及胸前、五心。药滓置头边。当发一日，勿进水及饮食，发过后乃进粥饮。忌生葱、菜。

清·高世栻《黄帝素问直解·刺疟》

诸疟者，统承上文疟病而言也。脉不见者，不见满大急、小实急、缓大虚之脉也。病不在脉，但当刺手十指间，井穴，出血。血去必已。更当先其未发之时，视身之皮肤赤点，如小豆者，尽取而刺之。夫所出为井，皮肤主表，病不在脉，故如是以刺之。

二　癫痫

汉·华佗撰，汉·张机编《华佗神方·华佗治牛马癫神方》

牛马癫病发时，作牛马之声，以大人居其多半。宜健胃祛痰之剂。方用：

白术五两　人参三两　甘草　生南星　半夏各一两　陈皮一钱　附子一钱

共为末，蜜为丸。须于病未发前服之，服后永不再发。患羊癫者，亦可先用此方治之。

北宋·王怀隐等《太平圣惠方·治小儿壮热欲发痫诸方》

夫小儿未发痫之前，痫欲发之候，或壮热连滞，或摇头弄口，或眼目抽掣。如此是欲发痫，宜早疗之也。

治小儿未满百日，聚口吐沫，此欲作痫候，腹内有冷热癖实。宜服牛黄散方。

三 咳喘

清·华岫云《种福堂公选良方·温热论》

顾　幼稚哮喘，由外来风寒，必从肺治，因过食甘腻，必兼理胃，久发不已，病气蔓延，不独在肺胃间矣。故因劳致发，遇冷而发，乃卫阳已虚，烦动火升面赤，皆肾阴内怯，虽非色欲之损，然因病致虚也。须知病是有余，体属不足，不可徒用攻痰逐气，取快一时。当未发之时，病机潜伏，只宜培土以运痰，土旺则肺气充，壮水纳气以益肾，子气充长，母气自强，此为子母相生之治，守之日久，发作自缓。况宿病无急攻之法，或寓攻于补，或攻补互施。然寒暄饮食调摄，于此症尤当加慎。

清·沈金鳌《幼科释谜·咳嗽哮喘》

若已发则散邪为主。未发则补脾为主。

清·张璐《张氏医通·诸气门》

冷哮灸肺俞、膏肓、天突，有应有不应。夏月三伏中，用白芥子涂法，往往获效。方用白芥子净末一两　延胡索一两　甘遂　细辛各半两，共为细末，入麝香半钱，杵匀，姜汁调涂肺俞、膏肓、百劳等穴。涂后麻瞀疼痛，切勿便去，候三炷香足，方可去之。十日后涂一次。如此三次。病根去矣。

清·陈复正《幼幼集成·哮喘证治》

素有哮喘之疾，遇天寒暄不时，犯则连绵不已，发过自愈，不须上方。于未发时，可预防之。有一发既能吐痰者，宜服补肾地黄丸，加五味、故脂，多服自愈；有发而不吐痰者，宜痰喘方。

民国·张锡纯《医学衷中参西录》

黄芪膏

治肺有劳病，薄受风寒即喘嗽，冬时益甚者。

生箭芪四钱　生石膏捣细，四钱　净蜂蜜一两　粉甘草细末，二钱　生怀山药细末，三钱　鲜茅根锉碎，如无鲜者可用干者二钱代之，四钱上药六味，先将黄芪、石膏、茅根，煎十余沸去渣，澄取清汁二杯，调入甘草、山药末同煎，煎时以箸搅之，勿令二末沉锅底，一沸其膏即成。再调入蜂蜜，令微似沸，分三次温服下，一日服完，如此服之，久而自愈。然此乃预防之药，喘嗽未犯时，服之月余，能拔除病根。

四 脚气

明·万全《保命歌括·脚气》

河间导水丸

治脚气，胕肿疼痛，或发热恶寒，湿热太甚者。

大黄酒煨　黄芩各二两　黑丑头末　滑石末，各四两

上为末，滴水为丸，如梧桐子大，每病甚时服四五十丸，温水下，以利为度；未发时常服一二十丸，一日三服，陈皮汤或津咽下。

明·朱橚等《普济方·脚气门》

木香散出圣惠方

专治脚气，春夏预防发动，令人心闷烦壅。

木香一两　诃梨勒皮二两　槟榔三两

上为散。每服不计时候。以童子小便一小盏，牛乳一合，生姜汁一匙，同煎三五沸。每服食前调下二钱，以快利为度。一方不用童子小便，用乌牛尿一盏煎服。如无牛尿，以水代之。老幼皆可服。

五 伤寒

汉·张机《伤寒论·辨太阳病脉证并治》

病人脏无他病，时发热，自汗出而不愈者，此卫气不和也。先其时发汗则愈，宜桂枝汤。

第三章
瘥后防复

“瘥后防复”是“治未病”中的最后一个环节。无论是外感还是内伤，病后调摄都是决定患者预后的关键，对于临床具有重要的指导意义。这部分内容与“既病防变”一起，极大地丰富了“治未病”的内涵，扩展了“治未病”的范畴，使其不仅仅局限于“未病先防”的阶段，而是涵盖了从健康到疾病的完整过程，提供全生命周期的未病防治。

第一节 总 论

晋·葛洪《肘后备急方·救卒客忤死方》

客者客也，忤者犯也，谓客气犯人也。此盖恶气，治之多愈，虽是气来鬼魅毒厉之气，忽逢触之其衰歇，故不能如自然恶气治之。入身而侵克脏腑经络，瘥后犹宜更为治，以消其余势。不尔，亟终为患，令有时辄发。

明·袁班《证治心传·证治总纲》

至于病势已减，末后调摄，尤宜加慎。既勿留邪遗患，更忌过剂损正，均关至要。

清·程文囿《医述·医学溯源》

又或大病瘥后，元气已虚，余邪尚伏，善后之图，尤宜深讲。病家不知失于调理，愈后复发，仍有归罪于医之未善者，此类甚多。

第二节 生活禁忌

汉·佚名《素问·热论》

帝曰：热病已愈，时有所遗者，何也？岐伯曰：诸遗者，热甚而强食之，故有所遗也。若此者，皆病已衰而热有所藏，因其谷气相薄，两热相合，故有所遗也。帝曰：善！治遗奈何？岐伯曰：视其虚实，调其逆从，可使必已矣。帝曰：病热当何禁之？岐伯曰：病热少愈，食肉则复，多食则遗，此其禁也。

汉·佚名《素问·腹中论》

黄帝问曰：有病心腹满，旦食则不能暮食，此为何病？岐伯对曰：名为鼓胀。帝曰：治之奈何？岐伯曰：治之以鸡矢醴，一剂知，二剂已。帝曰：其时有复发者，何也？岐伯曰：此饮食不节，故时有病也。虽然其病且已，时故当病，气聚于腹也。

汉·张机《伤寒论·辨阴阳易瘥后劳复病脉证并治》

病人脉已解，而日暮微烦，以病新瘥，人强与谷，脾胃气尚弱，不能消谷，故令微烦，损谷则愈。

晋·葛洪《肘后备急方·治卒大腹水病方》

瘥后，食牛羊肉自补，稍稍饮之。……瘥后，节饮及咸物等。

南北朝·姚僧垣《集验方·伤寒、温病瘥后禁忌》

凡热病新瘥，及大病之后，食猪肉及肠血肥鱼油腻等，必大下痢，医不能治也，必至于死。若食饼饵粢黍饴脯鲙炙枣栗诸果，及坚实难消之物，胃气尚虚弱，不能消化，必更结热，适以药下之，则胃中虚冷，大利难禁，不下必死，下之复危，皆难救也。热病之后，多坐此死，不可不慎也。

病新瘥，但得食糜粥，宁可少食令饥，慎勿饱，不得他有所食，虽思之勿与，引日转久可渐食羊肉糜若兔雉鹿肉，慎不可食猪犬肉也。

唐·苏敬《新修本草·兽》

羊肉，热病瘥后食之，发热杀人也。

唐·王焘《外台秘要·一切疟方四首》

瘥后三日以来，唯得食甜粥饮浆，忌生冷酢滑腻面及饱食。七日以来，特忌生血物生葱生菜。若后七日余者，渐食生冷二种，须复日禁。若如百日来患瘥后，还须百日禁忌生冷，乃至七日患者瘥还复禁七日生冷。患来虽经多年，但得百日以来，禁生冷过百日后，得食无妨。若下禁者，必还重发。

宋·杨士瀛《仁斋直指方论·问病论》

大人、小儿诸病瘥后，饮食且须渐进，常若不足，毋使食气伤胃，其病复来。大热方退，尤不可饱。小儿伤乳，热复则同。

唐·孙思邈《备急千金要方·劳复》

时病瘥后未满五日，食一切肉面者，病更发，大困；

时病瘥后新起，饮酒及韭菜，病更复；

时病新瘥，食生鱼鲊，下利必不止；

时病新瘥食生菜，令颜色终身不平复；

时病新汗解，饮冷水者，损心包，令人虚，不复；

时病新瘥，食生枣及羊肉者，必膈上作热蒸；

时病新瘥，食犬羊等肉者，作骨中蒸热至死；

时病新瘥，食鱼肉与瓜、生菜，令人身热；

时病新瘥，食蒜鲙者，病发必致大困。

宋·郭思《千金宝要·中风大风水气》

久水腹大如鼓，乌豆一斗，熬令香，勿令大熟，去皮，为细末，饧粥皆得服之。初服一合，稍加之。若初服多，后即嫌臭，服尽即更造，取瘥止。不得食肥腻，渴则饮羹汁，慎酒、肉、猪、鸡、鱼、生冷、酢滑、房室，得食浆粥、牛、羊、兔、鹿肉。此据大饥渴时食之，可忍，亦勿食也。此病难治，虽诸大药、丸、散、汤、膏，当时虽瘥，过后复发，惟此散，瘥后不发。终身服之，终身不发矣。其所禁食物，常须少啖，莫随意咸物诸杂食等。

宋·赵佶《圣济总录·目青盲》

治青盲及内外障……或因热病瘥后，两目俱赤……填睛丸方……二年勿食五辛热面陈物，一年勿食羊头肝肚驴马兔肉毒鱼。

宋·郭思《千金宝要·喉痹金疮》

金疮，出血多，其人必渴，当忍之，啖燥食并肥脂之物以止渴。慎勿咸食。若多饮粥及浆，犯即血动溢出杀人。

宋·杨士瀛《仁斋直指方论·蛊毒证治》

服药已效，如知毒害之家，不必研究，若诉之，其毒再发不救，瘥后，更忌酒、肉、毒食一月，惟软饭可也。

北宋·王怀隐等《太平圣惠方·治咳嗽熏法诸方》

治咳嗽腹胀，上气不得卧……瘥后断盐、醋一百日。

宋·魏岘《魏氏家藏方·伤寒十劝》

病初瘥，不可过饱及劳动，食羊肉，行房事，与食诸骨汁，并酒面。脾胃尚弱，饮食过饱，则不能消化，恐病再来，谓之食复。病方愈，气尚虚，劳动太早，病若再来，谓之劳复。

北宋·王怀隐等《太平圣惠方·治时气后劳复诸方》

夫病新瘥，血气尚虚，津液未复，因以劳动，更成病焉。若言语思虑则劳于神，梳头澡浴则劳于力，未任劳而强之，则生热。热气还于经络，复为病者，名曰劳复也。

金·刘完素《宣明方论·水湿门》

平明可行三五次，快利无妨，如病瘥后，以白粥补之，痊矣。

金·刘完素《宣明论方·积聚总论》

治风疾，疮肿疥癣……如病瘥后，以白粥补之，痊矣。

元·危亦林《世医得效方·伤寒戒忌》

伤寒新瘥后……不得早起，不得梳头洗面，不得多言，不得劳心费力，反此则复。

元·危亦林《世医得效方·伤寒戒忌》

伤寒新瘥后，但少吃糜粥，常令稍饥，不得饱食，反此则复。……忌食羊鸡狗肉肥鱼油腻诸骨汁，及咸藏鲊脯油饼面，病再发。

元·杨清叟撰，明·赵宜真集《仙传外科秘方》

病瘥后，但宜食糜粥，宁少食令饥，慎勿饱，不得他有所食。虽思之勿与可也。瘥后，宜服天水散、西瓜、水梨，可止渴退余热。

明·朱橚等《普济方·水病门》

肿瘥后，渴慎勿多饮。

明·朱橚等《普济方·水病门》

大豆散出《千金方》。治久水肿，腹肚如鼓者。

用乌豆一斗熬令香，勿令太熟，去皮为末，筛，下饧粥，皆食之。初服一合，稍加之。若初服多，后即嫌臭。服尽更作取瘥。不得食诸肥腻，渴则饮羹汁。慎酒肉猪鸡鱼生冷酢滑房室。得食浆水粥，牛羊兔鹿肉。此散大饥渴时，食之可忍，亦勿食也。此病难治，虽诸大药丸散汤膏，当时暂瘥，过后复发。惟服此散，瘥后不发。终身服之，终身不发矣。其所禁食物，常须少啖，莫随意食咸物诸杂食等皆当忌。

明·朱橚等《普济方·诸疟门》

瘥后三日以来，唯得食甜粥饮浆。忌生冷腥滑腻面，及饱食。七日以来，特忌生血物、生葱菜。若谓愈已七日，渐食生冷，二种疟必复发。不若于患瘥以后，还须百日禁忌生冷，乃为万无一失。倘不自爱惜，致复发不可救者，多矣。但得百来日禁生冷，过百日后，得食无妨。

明·朱橚等《普济方·尸疰门》

瘥后不得食五辛。

明·朱橚等《普济方·食治门》

时病瘥后未健，食生青菜者，手足必青肿。时病瘥未健，食青菜禁行房，病更发死。

明·朱橚等《普济方·上部疮门》

凡患口疮及齿，禁油面酒酱酸酢咸腻干枣。瘥后仍须慎之，若不久慎，寻即再发难瘥。

明·王震《王氏家宝伤寒证治明条·伤寒瘥后调燮例》

一凡伤寒新瘥，只须糜粥蔬菜白鲞等淡薄之味调养。量饥饱适宜，无所滞碍，日渐加进，若有一些不便须减缩。不可便吃面饼燥饭并犬羊，猪肉，鱼腥，辛辣，油腻，诸骨汁等物。若过于饮食，则胃气不能运化，嗜与荤腥则脏腑又生秽浊，病即再来，谓之食复。

一伤寒初病起，不可恣意饮酒，盖酒乃大热之物，能熏蒸脏腑，助火发病，谨当戒守。

……

一凡伤寒，进食大早，而肌热仍在者，内经云谓之遗热。伤寒赋云，伤寒与热病将痊，食多者号曰遗，当以清热损谷则愈，医者不识，认作虚火治之必死。

明·郑全望《瘴疟指南·辨证》

瘴后调摄，较之他病，其难百倍。善养生者，于饮食起居之际，兢兢业业，无一毫差忒，谨慎百日。待脾胃元气复常，方可免变症之患。若瘴后懈怠，起居不时，恣意饮食，与夫沽酒市脯，色气无忌。当此脾胃之元气未复，不能消化，岂不积而作痢，聚而作痰，浮而作肿乎？此难以立方施治。盖谓瘴后元气常虚，是无根本，将何以当病邪？

明·陶华《伤寒全生集·辨伤寒》

新瘥后多食而复发者，为食复。缘新瘥不能胜谷气，遂发虚热也。大抵伤寒病后，只宜先进稀米饮，次进薄粥，又宜少少与之，常令不足，不可尽意。诸般肉食，不可食之。若瘥后病已解，但日暮微烦者，此食谷早或多食故也。胃虚弱而不能消谷食，宜损谷则愈。

明·周臣《厚生训纂·饮食》

凡肝病，宜食小豆、犬肉、李、韭；心病，宜食麦、羊肉、杏、薤；脾病，宜食粳米、牛肉、枣、葵；肺病，宜食黄黍米、鸡肉、桃、葱；肾病，宜食大豆、豕肉、粟藿。

有风病者勿食胡桃，有暗风者勿食樱桃，食之立发。

时行病后，勿食鱼鲙及蛏与鳝，又不宜食鲤鱼，再发必死。

时气病后百日之内，忌食猪、羊肉，并肠、血、肥鱼、油腻、干鱼，犯者必大下痢，不可复救。又禁食面及胡蒜、韭薤、生菜、虾等，食此多致伤发则难治，又令他年频发。

患疟者勿食羊肉，恐发热致死。

病眼者，禁冷水冷物挹眼，不忌则作病。

……

病瘥者不可食薄荷，食之令人虚汗不止。

明·楼英《医学纲目·阴阳脏腑部》

大病不守禁忌论

世俗以肉为补性之物，肉无补性，惟补阳。而今之虚损者，不在于阳而在于阴，以肉补阴，犹缘木而求鱼。何者？肉性热，入胃便热发，热发便生痰，痰多气便不降，而诸证作矣。久病后可用作养胃气，盖胃气非阴气不足以自全，所以淡味为自养之良方，尤当今之急着也。食淡又须安心，使内火不起可也。

明·张景岳《景岳全书·瘴气》

又瘴不发后，须吃素粥三日，经五日后，方可以猪脾煮羹，吃软饭；十日后略可吃酒，少用肉羹。但不可食诸般骨汁，若犯之则再发，凡牛羊猪犬鸡鹅诸骨汁，须并忌一月，或两月尤佳。凡犯而再发，必多困笃。

明·郭鉴《医方集略·疹疮》

此疾首尾，忌荤腥、油腻、生冷之物，至回后，尤宜慎忌。必与伤寒出汗愈后调理相同。其劳复、食复、重感最要仔细，不可轻忽，其疹后与痘后皆气血亏损，稍调理不全，变诸大病，亦致终身害患残疾矣。

明·郭鉴《医方集略》

伤寒瘥后，最宜调养，脾胃正弱，不可过饱，气血正虚，不可过劳，病即再作，谓之食复、劳复，延绵无休。切忌房事，犯之，舌舒三寸而死。壮者百日之外，弱者一年之外可矣。食羊肉者亦死，食猪骨汁、饮酒者再病。庞安常云：饮酒者亦死。

明·朱橚等《普济方·大肠腑门》

有人因时疾瘥后，秘塞不通，遂致夭命，大不可轻之。

明·朱橚等《普济方·方脉药性总论》

凡诸恶疮瘥后，皆百日慎口味，不尔即疮发也。

明·胡濙《卫生易简方·伤寒》

若梳头太早，必发头风；洗面太早，头潮热；濯足太早，则足痹；洗浴太早，发热昏闷；躁怒，成痞疾；远行，则脚弱缓风；举动耗气，则成偏枯；思虑太重，则成气消；不得早起，不得劳心费力，反此则病必复。

明·朱橚等《普济方·时气门》

天行病瘥，食鸡鱼必变成痃。又食鸡鱼肉结气不化。天行病瘥，饮酒合阴阳，复必死。天行病损未满三月，食鳊鲃肉则复下血；食盐豉令人四肢不举。天行病瘥，食诸菜有花者，三年肌肤不充。天行病未好，食生瓜、芥，三月浮肿也。天行病瘥，食菜合阴阳，复必死。

明·陶华《伤寒全生集·辨伤寒》

病新瘥后，血气未平复，余热未尽，如水浸墙壁，水退土尚未坚，不可动也。非但负重涉远，虽梳头洗面亦伤神也。若劳动再发为劳复，血气尚虚，但当安卧守静以养血气，设或早晚劳役，使血气沸腾，而邪热遂还于经络而发热也，谓之遗热。

明·楼英《医学纲目·阴阳脏腑部》

大病不守禁忌论

病而服药，须守禁忌，孙真人《千金方》言之详矣。但不详言所以守禁忌之由，敢陈其略，以为规戒。夫胃气者，清纯冲和之气，人之所赖以为生者也。若谋虑神劳，动作形苦，嗜欲无节，思想不遂，饮食失宜，药饵违法，皆能致伤。既伤之后，须用调补。恬不知怪，而乃恣意犯禁，旧染之证，尚未消退，方生之证，与日俱积。吾见医药将日不暇给，而伤败之胃气，无复完全之望，去死近矣。

明·张景岳《景岳全书·瘴气》

凡瘴病，不发三日后，方可洗手；七日后可洗面；半月后可梳头。

清·张璐《本经逢原·菜部》

时病瘥后不可食一切生菜，令手足肿。

清·叶桂《临证指南医案·暑湿》

故乱进食物，便是助热，惟清淡之味，与病不悖。自来热病，最怕食复劳复，举世共闻，非臆说也。

［日］丹波元简《伤寒论辑义·辨阴阳易瘥后劳复病脉证并治》

损其谷数。每食一升者，食七合；食五合者，食三合；俟胃脾渐壮，谷渐增益，亦节饮食防病复之一道也。

清·何廉臣《增订通俗伤寒论·瘥后调理法》

伤寒温热之症，多属胃肠伏邪，早已失其消化力，最宜忍饥耐饿，平卧安静，热退舌净无苔，始可渐进粥饮汤。渐进渐厚，不致转复，爰将瘥后进食法、食物之忌宜、食物调补法，胪举于下。

（甲）瘥后进食法 庞安常曰：凡病瘥后，先进清粥汤，次进浓粥汤，次进糜粥。亦须少与之，切勿任意过食也。至于酒肉，尤当禁忌。若有不谨，便复发热，名曰食复。王士雄云：瘥后必小便清，舌苔净，始可吃粥饭、鲫鱼、台鲞之类。油腻、酒醴、甜食、新鲜补滞诸物，必解过坚矢新粪，始可渐渐而进，切勿欲速，以致转病。陈氏云：伤寒初瘥，进食最难。如胃中余热未清，进食过早，则邪热必复发。若胃热已清，舌苔亦净，不与饮食，使几微之元气一脱，从何处续命耶？此际全以验舌苔为主。如胃中有积热者，舌必有苔，苔必干燥，重则焦槁，甚则芒刺。在此时期，止可与白滚汤频频调之。禁绝谷气，全要使胃脘空虚，则邪热易退。今之为父母者，不知伤寒食复之利害，但狃于平昔之爱好，止记伤寒之不吃粥饭，而床头果品，枕边酸甜，一概不禁，不知此等滋味，一入胃肠，则稠黏胶结，反助胃火里邪，其害甚于谷气。如果看得舌苔渐净，即宜渐进谷气，以扶正胜邪。其法先用荷叶擦洗杓器；次用青竹叶带水一滚，倾去竹叶，止用净水一碗；次入嫩鲜芦根指大数寸，置汤中一滚，再去芦根；次入陈冬米研磨之粉，法以水搅和粉，澄去沉底粗者，止取上浮细者，入前汤中十数沸后，粉糊已熟，芦根、竹叶，气清香入胃，能回清气退浊气，有湿化湿，有火清火，有痰消痰，如有燥粪，自能润下之。此伤寒瘥后进食第一法也。其糊初进最薄，续进逐渐加厚，至后进糜粥软饭。若进米糊数日，大便不下，药方中加当归、紫菀、麦冬，大便液足，燥粪自行矣。若误用大黄，多损气血阴液，戒之戒之。

(乙)食物之忌宜 伤寒温热愈后，虽能食糜粥软饭，正气未复，凡饮食居处，俱不可不慎也。如酒肴、甘脆、肥鲜、生冷等物，皆不可犯。少食而频，则易运化，不可过饱，及他有所食，虽思之勿与也。不但油腻腥发麹糵炙煿，熏灼脏腑者，固宜禁绝。即瓜果生冷，凡能冰伏脾胃者，亦宜禁不入口。最妙以萝卜汤、陈干菜汤，疏导其胃肠。渴则饮清快露，和开水少许，或但饮细芽茶，输运其精液。病势轻减后，佐其点心，可略进流动性之滋养品，如藕粉、燕窝粥，及开水冲鸡蛋等，每次之食量宜少，每日之次数宜多，不过以之略充饥肠而已。病将就痊时，凡各种未熟之果实油类，及一切之固形物而不易消化者，均不宜入口，恐损胃肠，反增病也。

(丙)食物调补法 程钟龄云：药补不如食补。凡病邪未尽，元气虽虚，而不任重补，则从容和缓以补之。相其机宜，循序渐进，脉症相安，渐为减药，谷肉果菜，食养尽之，以底于平康。故饮食之补，但取其气，不取其味，如五谷之气以养之，五菜之气以充之。每食之间，便觉津津汗透，将身中蕴蓄之邪热，以渐运出于毛孔，何其快哉！人皆不知此理，急于用肥甘之味以补之，暂时虽精采健旺可喜，不思油腻阻滞经络，邪热不能外出，久久充养完固，愈无出期矣。庞安常有鉴于此，如所云：凡病新瘥，只宜先进白稀粥，次进浓粥汤，又次进糜粥，亦须少少与之，不得早吃肉食。旨哉言乎！顾松园云：百合麦冬汤，清肺止咳；真柿霜消痰解热；人乳为补血神品；童便为降火仙丹；雪梨生食能清火，蒸熟则滋阴；苡仁汤，肺热脾虚，服之有益；淡莲子汤、芡实粥，遗精泄泻，最属相宜；扁豆红枣汤，专补脾胃；龙眼肉汤，兼养心脾；鳇鲟鳔、线鱼胶同猪蹄、燕窝、海参，或鸡、鸭，荤中煮烂，饮汁更佳，填精益髓；凤头白鸭，乌骨白鸡，补阴除热；猪肺蘸白及末，保肺止血。以上诸物，病人如已食饭多日，行动自如，方可随宜恒食。此食补方法之大要也。

(丁)食物寒热鉴别法 虽然食物之有寒有热，犹人脏腑之有阴有阳。脏阳而不得性寒之物以为之协，则脏性益阳矣；脏阴而不得性热之物以为之济，则脏性益阴矣。脏有阴阳兼见之症，而不用不寒不热之物以为调剂，则脏性益互杂而不平矣。食之入口，等于药之治病，合则于人脏腑有益，而可却病卫生；不合则于人脏腑有损，而即增病促死。此食治所以见重于方书，而与药物并传也。惟食物之种类，不下数百，姑节录日用常食之物，以为辨别，分谷食、瓜菜、果品、禽兽、鱼介等，为六项鉴别于下。一、谷食：如谷食之有麦曲、蚕豆、豆油、酒醋，是谷之至温者也。若芦粟、稻米、粳米、陈仓米、黑豆、黄豆、白豆、豌豆、豇豆，则称平矣。又若粟米、黍稷、荞麦、绿豆、豆腐、豆豉、豆酱，则性寒矣。此谷食之分其寒热也。二、瓜菜：又如瓜菜之有姜、蒜、葱、韭、芹菜、胡荽、白芥、胡萝卜，是性温者也。若山药、薤菜、匏瓠、南瓜，性稍平也。又若苋菜、菠菜、油菜、莼菜、白苣、莴苣、黄瓜、甜瓜、丝瓜、西瓜、酱瓜、诸笋、芋艿、茄子，是性寒者也。此瓜菜之分其寒热也。三、果品：至于果品，如龙眼、荔枝、大枣、饴糖、沙糖、白糖、莲子、葡萄、蜂蜜、胡桃、杨梅、木瓜、橄榄、青桃、李子、栗子，温性也。榧实、黄精、枇杷、青梅、花生，平性也。梨子、菱角、莲藕、橘瓤、乌芋、百合、甘蔗、白果、柿干、柿霜，寒性也。但生李性温，食则生痰而助湿；生桃性燥，多则助热而生毒。此果品之分其寒热也。四、禽兽：至于禽兽之物，如鸡肉、鸭肉、山雉、鹧鸪、犬肉、羊肉、鹿肉、鹿筋、猫肉，是至温矣。燕窝、斑鸠、雁肉、鹳肉、凫肉、竹鸡、猪肉，是至平矣。兔肉、麋肉、麋筋，是至寒矣。但山雉、鸡肉、鹧鸪性虽温，而不免有发风壅毒之害；猪肉性虽平，而不免有多食动痰之虞。此禽兽之分其寒热也。五、鱼介：他如鱼鳖龟介虫类，其鲫鱼、鲢鱼、鲥鱼、海虾、鳝鲁，皆温性也。鲤鱼、鲨鱼、鲍鱼、鳅鱼、银鱼、乌贼，皆平性也。鳢鱼、鳗鱼、田蛙、螃蟹、鳖肉、龟肉、田螺、蛤蜊肉，皆寒性也。但虾肉性燥，不免动风助火之变；鳖、蟹性寒有毒，不免动气破血之虞。此鱼鳖介虫之分其寒热也。

再于诸味之中，又细分其气辛而荤，则性助火散气；味重而甘，则性助湿生痰。体柔而滑，则性通肠利便；质硬而坚，则食之不化，烹炼不熟，则服之气壅。必审其于人之病症虚实是否相符，则于养生之道始得，且胜于药多多矣。以上皆补益方法之纲要也。

清·钱潢《伤寒溯源集·厥阴篇》

凡大病新瘥，真元大虚，气血未复，精神倦怠，余热未尽，但宜安养，避风节食，清虚无欲，则元气日长。少壮之人，岂惟复旧而已哉？若不知节养，必犯所禁忌，而有劳复、女劳复、食复、饮酒复剧诸证矣。夫劳复者，如多言多虑，多怒多哀，则劳其神；梳洗沐浴，早坐早行，则劳其力。皆可令人重复发热，如死灰之复燃，为重复之复，故谓之复。

清·何廉臣《增订通俗伤寒论·气候调理法》

气候调理之法，如冬温夏凉，不失时序，即所以自护其身者也。前贤知摄生者，卧起有四时之早晚；兴起有至和之常制；调养筋骨，有偃仰之方法；节宣劳逸，则有予夺之要则。温凉调节合度，百病不生。《太素》经云：适寒温者，寒无凄凄，暑无出汗，居处无犯八邪，则身自安矣。不独病后调理如此，平时无病摄生，亦当遵此。兹述四时调理各法，分季列后。

春季　春三月，此谓发陈，天地俱生，万物以荣，早卧晏起，广步于庭，披发缓行，以使志生，生而勿杀，与而勿夺，此春气之应，养生之道也。春阳初生，万物发萌，正二月间，乍寒乍热，人有宿疾伏热，春气一动，遂即遄发，又兼去冬熏衣，烘炙御寒，积藏余热，至春而发泄，致体热头昏，咳嗽脘闷，四肢倦怠。如风温、春温稍发，不可使行疏利之药，恐伤肺脏。宜用消风泄热和气，或凉膈化痰之剂。若病后调养，当此春日融和之际，宜处园林宽敞之处，用摅滞怀，以畅生气。不可兀坐久卧，以郁生化。天气寒暄不一，不可顿去棉衣，逐渐减服，稍寒莫强忍，即仍加衣。不可令背寒，寒即伤肺，致鼻塞咳嗽，肺俞五脏之表，胃俞经络之长，皆勿失寒热之节。春夜卧时，间或用热水下盐一撮，洗膝上下至足方卧，能消风邪，利脚气。此春季未病人，及病后调理之法也。

夏季　夏三月，此谓蕃秀，天地气交，万物花实，晏卧早起，无厌于日，使志无怒，使华成实，使气得泄，此夏气之应，养长之道也。夏季暑气酷烈，烁石流金于外，心火焚炽于内，即或无病之人，亦应独宿淡味，节嗜欲，定心息气，兢兢业业，保身养生。因一岁惟夏为疾病之生死关也，试看草枯木落，其汁液尽消竭于夏季，故夏季之病，较别季为独多。而夏令调养，尤当谨慎。不论无病病后，如平居檐下、过街棚、弄堂、无窗屋内，弗纳凉夜卧，勿露卧，勿有汗当风而卧，勿使人扇风取凉。虽大热，不得吃冰水、凉粉、冰淇淋、冷粥一切生冷、煎炒、炙煿、肥腻、甜辣诸物，勿用冷水洗面。伏热在身，烈日晒热之衣，及汗透之衣，皆不可便穿。饱腹受寒，必起霍乱。莫食瓜茄生菜，腹中方受阴气，食凝滞之品，多为痞积。若患冷气痰火之人，尤宜忌之。此夏季未病人及病后调理之法也。

秋季　秋三月，谓之容平，天气以急，地气以明，早卧早起，与鸡俱兴，使志安宁，以缓秋刑，收敛神气，使秋气平，无外其志，使肺气清，此秋气之应，养收之道也。秋风虽爽，时主肃杀，万物于此凋伤，顺时调摄，使志安宁。若夏病暑湿将瘥，至立秋后宜善自调摄，秋不宜吐，致脏腑不安。不宜吃炙煿牛猪各肉，及鸡、生鲙、浊酒、陈臭、咸、醋、黏滑难消之物。若夏月好吃生冷，至秋患痢疟。夏月贪凉露卧，非即病霍乱，至秋必成疟疾。勿食新姜，大热损目。勿贪取新凉凡人五脏俞穴，皆会于背，酷热之后，贪取风凉，此中风之源也。故背宜常暖护之。凡清晨睡觉，闭目叩齿咽津，搓手熨眼，可以明目。

此秋季未病及病后调理之法也。

冬季 冬三月，此谓闭藏，天地闭藏，水冰地坼，无扰乎阳，早卧晚起，必待日光，去寒就温，毋泄皮肤，逆之伤肾，春为痿厥，奉生者少，此冬气之应，养藏之道也。斯时陷伏在下，于时为冬，当闭精养神，以厚敛藏，如植物培护于冬，至来春方得荣茂。此时若戕贼之，春升之际，下无根本，枯悴必矣。调理之法，有痰宜吐。心膈多热。所忌发汗，恐泄阳气，宜服药酒滋补。寒极渐加棉衣，不得频用大火烘炙。手足应心，不可以火炙手，引火入心，使人烦躁。冷药勿治热疾，热药勿治冷疾。宜减咸增苦，以养心气。冬月阴气在外，老人多有上热下冷之患，阳气在内，不宜沐浴。勿加热汤，逼令大汗，毛孔不密易感外邪。不宜早出犯霜，或略饮酒以冲寒气。勿多食葱，亦防发散阳气。此冬季未病及病后调理之法也。

综观上述，四时应候调理，犹关平时摄生。临病调理，其他病室之气候，亦须寒温适宜。空气流通，使清气能进，浊气可出，室中灯火，尤宜少燃也。吾绍病家习惯，凡病伤寒时疫，素重迷信，最怕鬼祟，不但夜间红烛高烧，即日中于病室床内，亦必以多燃灯火为阳光，而满屋皆侍病之人，骈肩并足，交头接耳，七口八啐，汗雾交流，岂知人气最热，灯火最毒，炭气、汗酸、秽气密布满室，清气反失流通，即使无病之人，久居此室，亦必头目昏晕，胸膈气闷，况在患时病之人乎？口鼻之所吸受，肺胃之所浸淫，往往轻者重，重者即死。此等恶习惯阶之厉也。凡疫皆然，凡病亦皆然，此皆病家乏卫生常识故也。

清·何廉臣《增订通俗伤寒论·瘥后调理法》

适寒温 凡患病人之衣服，必须间日更换，卧床被褥，尤须清洁。病人被覆，不可过暖，过暖亦能致病加重，重病者死，以热郁于内气不宣达故也。病人背要常暖，暖则不再受风寒；胸要常护，使寒不侵入。忌冷着汗衣，着之侵背伤肺；热着晒衣，久晒之衣，必有热毒。冬日热火烘衣，取快一时，久必生病。凡春水未泮之时，衣宜上薄下厚，养阴收阳。大暑中脱汗衣，不可向风。冬天暴冷，急着棉衣，亦弗顿加，稍觉暖，又宜暂脱，察天时之寒暖，分衣服之绵夹，无论未病人及病后，皆宜随时注意。

二 房事

南北朝·姚僧垣《集验方·伤寒、温病瘥后禁忌》

新瘥后，当静卧，慎勿令人梳头洗面，非但体劳，亦不可多言语用心使意劳，凡此皆令劳复。故督邮顾子献得病已瘥未健，诣华旉视脉，旉曰：虽瘥尚虚未复，阳气不足，勿为劳事，余劳尚可，御内即死，临死当吐舌数寸。其妻闻其夫病除，从百余里来省之，止宿交接，中间三日发病，舌出数寸而死。病新瘥未经百日，气未平复，而以房室者，略无不死也。

南北朝·姚僧垣《集验方·伤寒、温病瘥后禁忌》

盖正疾愈后六十日，已能行射猎，以房事则吐涎而死。及热病房室，名为阴阳易之病，皆难治，多死。近者有一士大夫，小得伤寒，发汗已十余日，能乘马行来，自谓平复，故以房室，则小腹急痛，手足拘挛而死。

北宋·王怀隐等《太平圣惠方·治伤寒阴阳易诸方》

夫伤寒后，有阴易阳易病者，皆是病新瘥未满百日，体力犹虚，乖于将摄。女人即名阴易，丈夫即名为阳易。筋脉拘急，手足皆拳。若得斯疾，即须急治，若稍失治，当为必死之病也。……

治伤寒后未平复，阴阳交合，变成易病。身体大热，气冲胸背，手足拳挛。……

治伤寒后气血未平复，合阴阳，成阴阳易病者，即小腹拘急，阴肿，身体热，毒气冲心胸，头重不能拳……

治伤寒后，真气尚虚。因合阴阳，致小腹拘急，便溺涩痛……。

宋·唐慎微《证类本草·白马茎》

臣禹锡等谨按孟诜云：患丁肿，中风疼痛者。……男子患，未可及，新瘥后，合阴阳，垂至死。

元·杨清叟撰，明·赵宜真集《仙传外科秘方·伤寒热病新瘥保命鉴》

病瘥后，未满百日，气力未平，复犯房室者死，壮实者忌六十日。

元·危亦林《世医得效方·伤寒戒忌》

瘥后百日内，气体未得平复，犯房室者死。

明·胡濙《卫生易简方·伤寒》

伤寒瘥后未满百日交合，必致手足拘挛……

瘥后未满百日，切忌犯房室，壮实者亦宜忌两月，不尔病复难疗。

明·王震《王氏家宝伤寒证治明条·伤寒瘥后调燮例》

一伤寒新瘥后，不可便行房事，其气血尚虚，精神未固，如此则真元损备，筋骨解，病即再来，谓之女劳复。

一活人书云：伤寒新瘥，如水浸墙壁，其水方退，土尚未坚，一或劳动，必至崩颓。仲景言：阴阳二易之症多不可救者，皆房劳之故也。患者自宜慎保，免致噬脐之悔矣。

明·赵献可《医贯·先天要论》

盖阴虚致喘，去死不远矣。……须远房帏，绝色欲，经年积月，方可保全。不守此禁，终亦必亡而已。予论至此，可为寒心。聪明男子，当自治未病，毋蹈此危机。

明·张景岳《景岳全书·瘴气》

凡瘴病，……一两月后，谨戒房事，能戒百日尤好。

唐·孙思邈《千金翼方·中风》

人不能用心谨慎，遂得风病，半身不遂，言语不正，庶事皆废，此为猥退病，得者不出十年。……瘥后仍须将慎。不得用未病之前，当须绝于思虑，省于言语，为于无事，乃可永愈。若还同俗类，名利是务，财色为心者，幸勿苦事医药，徒劳为疗耳，宜于此善以意推之。

宋·陈言《三因极一病证方论》

伤寒新瘥后，不能将摄，因忧愁思虑，劳神而复；或梳洗沐浴，作劳而复，并谓之劳复。

宋·郭思《千金宝要·喉痹金疮》

金疮，出血多……又忌嗔怒、大言笑、思想阴阳、行动作劳……。疮瘥后，犹须如此。出百日、半年，乃可复常也。

清·何廉臣《增订通俗伤寒论·瘥后调理法》

凡费力劳心，过喜过怒，多言多动，皆能致复。因劳而动其既虚之血气，生其未尽之余热，热邪退而病瘥，热邪生而病复，凡病皆然。故欲使其不再复，必先调节其情欲不妄动，立情欲调理法于后。

除思虑　经云：思虑伤脾。孙思邈云：思则大损神，神疲精自敝。太益曰：存神可以固元气，令病不生。若终日思虑绕混，则神驰于外，气散于内，营卫昏乱，众疾相攻耳。心牵于事，火动于中，心火既动，真精必摇。《玄觅语录》云：所谓思虑者，乱想耳，只是将以往未来之事，终日牵念，故知事未尝累人心，乃人心自累于事，不肯放手。又云：世人终日营扰，精神困败，夜间一睡，一点灵明，又为后天浊气所掩，安得复有澄定之时？可知无病之人，思虑伤脾损神，犹关于精神，如此重大。若大病瘥后之人，气血精神皆疲惫已极，若再日夜思虑焦愁，暗耗心血脑神，岂不自速其死耶？

节言语 《养生要术》曰：中经云，人语笑欲令至少，不欲令声声高高。由于我论理辨是非，相嘲调谑秽慢，每至此会，当虚心下气，与人不兢。若过语过笑，损肺伤肾，精神不定。又云：行不得语，语须作立乃语。冬日触冷外行，更勿大语言开口，以触冷气中病。又云：寝不得语言。五脏如钟声，不悬不能出声。《养生志》云：眠讫勿大语损气少气力。又云：眠时不得歌咏，及谈不祥事起。又云：多言伤液。可知病后气津血液已亏，岂可再伤其液，且兼耗精神。愿探病亲友，皆注意及之。

戒嗔怒 经云：暴怒伤肝。凡病后之人，肝火已旺，最易动怒。如不能吃之物，偏要大吃，稍拂其心，当时动怒。或因事触怒，怒气伤肝，相火暴发，因而助动余热，以致身热胸闷，心烦懊侬，气逆面赤，甚则胁痛呕血。当从前章第五节怒复例治之。或因食物动怒者，在善侍疾看护之人，婉转说明，其物对病之患害，不能吃之理由，劝解开导之，庶几不触其怒，必须静心和气，使病人目见耳闻，心悦情服，而其病不治而愈矣。

其他如久视伤精，久听伤神，久卧伤气，久坐伤脉，久立伤骨，久行伤筋，暴怒伤肝，思虑伤脾，极忧伤心，过悲伤肺，过饱伤胃，多恐伤肾，多笑伤腰，多言伤液，多唾伤津，多汗亡阳，多泪伤血，交媾伤髓。病后百体皆虚，欲火动而行房，撮周身式微之血气精髓，集于命门，化精而泄，轻则为房复，重则精髓枯竭，真阳无寄，如鱼之失水而死。爱护生命者，不可不知也。

第三节 药物防复

一 伤寒

汉·张机《伤寒论·辨阴阳易差后劳复病脉证并治》

大病瘥后，喜唾，久不了了，胸上有寒，当以丸药温之，宜理中丸。

汉·张机《伤寒论·辨阴阳易差后劳复病脉证并治》

伤寒解后，虚羸少气，气逆欲吐，竹叶石膏汤主之。

唐·孙思邈《千金翼方·补益》

张仲景紫石寒食散治伤寒已愈不复方：

紫石英　白石英　赤石脂　钟乳炼　栝蒌根　防风　桔梗　文蛤　鬼臼　太一余粮各二两半　人参　干姜　附子炮去皮　桂心各一两

上一十四味，捣筛为散，酒服三方寸匕。

北宋·王怀隐等《太平圣惠方》

治伤寒后，令病人不复发，宜服**鳖甲散方**。

鳖甲涂醋，炙微黄，去裙襴，二两　白术一两半　防风去芦头，一两　栝蒌根一两　桔梗去芦头，一两　细辛三分　附子炮裂，去皮脐，半两　干姜炮裂，锉，半两　桂心半两

上件药，捣筛罗为散，每服五钱，以水一大盏，煎至五分，去滓，不计时候温服。

明·王震《王氏家宝伤寒证治明条·伤寒瘥后调燮例》

一凡伤寒方愈，不可遽服补药，倘余邪未尽，则热随而复，多致杀人。

明·朱橚等《普济方·伤寒门》

劳丙　瘥后伤寒还发热，小柴胡可去其疴。脉浮汗解沉实下，消息合宜无太过。

劳丁　伤寒瘥后致脾虚，腰下重缘水气淤。牡蛎泽泻散主治，利其小便病能除。

劳戊　喜唾应知胃上寒，犹疑瘥后有邪干。胃间津液须温润，咽下理中丸便宽。

劳已　伤寒解后面羸瘦，少气吐而逆气拘。竹叶石膏汤主治，和调胃气热方除。

明·孙一奎《赤水玄珠·瘥后发肿》

伤寒方愈后浮肿者，此水气也。用牡蛎泽泻散主之。胃虚食少，五苓散加苍术、陈皮、木香、砂仁。胃不虚者，以商陆一味，煮粥食之亦妙。伤寒大病瘥后足肿者不妨，但节饮食，戒酒色，胃气强，肿自消。

明·陶华《伤寒全生集·辨伤寒》

伤寒瘥后虚弱无力者，先因汗下过多，病久元气虚弱，调养失宜，须渐渐进食，守静不可太急。治伤寒虽无补法，若果病久元气虚惫，或劳力所伤，不得不补，此合宜则用也，宜补中益气汤。

明·董宿《奇效良方·伤寒通治方》

温胆汤　治伤寒瘥后调理。

半夏汤泡　茯苓去皮　陈皮去白　枳实炒，各二钱　甘草半钱　竹茹一钱

上作一服，水二盅，生姜三片，煎至一盅，不拘时服。

明·缪希雍《神农本草经疏·草部》

甘草炙则补伤寒病瘥后血虚。

明·缪希雍《神农本草经疏·人部》

《外台秘要》：预防劳复，伤寒初愈，欲令不劳复者。头垢烧研，水丸梧子大，饮服一丸。

清·何廉臣《增订通俗伤寒论·伤寒夹证》

又次用正诚露珠丹透明辰砂一两，以瓷器盛，露四十九夜，猪心中血，丝绵绞去滓，用净血三两，每次一个，拌砂晒干，再拌再晒，三个用讫，再研极细，加西牛黄一钱，共研匀细，用糯米糊和捣万杵为丸，每重七分，阴干得五分，瓷瓶密收。夜卧时噙化一丸，治殚虑劳神，火升痰壅，心悸不寐，遇事善忘等证，最效，善其后以防复发。

清·何廉臣《增订通俗伤寒论·瘥后调理法》

伤寒温热，大邪退后，余热未尽，元气已虚，胃虚少纳，脾弱不运，稍动则复，若调理失当，不知禁忌，随时可以转复。若非药物调理合宜，瘥后遗症，何能辄除，爰举其要，胪列二十四则于后。

一，瘥后浮肿。伤寒瘥后，脾虚不能制水，水溢于皮肤络脉间，肢体浮肿者，须实脾利水，宜焦冬术、茯苓皮、米仁、杜赤豆、扁豆、山药、木瓜、车前子、泽泻之属治之，或以糯米、米仁煮粥食最妙。有因食滞中宫者，乃病后脾胃大虚，不能消谷也。病者胃中犹燥，偏欲多食，食停心下脐上，则水不得上输于肺，肺亦不能通水道于膀胱，故溢于肢体而为肿，其症以心下脐上有硬处，按之则痛为异，小便或利或不利，当用平胃散，加枳实、山楂、麦芽、莱菔子、六神曲为主。硬处消则肿自愈，或加苓、泽，兼利水亦可，亦有气复未归者，热病大伤阴气之后，由阴精损及阳气，愈后阳气暴复，阴尚亏歉之至，切忌消利，吴又可所谓“病后气复血未复，气无所归，故暂浮肿，不可治肿，调其饮食，节其劳役，静养自愈”。吴鞠通曰：余见世人，每遇浮肿，便与渗利小便方法，岂不畏津液消亡，而成三消证，快利津液，为肺痈与阴虚咳嗽身热之痨损证哉。余治是证，悉用复脉汤，重加甘草，只补其未足之阴以配其已复之阳，而肿自消。至其辨法，气肿异于停水食滞者，停水身重，而小便不利；气肿身轻，而小便自利。食滞腹中有结，气肿腹中自和也。又有脾胃气虚，土不制水，溢于下焦，故从腰以下有水气而为肿也，宜牡蛎

泽泻散，利小便而泄下焦之水也。

二，虚羸少气。伤寒解后，肺胃津亏气馁，余热挟胃火上升，致虚羸少气，气逆欲吐者，胃有虚热，气不下降，竹叶石膏汤加竹茹、白薇主之。

三，日暮微烦。热病新瘥，人强与谷，脾胃气尚弱，不能消谷，故令人微烦，损谷则愈。

四，瘥后发蒸。热症新瘥蒸蒸骨热如痨瘵者，乃余热留于阴分也，不可以其羸瘦，而遽用虚损法。必察其六府有结邪，则仍以攻邪为主；次察其筋络有壅瘀，仍以通瘀为主；次察其气道有痰涎，仍以祛其痰涎为主。数者俱无，方可清热；或无邪而阴伤，方可纯用养阴之药；或分其余邪之轻重、亏损之多少，而兼用养阴清热药进退加减以和之。

五，瘥后咳嗽。凡热退之后，尚有咳嗽未除，此肺胃津亏，而有余热恋肺，宜滋养肺胃之阴，其嗽自止，如南沙参、麦冬、地骨皮、川贝母、川石斛、花粉、茯苓、杏仁、桑皮、蔗汁、梨汁之类，或加生地、玉竹之类。新感风寒，而症见咳嗽，其病为轻，以其邪传入肺，肺主皮毛，邪从外达也。温热多内伤虚证，见咳则重，五脏传乘，肺受火刑，水源涸竭，每多死症。

六，自汗盗汗。瘥后自汗盗汗，虽皆属虚，然温热瘥后，多由余热未清，心阳内炽，以致蒸蒸燔灼，津液外泄而汗出，为阴虚有火，慎勿骤补峻补，苦坚清养为宜。苦坚如当归六黄汤加减，以育阴泻火固表；清养如西洋参、生地、麦冬、黄连、甘草、小麦、百合、竹叶、茯苓、莲心之类。若无热恶寒，而盗汗不止者，阳虚也，黄芪建中汤加减；自汗不止者亦阳虚也，玉屏风散加牡蛎、龙骨收之，以固护腠理，实表固涩之法也。

七，瘥后喜唾。病后喜唾，久不了了，中土阳虚，胃中有寒，不能收摄津液，而冷涎上泛也。宜理中丸加益智仁温纳之，亦有胃虚而有余热者，宜用乌梅北枣丸乌梅肉十枚、大黑枣五枚，俱去核，共杵如泥，加炼蜜丸，弹子大，每用一丸，噙化之。中虚不能摄水者，六君子汤加益智仁摄之。若其稠饮自下焦漾漾而起，溢出口中者，此肾气不纳，浊阴上泛也，宜都气饮加胡桃肉、补骨脂以纳之，或少加淡附片以收之，或佐白术以制之。

八，皮肤甲错。病后身体枯瘦，皮肤甲错者，乃热伤其阴，阴液不能滋润皮肤也。治法以养阴为主，吴氏人参养荣汤、清燥养荣汤，均可酌用，叶氏加减复脉汤，尤效。亦有粥食调理自回者，又有热毒为病，气血被其煎熬，瘥后饮食渐进，气血滋生，润皮肤而滋筋骸，或痛或痒，宛如虫行，最是佳境。不过数日，气血通畅而自愈矣。

九，瘥后发疮。温热新瘥，发疮者最多，乃余热淫于肌肉也。若照寻常疮症，温托妄施，断不能救。惟多服清凉解毒，兼养气血药自愈。

十，瘥后发痿。瘥后发痿，四肢不能动移者，热伤筋脉也，吴氏诸养荣汤，酌用，轻者粥食调理自愈。

十一，瘥后不寐。凡伤寒温热病，热退之后，夜不欲寐者，胃不和也。温胆汤加秫米和之。惊悸不寐者，心气虚也，前方合酸枣仁汤，去川芎清敛之。触事易惊，梦寐不安者，乃有余热挟痰也，宜用竹茹、黄连、石菖蒲、半夏、胆星、栀子、知母、茯苓、旋覆花、橘红等味。虚烦不寐者，余火扰动也，黄连阿胶汤清滋之。心火内炽不寐者，慎勿骤补，宜清养为主，如西洋参、生地、麦冬、黄连、甘草、小麦、百合、竹叶、莲心、茯神，或加阿胶，或鸡子黄、珍珠粉，审证酌加。若终夜清醒，目不得瞑，或目瞑则惊悸梦惕者，余邪内留肝胆，胆气未舒，肝魂不安也，宜酒浸郁李仁、炒枣仁、猪胆皮、黄连、焦栀、淡竹茹、桑叶等，滑以去着，苦以泄热。

十二，瘥后昏沉。凡伤寒温热症，新瘥后十余日，或半月，渐至昏沉者，皆缘发汗未尽，余邪在于心包故也。或见潮热，或兼寒热如疟，宜连翘、栀子、豆豉、麦冬、菖蒲、淡竹叶、钩藤、丹参之类清解之。然有痰火内伏包络者，亦见昏沉，其人终日昏睡不醒，或错语呻吟，或独语如见鬼，宜丹参、白薇、麦冬、焦栀子、黄连、竹叶、辰砂染灯心、细芽茶、天竺黄、石菖蒲、川贝母、广郁金等味，再加厥症返魂丹，轻清以开达之，甚或万氏牛黄清心丸、叶氏神犀丹，皆可采用。

十三，瘥后怔忡。凡热病新瘥，怔忡惊骇，乃水衰火旺，心肾不交也。宜补水养心，朱砂安神丸最妙，半夏秫米汤合交泰丸尤妙。

十四，瘥后妄言。凡伤寒温热病，每有热退身凉之后，其人如痴，神思不清，言语谬妄，或倦卧不思食者，此心神虚散不复所致，但当调养气血，兼治其心可也。神复妄言自止，吴氏安神养血汤主之，薛氏参麦茯神汤亦主之。但痰火余邪，内伏包络，亦有此症，当用鲜菖蒲、天竺黄、川贝母、连翘、钩藤、丹皮、竹茹、辰砂之类，以凉开热痰，则神自清而不妄言矣。若犹不应，加万氏牛黄清心丸清宣之。亦有余热未尽，热扰于心，则多言谵妄者，宜导赤散，加麦冬莲心、朱砂拌灯心等，熄余焰而清心神。

十五，瘥后语謇。伤寒温热症，热退后，其舌转动不灵，而语言謇涩者，因心脾肾三经之脉，皆系绕于舌。心肾虚则舌不灵动，痰阻脾络，肝风内扰则语言謇涩不清，多是虚风痰火为病，宜加味逍遥散去白术，加生姜、钩藤、鲜菖蒲、刺蒺黎、僵蚕之类，以熄风豁痰。痰多者，宜导痰汤加菊花、钩藤、白蒺藜、鲜葛蒲、姜汁、竹沥等，熄虚风而清痰火。若因痰热滞于肺络，有声不能言者，宜顾氏清金散加石菖蒲、竹沥清肃之。如因余热耗伤肺肾之阴，不能上接于阳者，宜清燥救肺汤，加盐制川贝、鸭梨汁以清养之。若声颤无力，语不接续，名曰郑声，乃元气虚而无根也，宜贞元饮合集灵膏峻补之。

十六，瘥后额热。凡热病热退后，胃中痰食邪热逗留，额属阳明，故额独热，目神似觉呆钝，宜清疏之，二陈汤加连翘、黄芩、山楂、神曲之类，清之和之。

十七，瘥后发颐。俗名遗毒，乃余邪留滞络中而成毒也。因汗下清解未尽，其邪结于少阳阳明二经，发于两颐者，阳明部位也；发于耳之左右者，少阳部位也。治法以解毒清热，活血疏散为主。误则成脓不出，而牙关紧，咽喉不利，多不能食而死，毒内陷而复舌燥神昏亦死，出脓后气虚血脱亦死，故宜早治也。古方以普济消毒饮为主；发在耳后，以柴胡、川芎为主；在项下，以葛根、白芷为主；在项后或巅顶，加羌活、薄荷。时方以连翘败毒散为主，如羌、独活、荆、防、连翘、赤芍、牛蒡、桔梗、土贝、蒺藜、薄荷、银花、甘草之类。如元气虚者，须兼归芪补托。溃脓后，当大补气血为主。然发于阳明者易治，发于少阳者难治。总之此症初起，速宜消散，缓则成脓，不可轻补于未溃之前，补早则必成脓；尤不可纯用寒凉于将发之际，恐闭遏而毒不得发，故必兼疏散为要。外治以葱水时时浴之。

十八，瘥后耳聋。温热症身凉后，尚有耳鸣耳聋等症者，其因有三：一因余邪留于胆经，宜养阴药中加柴胡、鲜菖蒲、钩藤、滁菊、通草、荷叶之类，以清解少阳之郁；二因痰火上升，阻闭清窍，其耳亦聋，宜导痰汤去半夏、南星，加瓜蒌皮、京川贝、枇杷叶、杜兜铃、通草、鲜菖蒲之类，以轻宣肺气之郁；三因肾虚精脱，则耳鸣耳聋，宜常服耳聋左慈丸，或磁朱丸等，以滋阴镇逆。此二症不关少阳，皆禁用柴胡升提。外治惟耳聋神丹鼠脑一个，青龙齿、朱砂、梅冰、净乳香、麝香各一分，樟脑半分，上药各研细末，用鼠脑为丸，如桐子大，用丝绵包裹，纳入耳中，多效。

十九，瘥后腹热。凡热病后，身大凉，独腹热未除，此脾火内甚也。养阴药中加生白芍，自除，但此症惟伏暑晚发最多，多属肠胃积热，雪羹汤送服陆氏润字丸，最妙。

二十，瘥后疼痛。热病失治于前，热流下部，滞于经络，以致腰胁疼痛，甚则不能起立，卧不能动，误作痿治，必成废人，宜清瘟败毒散小剂，加木瓜、牛膝、续断、萆薢、黄柏、威灵仙，以祛风通络。

二一，瘥后不食。当辨不欲食、食亦不化两端。不欲食者病在胃，宜养以甘凉，《金匮》麦门冬汤主之，叶氏养胃汤亦主之；食不化者病在脾，当与以温运，香砂理中汤主之，六君子汤亦主之。虽然不欲食一病，又宜分伤食与停食两项。伤食者饮食自倍，肠胃乃伤，病在不及消化；停食不论食之多少，或当食而怒，或当食时病在气结而不能化也。治伤食宜注重于食，或吐、或下、或消；若停食则重在气，惟理气兼之以消，吐下之法，不任用也。医者须分别治之。

二二，瘥后不便。凡温热病后，大便不行者，热闭虚闭俱多，风闭、气闭者少。热闭者，热搏津液，肠胃燥结，及肠胃素有积热者，多有此疾。其症面赤腹热，大腹胀满，四肢反冷，或口舌生疮是也，大黄饮子最妙，三黄枳术丸、枳实导滞丸、陆氏润字丸等，皆可酌用。虚闭有二：一阴虚，一阳虚也。凡下焦阳虚，则阳气不行，不能传送而阴凝于下；下焦阴虚，则阴血枯燥，津液不到，而肠脏干槁。治阳虚者，但益其火，则阴凝自化，苁蓉润肠丸主之，老年者，黄芪汤送服半硫丸；治阴虚者但壮其水，则泾渭自通，六味地黄汤加淡苁蓉、白蜜主之，益血润肠丸、五仁丸等亦效。风闭者，风胜则干也。由风热搏激肺脏，传于大肠，津液燥烁，传化则难，或其人素有风病者，亦多风闭，或肠胃积热，久而风从内生，亦能成闭。东垣润肠丸主之，加味皂角丸亦主之。气闭者，气内滞而污物不行也，其脉沉，其人多噫，心腹痞闷，胁肋膨胀，若用攻药通之，虽或暂通，而其闭益甚矣。或迫之使通，因而下血者，惟当顺气，气顺则便自通矣，苏子降气汤加枳壳、杏仁主之，重则六磨汤主之。

二三，瘥后下血。温热新瘥，或十日，或半月，忽然下血者，由于初起失汗，邪不外达而内入。阳邪热甚，热伤阴络而血下溢也。治以清营凉血和络之法，如生地、丹皮、地榆、川断、槐米、白芍、苡仁、黑荆芥、白茅根、脏连丸，治之自愈。阴虚火旺者，脏连六味丸，尤捷。

二四，瘥后遗精。病后遗精，因火动者多，宜清余热，固精封髓丹主之，三才封髓丹加黄连亦主之。以此症黄连、黄柏二味，最是要药也。

以上瘥后遗症，药物调理各法，大旨已具，其他普通调理，当分补虚、清热两项。补虚有两法：一补脾，一补胃，如其人中气虚者，病退后必纳谷少，运化迟，或大便不实，或恶心吐涎，宜六君子加减以和中。形寒畏冷，宜黄芪建中汤温补之。凡此症脉皆缓大，舌皆白嫩可辨。如其人阴分虚者，必有余邪未尽，舌燥口渴，二便艰涩，脉兼微数等症，宜小甘露饮、叶氏养胃汤等清养之。清热亦有两法，初病时之热为实热，宜用苦寒药清之；大病后之热为虚热，宜用甘寒药清之。二者有霄壤之殊，凡人身天真之气，全在胃口，津液不足，即是虚，生津液即是补虚，故以生津之药，合甘寒泻热之药，以治感后之虚热，如麦冬、生地、丹皮、北沙参、西洋参、鲜石斛、梨汁、蔗浆、竹沥、鲜茅根之类，皆为合法，仲景、河间主用竹叶石膏汤、天水散，以清虚热，亦取甘寒之义也。设误投参、芪、苓、术补脾之药为补，宁不并邪热而补之乎。此为瘥后调理脾胃之要诀也。

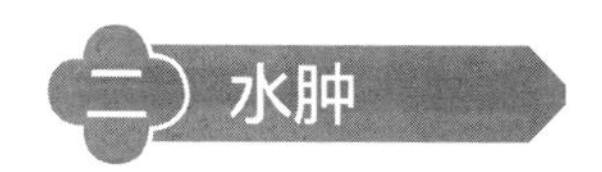

晋·葛洪《肘后备急方·治卒身面肿满方》

肿瘥后，渴，慎不可多饮。

唐·孙思邈《千金翼方·消渴淋闭方》

中军候黑丸

有人患水肿，腹大，四肢细，腹坚如石，小劳苦足胫肿，小饮食便气急，此终身疾……瘥后可长服方：

鬼箭羽　丹参　白术　独活各五两　秦艽　猪苓各三两　知母　海藻　茯苓　桂心各二两

上十味，㕮咀，以酒三斗，浸五日，服五合，日三。任性量力渐加之。

北宋·王怀隐等《太平圣惠方·治十水肿诸方》

治水病瘥后，常服此药，永不复发方。

大麻仁微炒，研如膏，二两　黑豆炒熟，去皮，三两

上件药，捣罗为末，炼蜜和圆如梧桐子大，每日空腹，以粥饮下三十圆。

宋·赵佶《圣济总录·水肿》

治水气服前药瘥后，服此补气丸方。

防己　犀角镑　葶苈隔纸炒　牵牛子半生半熟　赤茯苓去黑皮　诃黎勒煨，去核　海蛤　芎䓖　生干地黄焙，各一两　大黄二两半　木通锉　桑根白皮锉，炒　陈橘皮去白，焙　大戟炒　防风去叉　郁李仁去皮尖，炒　木香各一两

上一十七味，捣罗为末。炼蜜丸如梧桐子大。每服空心米饮下十丸。

宋·赵佶《圣济总录·水肿咳逆上气》

先服大枣散，后服海蛤丸取瘥。瘥后三年，不得食肉入房，不尔，病必重发。

防己汤方……有患肺气困重者，因逢患水气人服此药，偶得一盏服之，便当永瘥。有人一生患脚气，时时冲心，服此饮亦除根本。……瘥后宜服顺气丸。

宋·窦材《扁鹊心书·臌胀》

服金液丹、草神丹，减后，只许吃白粥，或羊肉汁泡蒸饼食之。瘥后常服全真丹、来复丹。

元·许国祯《御药院方·五皮散》

治他病瘥后，或久痢之后身体、面目、四肢浮肿，小便不利，脉虚而大。此由脾肺虚弱不能运行诸气，气虚不理，散漫于皮肤肌肉之间，故令肿满也。此药并宜服之。

明·朱橚等《普济方·水病门》

滑石好白者，二两　腻粉一两

上先捣研滑石令极细，次入腻粉和匀，熬木瓜浓汁成膏，丸如绿豆大，每服七丸，五更空心温米饮下，日只一服，至五七丸，觉腹搅痛，小便多为效，忌盐一百日，久见效便服补脾胃药。此水病瘥后，常服此药，永不发方出《圣惠方》。

明·孙一奎《赤水玄珠·水肿门》

十般肿病……瘥后，更服后来补药。

补药方

肉桂去粗皮　干姜　肉豆蔻　赤茯苓去皮　莪术醋煮　川芎　桔梗各等分

三 咳喘

晋·葛洪《肘后备急方·治卒上气咳嗽方》

麻黄先煎去沫，三两　甘草二两。以水三升，煮取一升半，分三服。瘥后，欲令不发者，取此二物，并熬杏仁五十枚，蜜丸，服如桐子大四五丸，日三服，瘥。

唐·王焘《外台秘要·因食饮水上气方四首》

三味备急散本疗卒死，感忤，宫泰以疗人卒上气，呼吸气不得下，喘逆瘥后，已为常用方。

巴豆、干姜、大黄。

上药等分，巴豆小熬，去心、皮，合捣下筛。服半钱匕，得吐下则愈。忌野猪肉、芦笋。

明·朱橚等《普济方·劳瘵门》

柴胡茯苓汤 疗痃癖气，壮热兼咳，久为骨蒸。

柴胡四两 茯苓 白术 枳实炙，各三两

上切。以水七升，煮取二升半分。为三服。积热不歇，加芒硝六分，取利。热除之后，每三日服一剂。瘥后每月一剂，肥白终身，永除。忌桃李雀肉大醋。一方用枳壳不用枳实。

四 惊痫

元·许国祯《御药院方·太一散》

治胎痫正发未分，瘥后亦宜常服。

天浆子微炒 蝎梢各二十一个 防风 天麻 朱砂各五钱 麝香一钱

上为细末，乳汁调下，不拘时候，加减服。

明·朱橚等《普济方·婴孩一切痫门》

化痰丹 治胞络痰涎。诸痫瘥后，皆宜常服此方。

半夏汤浸七次，一两 干姜微炮 川黄连去头 桂心 南木香各半两

以上先捣罗为细末。次用牛黄 麝香各研一分 朱砂细研水飞，一两 巴豆去皮心、微炒黄、别研，十个。

上拌匀。滴水和，如黍米大。每服三粒至五粒，温粥饮下。未周岁婴儿，乳汁调下。谓如三岁至五岁，不过五粒。量儿大小加减。

明·薛己《薛氏医案·惊痫》

断痫丹 治痫瘥后复作，症候多端，连绵不除者。

薛己《薛氏医案·保婴撮要》

安神镇惊丸 惊退后调理，安心神、养气血、和平预防之剂也。

天竺黄另研 人参 茯神 南星姜制，各五钱 酸枣仁炒 麦门冬 当归酒炒 生地黄酒洗 赤芍药炒，各三钱 薄荷 木通 黄连姜汁炒 山栀炒 辰砂另研 牛黄另研 龙骨煅，各二钱 青黛另研，一钱

上为末，蜜丸绿豆大。每服三五丸，量儿大小加减，淡姜汤送下。

五 渴病

明·朱橚等《普济方·消渴门》

先服八味肾气丸讫，后服此药压之。

黄连蜀者，二十分　苦参粉　干地黄　知母各十分　牡蛎煅，八分　吴麦门冬去心，十二分　栝蒌二分

上为细末。捣筛，牛乳和为丸，如梧桐子大，并手作丸。曝干，油袋盛，用浆水或牛乳下。日再服，二十丸。一方服十五丸。患重者，渴瘥后，更服一年以来。此病特慎獐、鹿肉。须慎酒，炙肉咸物。吃素饼，五日一顿。细切羊肉勿着脂胞。凡吃羊肉，须着桑根白皮食。一方云，瘥后须服此丸一载以上，即永绝根源。此病特忌房室，热面，并干补一切热肉、粳米饭、李子等。

明·朱橚等《普济方·消渴门》

茯苓丸出《千金方》，治渴小便数。

贝母一本作知母，六分　茯苓　栝蒌根各四分　铅丹一分　鸡肶胵　中黄皮十四枚

上细末。饮服方寸匕，日三。瘥后常服尤佳。常服不绝，则去铅丹，以蜜丸之，用麦饮下。一方无贝母，用贝齿。

明·戴思恭《秘传证治要诀及类方·渴病》

无病自渴，与病瘥后渴者，参术散、四君子汤、缩脾汤，或七珍散加木瓜一钱，皆可选用。

清·周岩《本草思辨录·栝蒌根、栝蒌实》

栝蒌根本治热治渴，乃牡蛎泽泻散并不言渴，而其所伍者为泻水之物，是大病瘥后，虚热不免，而水去则阴复伤，以栝蒌根润液而补虚，除病即兼善后也。

六 疟病

宋·官修《太平惠民和剂局方·论瘴疟证候》

瘴疟瘥后，吃粥或烂饮。更常调和脾胃，可与黄芪建中汤、四君子汤、嘉禾散、参苓白术散、曹脾散、挝脾散、健脾汤、平胃散、和气散、思食圆、大、小养脾圆。切忌生冷、酒、果、房色、洗浴半月。

清·通意子《贯唯集·疟》

夏，左。疟久新止，脉犹弦数，其邪未尽可知。七旬高年，犹幸胃运尚健，然邪伏深邃，还防复炽。拟补益辅其正气，佐清疏祛其余邪，以冀向安。

七 其他

晋·葛洪《肘后备急方·治心腹俱痛方》

吴茱萸一合　干姜四分　附子　细辛　人参各二分。捣筛，蜜丸如梧子大。服五丸，日三服。

凡心腹痛，若非中恶、霍乱，则是皆宿结冷热所为，今此方可采以救急，瘥后，要作诸大治，以消其根源也。

晋·葛洪《肘后备急方·治瘑癣疥漆疮诸恶疮方》

妇人颊上疮，瘥后每年又发。甘家秘方涂之，永瘥。

黄矾石烧令汁尽，二两　胡粉一两　水银一两半。捣筛，矾石、胡粉更筛，先以片许猪脂于瓷器内熟研水银令消尽，更加猪脂并矾石、胡粉，和使粘稠。洗面疮以涂上，又别熬胡粉令黄，涂膏讫，则薄此粉，数日即瘥。甘家用大验。

唐·王焘《外台秘要·口疮久不瘥方二首》

凡患口疮及齿，切禁油面酒酱醋腻，干枣，瘥后七日断之弥佳。若不久慎，寻手即发，发而更疗，其瘥稍迟，慎之慎之。

宋·赵佶《圣济总录·脚气冲心》

治脚气冲心，常服补泻，预防发动。木香丸方。

宋·赵佶《圣济总录·干湿脚气》

治干湿脚气，瘥后常服，令永不发。**四斤丸方。**

牛膝去苗　肉苁蓉刮去皴皮　天麻　干木瓜各一斤

上四味并细锉。用好酒五升，浸一昼夜，漉出焙干，捣罗为末，用前浸药酒，慢火银石器熬成膏，和药末，丸如梧桐子大。每服三十丸，温酒下，空心食前。

宋·王怀隐《太平惠民和剂局方·治一切气附脾胃积聚》

治中汤　治脾胃不和……或大病瘥后，胸中有寒，时加咳唾，并宜服之。

人参　甘草炒　干姜炮　白术锉　青皮炒　陈皮洗，去白，各一两

上为粗末。每服三钱，水一盏半，煎至一中盏，去滓稍热服，空心，食前。或霍乱后气虚。未禁热药者，尤宜服之。

北宋·王怀隐等《太平圣惠方·治眼被物撞打着诸方》

夫眼忽被物撞打着，睛出眼带未断，当时纳入睑中，但勿惊触，可四畔摩膏，及以生地黄，细捣厚敷之，无令外风侵击。若内有恶血，以针引之，自出。眼中亦不用敷药，若骨及睛血出，亦依此将理。至瘥后，长服治风热药，镇养五脏，不尔，则热冲上，如眼带断睛损。即不可治也。

明·孙一奎《赤水玄珠·瘥后虚弱》

瘥后虚热，盗汗不止，属阴虚，用当归六黄汤。阳虚自汗，无热恶寒，无力，下虚，用加味黄芪建中汤。瘥后心神恍惚不宁，夜卧烦躁不安，或乱梦虚惊不眠，因汗下过多，心血亏少，用朱砂安神丸加远志、酸枣仁、茯神，有痰加橘红。

明·朱橚等《普济方·虚劳门》

未病莲心饮

治虚劳，或大病后心虚脾弱，盗汗遗精。

明·朱橚等《普济方·针灸门》

治风热赤疹，痒搔之，逐手作疮。

以一条艾蒿长者，以两手极意寻之。着壁立，两手并蒿竿拓着壁，伸十指当中指头。以大艾炷灸蒿竿上，令蒿竿断即止灸，十壮，瘥。瘥后重发，更依法灸，永瘥。

明·万全《养生四要·法时》

有人但到春来便生疮者，此名风疮。盖肝者，风木也，肝藏血，欲为脓血，此有宿毒，故年年发，非新病也。宜服消毒丸，外用灸法，则永不发矣。

明·朱橚等《普济方·卒上气》

麻黄去节　甘草炙，各三两

上切。以水三升，煮取一升半，分三服。一方用水八升，煮取三升八合。忌海藻菘菜。瘥后欲令不发者，更取二升，并熬杏仁五十枚。捣筛蜜为丸，服四十丸，每日三。

明·朱橚等《普济方·脾脏门》

理中丸卫生宝鉴　治温脾暖胃。……及大病瘥后，胸中有寒，涕唾不止。

清·程林《圣济总录纂要·瘰疬门》

治五种瘰疬牡蛎散方

牡蛎煅研　连翘瓦上炒，各一两

二味，为细散。每服一钱，临卧无灰酒调下。瘥后更服一两，永不发。

清·沈金鳌《杂病源流犀烛·中风源流》

若风病既愈，而根株未能悉拔，隔一二年，或数年，必再发，发则必加重，或至丧命，故平时宜预防之，第一防房劳，暴怒郁结调气血，养精神，又常服药以维持之宜定风饼子，庶乎可安。故丹溪云：宜常服小续命汤以防喑痖。易老亦云：如觉风动，便服愈风汤以免倒仆。盖皆有见乎预防之为要也。若男妇寻常涎潮于心，卒然昏倒，未即为中风者，当即扶入室中正坐，用醋炭熏之，令气冲口鼻，其涎自归经络，即自能省，惟不可用姜汤及滴水入咽，汤水一入，痰涎永系于心，必成痼疾。

清·朱世扬《诚求集·伤风》

发热咳嗽吐痰，频与解散，久而不愈。予视之，面色枯白，表虚易汗。乃曰：弱体感风初起，解散药中便须带甘温补益，久则当以补益为主，少佐开提足矣。投二剂顿安。予复谓其母曰：此症当乘其病去之时，重用参芪苓术，以保脾元，以固其表，所谓不治已病治未病，乃为知本之治也。如吾言，果精神倍胜于前，而病从此少矣。

清·唐宗海《血证论·时复》

时复者，谓血家春夏得病，至次年春夏复发；秋冬得病，至次年秋冬其病复发。值其时而仍病，故曰时复。夫人身五脏六腑，与天之气运呼吸相通，原是一体，故天之阴阳能构人之疾病，其实非天病人也，乃人身气血先有偏盛，故感天气之偏盛而病遂作焉。

血家病得于春者，乃肝经血虚火旺，春木之气，内通于肝，肝经感木气，而风动火发，故值春时，旧病复作。其已发吐血者，宜地骨皮饮加蒲黄、黄芩、龙胆草、杏仁、柴胡、荆芥、醋炒大黄治之。尚未发作者，须服五味逍遥散加牡蛎、阿胶、龙骨、香附子、五味子，或用左归饮加阿胶、龟板、牡蛎、五味子以滋养之，使肝肾阴足，则火伏而不动矣。凡冬日春时得血病者，均宜用此法以养肝肾，使阳气封谧而不泄，斯病不发矣。又凡肝经火动者，必先有热蒸口苦，魂梦不宁诸证，柴胡清骨散亦治之。

失血之病，得于夏者，乃心经火旺，次逢夏月复发，宜泻心汤加丹皮、蒲黄、生地黄、木通、甘草梢、降香、牛膝。其未发时，若见烦热，即宜预服生地黄散以遏止之，或天王补心丹以养之。又按：夏月暑盛，病多发于阳明，以阳明主燥热，暑热相合，故多属阳明。病在阳明者，口渴身热，烦躁便闭，恶闻人声，脉势洪大，以此为辨。其吐出之血，亦必甚多，宜犀角地黄汤加葛根、金银花、知母、蒲黄、大黄、枳壳。若尚未动血，初觉发热口渴者，玉女煎加蝉蜕、秦皮、茵陈、枳壳。或先服甘露饮，以养胃阴，免动燥气。

秋乃金令，肺气主之。凡失血家至秋时皮毛收敛，未能秘密，往往外合风气，内壅热邪，发咳动血，尤为容易。病家医家，皆须善为调理，庶可补天再造也。若是秋时得病，是病本得于肺，次逢秋月，本脏不润，复发痿燥而咳血者，清燥救肺汤加生地、蒲黄治之，人参清肺汤加紫菀、当归、蒲黄亦可。葛可久太平丸既滋肺阴，兼清风痰，尤治肺良方。若肺气郁而不布，卫阳不外达，津液不下降，皮毛洒淅，寒热作咳者，宜小柴胡加荆芥、防风、桔梗、杏仁、蒲黄、苏木、瓜蒌根、麦冬、桑皮、陈皮、枇杷叶治之。风寒客于肺中，久咳不止者，宜《千金》麦门冬汤。其麻黄捣茸炙过，以搜陈寒，或重用太平丸，重加薄荷，亦和散之法。

冬令属水，肾气主之，此时阴气坚凝，则阳气潜藏，龙雷不作。若阴气不足，则阳气不潜，况此时阳气皆入于内，人身阴虚者，既多内热，加以阳气入内，两热相合，致失冬令寒热之象，此与冬行夏令无异，是以火迫血动而复发也。治法宜滋肾阴，泄内热，使其阴凝阳秘，复成为大冬之令，斯病愈矣。已动血者，玉女煎加蒲黄、丹皮、苏木，继服大补阴丸、六味丸以收功。乘其未发，先用麦味地黄汤滋之。火之不藏，如三冬不雪，腊月鸣雷。潜纳阳气，皆可加龙骨、牡蛎。吾于冲脉言之甚详，须参看。

凡物有根者，逢时必发。失血何根，瘀血即其根也。故凡复发者，其中多伏瘀血，以及遇节气，遇阴雨而即蒸热发动者，均是瘀血为病，宜血府逐瘀汤加干漆、桃奴治之，或用仲景大黄䗪虫丸少少与之。此理须知，方不为血证所瞒。

第四章 现代医家治未病论著

1. 宋为民、罗金才著,《未病论》,1992

本书分为七个章节。前三章较系统地考证和整理了传统中医未病学的理论与实践经验，介绍了新兴的第三状态理论及其研究成果，提出新的观点，如发病阈值论、发病层次论。第四、五章详细论述了未病学的现代科学基础及研究方法。第六章从传统辨证（病）的局限性提出潜病、未病的观点，认为目前重要疾病的预防比治疗的意义更大。第七章论述未病学对医学发展的促进，对现有中西医的理论和方法提出了一些进一步研究的问题。

2. 祝恒琛主编,《未病学》,1999

本书充实了宋为民编著的《未病论》中亚健康状态、中介论、质量互变、阈质论；发展地阐述了层次论为多层次系统论，稳态论为稳态控制论，隐序论为潜显信息论。本书尝试性地提出发病趋势论，时空共律和谐论，传变、转变、复变、突变抗变论，并从相关学科引进泛系综合论，调控生命健康论。本书系统研究了未病学的诊断方法，包括黑箱分析、全息分析、经时空分析、运气学等，强调临床医学中宏观四诊检测客观化、定性定量化、科学化，重视微医学、基础医学的发展：如微医学生化标志、表达、示踪等方法显化微量病理信息，遗传医学（主要是分子生物学法）的标准化、微量化、特异化等。对潜病（证）、前病（证）、兼证、衰证、变证、病证传变的概念、研究方法及意义做了深入论述。本书运用分析对照统计法、类推比较法、辩证思维法等分析方法，使未病学的防治原则和防治方法逐步完善。本书还从未病学角度对临床常见病症的未病疗法进行了系统梳理及现代科学阐释。

3. 龚婕宁、宋为民主编,《新编未病学》,2005

本书在继承中医学治未病理论的基础上，融入了与未病相关的现代科学研究成果，深入、系统地探讨了未病的内涵和外延，构建了系统的未病学理论体系，展示了未病学发展的新理论和新思路。书中首次提出了未病可分为健康未病态、潜病未病态、前病未病态和传变未病态等新颖观点，从发病层次论、发病阈值论、潜病潜症论、基因组学、蛋白组学等方面阐述了未病学的现代科学理论基础。还全面介绍了生物钟法、全息法、体质法、微医学法等十多种现代研究未病学的方法，并详细列举了部分常见病、多发病未病态的防治。同时，围绕身体性未病、心理性未病、人际交往性未病、性未病等分析了未病与亚健康的关系，强调应当在未病学理论指导下，结合现代养生保健新理论，从多方面、多角度防治未病。

4. 朱向东、朱蔚、程炜宗编著，《中医治未病理论研究》，2007

本书主要分为四章，分别是治未病与养生、未病先防重养生、既病防变早诊治、综合调治促康复。第一章系统介绍了治未病的思想、内涵、渊源及意义。第二章介绍了中医对疾病、长寿、衰老的认识，中医的养生理念，以及养生防病的基本原则和方法。第三章介绍了早期诊治和截断疾病发展的概念和应用。第四章介绍了中医康复的基本思想、原则和主要方法。

5. 王琦主编，《中医治未病解读》，2007

本书主要从中医"治未病"的基本理论出发，以三个主要切入点（即养生保健问题、体质辨识及其调整问题、在现代生活中干预健康状态问题）结合几类特殊人群的具体情况，展开对"治未病"的理性认识和实际运作的解读。全书分为五章，包括健康、未病与治未病的相关理念，养生、体质、亚健康、特殊人群的治未病等内容。在此基础上，还将古代和近代有关"治未病"的论述，以条文的形式按时间顺序纳入相应的章节中，将中医体质学的研究成果直接融入"治未病"的理论分析和实际应用中，同时关于中医"治未病"，还提供了具体可行的方法和手段，增强了其实用性。

6. 沈庆法、汪文娟著，《治未病膏方进补》，2009

中医膏方，是中华民族灿烂文化中的瑰宝，源远流长。其功效为强身保健、抗病延年，为治未病理论的重要内容。冬令进补是慢性疾病治疗的一个有效手段。本书共分四章：第一章主要介绍膏方的基本知识、源流，膏滋方的作用与特点、应用范围、组成和调治方法及膏方的名方名案选等；第二章详细介绍了膏方的制作和服用；第三章为膏方在临床的应用，共介绍内科、外科、皮肤科、妇科、男科、骨伤科以及五官科 53 种病，每一种病都先辨证分型，再设处方；第四章精选临床验案 31 则，介绍膏方的应用。本书融中医知识性、实用性、学术性于一体，使读者对膏滋方有一个全面的认识。

7. 吴玉泓、朱向东主编,《中医治未病之养生方法精粹》, 2009

本书分为上、中、下三篇。上篇为健康篇,主要介绍健康观念及中医养生基本理论。中篇为方法篇,介绍了主要的养生方法,重点介绍了饮食、起居、情志、时间、体质、环境、睡眠、导引、经络、刮痧、保健功法、人体部位等实用养生方法。下篇是经验篇,介绍了名家的养生经验以及行气、动形、葆精、精神促进长寿的理论及方法。

8. 孙涛、何清湖主编,《中医治未病》, 2010

本书分为总论和各论两部分。其中总论共三章:第一章为概述,主要介绍中医治未病的概念、源流、原则;第二章为治未病的方法,介绍了调养精神,合理饮食,体质调理,食疗与膏方,四季养生与冬病夏治,针刺、火罐与推拿按摩,及五禽戏、八段锦、太极拳、保健功法的方法;第三章为亚健康与未病,介绍了亚健康的定义、亚健康与中医治未病及15种常见亚健康中医证候的证候特点、证候分析、调理原则、调理方法。各论共三章,第四章主要介绍了在治未病思想指导下干预亚健康,包括不同亚健康症状或倾向的判断依据、调理原则、调理方法;第五章介绍了职业病与常见疾病的防治方法;第六章列举了中医治未病的中心建设思路。

9. 沈庆法著,《治未病源流概说》, 2010

本书从"治未病"概念的源流追溯开始,进而对"治未病"理论的法则和内容进行深入的探讨,理清"治未病"理论的发展脉络,以期成为进一步探索治未病理论和临床研究的基础。全书共分为四章:第一章对治未病的内涵进行了解读,分析了未病先防,既病防传,务在先安未受邪之地,控制病情(未重),尽早康复(未复)的防治意义;第二章对治未病理论的起源、形成、发展和成熟的四个阶段,从相关古籍、主要观点、代表医家三个方面进行系统介绍;第三章介绍治未病的六大法则,即调气、固精、养神、食疗食养、补虚和动形;第四章介绍治未病的内容和应用,其中有生活起居、饮食调理、情志调摄、药物调理、劳动运动、针灸按摩、房事调谐和气功调摄等。

10. 沈庆法编著,《治未病调理方法》, 2010

中医调理包括两个方面,一方面是调治,另一方面是调养。正常人生活在自然界,受到各种因素的影响,没有很好地预防,就会生病。而一旦生病,不但要调治,还要进行调养,后者更为重要。本书从理论和临床常见病的角度来论述调理方法,共两章。第一章主要介绍调理大法。首先阐述了治病求本，急则治其标，缓则治其本，标本兼治，扶正祛邪，以及因时、因地、因人治宜和同病异治、异病同治等调理原则，同时对病变过程中运用的汗、吐、下、和、温、清、消、补的调理方法进行了分析。第二章从临床入手，重点分析了内、外、妇、儿、骨伤、五官、肿瘤科和感染性疾病 70 余种，同时提供了调治和调养的方法。通过本书，可使读者对常见病的调理有一个初步的认识，有利于防病健身。

11. 王超主编，《未病与亚健康》，2010

本书视角独特，内容丰富，方法可行。本书共分为五章：第一章介绍健康和医学，包括古今医学、中外医学，对健康的认识、健康的标准、评价及管理；第二章介绍亚健康的概念、范畴、分类、症状、检测和评估及干预措施；第三章介绍未病的溯源、含义、研究目标和价值；第四章介绍对治未病的认识的发展进程，治未病的含义、原则、作用和方法以及治未病的研究价值；第五章介绍亚健康的研究进展。

12. 杨增良主编，《杨氏中医保健手册未病先防·既病防变》，2011

全书详细介绍了中医保健的学术思想和方法技巧，内容分上下两篇。上篇为未病先防，包括四时保健、体质保健、运动保健、药食保健、房事保健、心脑保健、经络保健等良方妙法；下篇为既病防变，介绍 40 余种常见疾病、慢性病证的综合治疗与调理方法。全书以中医“治未病”为重点，以杨氏家传师授经验为依据，融汇了作者从医 40 余年的实践体会，实用性较强。

13. 王易中编，《中医治未病》，2012

本书由七部分组成，分别是命理、生理、病理、医理、证理、药理、健理。本书依据《易经》和《内经》的天人合一理论，结合河图、洛书，追根溯源、挖掘梳理、归纳总结人体生命学说、生理功能、疾病形成的根源，深入研究《内经》《易经》对命理中医理论及辨证的关系，探讨了中药的药性及方剂配伍、代表方剂，论述了不同命理人群的保健原则，养生保健的方法及常见慢性疾病的综合防治措施。

14. 李复耀主编，《中医治未病基层医生读本》，2013

全书主要论述如何在基层开展中医治未病工作，内容包括以下五个部分：第一部分为中医治未病的科学内涵和精髓；第二部分为亚健康与中医治未病；第三部分为中医体质学说；第四部分为中医治未病在社区卫生服务特殊人群中的应用；第五部分为中医治未病对基层医疗机构常见病的防治。全书旨在基层卫生机构中开展并推广中医治未病，使人民群众对中医治未病思想更深入理解，在疾病预防和保健中发挥其应有的作用。

15. 杨勇、许虹主编，《治未病概论》，2013

本书全面阐述了中医治未病的理论与实践，分两篇八章。总论介绍了健康、未病及治未病的基本概念（包括中医治未病的源流、内涵、原则、方法及治未病与其他学科的关系）、治未病与健康管理（包括健康管理的基本概念、治未病与健康管理的关系）、治未病与亚健康等；各论从中医基础理论、几种特殊人群的治未病（这里的特殊人群是指儿童、老年人、妇女）、治未病与社区常见慢性疾病的防治、治未病实践（主要包括国家中医药管理局治未病健康工程实施概况、各地治未病健康工程的探索和实践，治未病预防保健中心的标准化建设、新时期治未病的工作）等方面加以论述。

16. 韩兴军、叶小娜主编，《针灸“治未病”——逆针灸》，2015

21 世纪是生命科学的世纪，医学模式发生了巨大的变化。现代社会的发展对医学提出的新要求是对疾病的超前应对，即干预病前状态。针灸“治未病”是中医治未病医学的一个重要组成部分，有着独特的疗效和绿色无毒副作用的优势，恰好契合当前这种理念。将治未病的理论和实践紧密结合。

应用针灸方法“治未病”是在无病或疾病发生之前选择一定的时机，应用针灸方法激发经络之气，以增强机体的抵抗力，防止疾病的发生，减轻疾病的损害程度或保健延年。本书共分为两部分：总论篇主要介绍针灸“治未病”古文献记载和现代研究；各论篇主要介绍肺系、心系、脾胃系、肝胆系、肾系、妇科、骨科、内分泌等疾病的“治未病”。

17. 李广明编著，《中医治未病新悟》，2015

本书从中医学“治未病”思想“未病先防、已病防变、瘥后防复”的观点入手，结合现代医学理论，列举临床常见病、多发病的中西医防治方法，从健康教育、科学饮食、体育运动等多种生活方式的改变，到中医药防治，介绍了常见疾病的具体防治措施。本书分为上、下两篇，上篇从治未病思想的起源、演变、发展入手，次第详述体质辨证、中医养生、阴阳平衡、三级预防等理论与实践，下篇分专章叙述了慢阻肺（慢性阻塞性肺疾病）、冠心病（冠状动脉硬化性心脏病）、高血压、脾胃病、脂肪肝、糖尿病、脑卒中、风湿病等常见病的防治措施。

18. 王琦主编,《中医未病学》,2015

全书主要内容包括概论、中医未病学的方法论体系(包括测知方法、无病 - 欲病 - 已病状态的干预方法、评价方法三个方面内容)、中医治未病的基本原则、中医治未病与中医体质(包括治未病的工具、体质与疾病的相关性、体质的调理方法三个方面内容)、中医治未病与健康管理(包括健康管理概述、中医治未病在健康管理中的优势、中医治未病健康管理的实施策略及中医治未病健康管理的时间四个方面的内容)、中医治未病与慢性病防控、中医治未病与老龄化、中医治未病与其他有关学科,以及中医治未病工程等基本理论、基本知识和基本技能。

19. 韩兴军、叶小娜主编,《针灸"治未病"逆针灸》,2015

全书分为两部分:总论篇主要介绍治未病的中医理念、治未病的现代认识、中医预防保健在亚健康防治中的应用、针灸"治未病"研究概述、逆针灸的基本操作及禁忌证。各论篇主要介绍肺系疾病、心系疾病、脾胃系疾病、肝胆系疾病、肾系疾病、妇科疾病、骨科疾病、内分泌疾病、其他病症(风厥和三叉神经痛)的针灸"治未病"的针灸疗法。

20. 陈涤平著,《中医治未病学概论》,2017

本书对中医治未病学从全貌上进行较为详细的阐述,是中医治未病学系列教材之一。教材内容主要包括中医治未病的源流、理论基础、方法与技术、应用,以及常见、易发疾病的未病治疗和中医治未病学与其他学科的相互关系等。教材以简洁明了的方式较好地概述出中医治未病学内容,明确了治未病的内涵与外延。

第五章

其他涉及治未病文献

“治未病”文献浩如烟海，检索发现“治未病”的文献散在各种类型的书籍中，包括哲学、史志、文学等各个方面，可见“治未病”的思想影响深广，其预防的思想渗透在各行各业中，历代学者对其论述较多。虽对中医临床未必有所助益，相信仍有益于帮助读者窥见“治未病”思想的发展脉络，因此，特摘录于下。

一 哲学

春秋·李耳《老子》

夫惟病病，是以不病。圣人不病，以其病病，是以不病。

战国·庄子《庄子·杂篇》

静然可以补病，眦搣可以休老，宁可以止遽。

战国·鹖冠子《鹖冠子·世贤》

魏文王之问扁鹊耶，曰："子昆弟三人，其孰为善为医？"扁鹊曰："长兄最善，中兄次之，扁鹊最为下。"魏文侯曰："可得闻邪？"扁鹊曰："长兄于病视神，未有形而除之，故名不出于家。中兄治病，其在毫毛，故名不出于闾。若扁鹊者，镵血脉、投毒药、副肌肤间，而名出闻于诸侯。"魏文侯曰："善"。

战国·吕不韦《吕氏春秋·季春纪》

食能以时，身必无灾。

汉·刘安《淮南鸿烈解·说山训》

执狱牢者无病，罪当死者肥泽，刑者多寿，心无累也。良医者，常治无病之病，故无病；圣人者，常治无患之患，故无患也。

汉·刘安《淮南子·泰族训》

治身，太上养神，其次养形。

汉·王充《论衡·道虚》

天养物，能使物畅至秋，不得延之至春。吞药养性，能令人无病，不能寿之为仙。

宋·朱熹《论孟精义·乡党》

君子之食，唯其时，物非志于味，以穷口腹之欲也，故不时不食。失饪谓失水火之齐割不正，若宜聂而轩之类，酱若鱼脍芥酱之类，非其物宜，故皆不食。肉天产也，食地产也，所以养阴阳之气不可以偏胜。故肉虽多，不使胜食气，五辛惟姜不荤，故不撤姜食，凡此皆卫生之道也。先王于食有医，所以治未病也。而君子之食，常放焉，故其所慎者如此，至于疾而后用医，则末矣。故周官疾医施于万民而已，君子不与焉自食不厌精至此。尹曰：先儒谓饮食事皆因齐而言故其说，不撤姜食。则曰：齐禁荤物，姜辛而不臭，故不去。若荤辛者，则去之也。然则，今之养生者，凡荤物皆所忌食，非独齐也。不多食饮食贵，节也。

元·许衡《鲁斋遗书·李生器所恃》

防病须防未病时，病临休恃药能医，寸疮溃处全身死，一息差来五脏危，禁盗莫若先禁博，存毛未必胜存皮，万般补养终成伪，只有操心是要规。

明·唐枢《周礼因论》

问王与后何以不设医，曰王与后以道自律，颐调于未病之先，只有食医掌和王之六食、六饮、六膳、百羞、百酱、八珍之齐，故曰君子之食恒放焉，尽养道以为学也。

明·王应电《周礼传·王宫官府八次舍图》

师者总执体要器，使众医不自用，而使人各尽所长通乎？道者也食医者，饮食过则成疾，得法亦能治病，特设此职，调和饮食之齐，一则不使其过治于未病，一则或有不安节，则以食治之，不药之药，故在疾医之先也。

明·何乔新《周礼集注·天官》

君子之食恒放者，仿效乎王也，君臣之分虽殊，而养生之理则一，饮食之宜能顺五行之理，以调阴阳之气则不惟养其体，且有以养其德矣。杨氏曰：先王于食有医，所以治未病也，凡百君子所以自养者常仿王如此。

清·李塨《周易传注·上经》

九五居坎位，坎为疾，偶尔违和，亦所时有，但天下惟虚则邪凑之，重烦药饵虞氏曰巽木艮石为药，若九五阳刚得位，即有疾乃无妄之疾也，阳刚则中实疾不能入，得位则善摄疾将自瘳，勿药而有喜矣，若轻以药试之，则无病服药，药即为疾，乃以妄治不妄也，岂可哉。

清·姜兆锡《周礼辑义·天官冢宰》

食医中士二人，名食医者郑氏，谓食有和齐药之类也，诸医官列署于外，食医盖供职于内，与以下三职无役者，官医而已故无也，凡职里无役者放此。王氏曰，易之颐，君子以节饮食，疾本于气，体之不知始于饮食之不节，无事之时，顺适有道，疾何自至哉，此食医所以设也。柯氏曰，善理身者，未病而调节，立食医以奉王，而不敢言疾，以致尊养之义也。舒氏曰，素问言不治已病治未病是也。

清·高愈《周礼集解》

增陈宏甫氏曰，人身之用与天地同，有余则损，不足则补，天之道也，非达造化消息盈虚之理，如何知得人身中气偏之所在，所以成周，以士大夫为之食医，中士二人。杨氏曰，素问言不治已病治未病，先王于食有医，所以养未病也，百病多生于口腹，而五味五谷系养生之本，至于疾而后用医抑末矣。

卫生之理则一，故凡平时之食，恒放之，则不惟有以滋其荣卫，而养其体，且有以和平其心而养其德矣。增陈及之曰，食医，医师之属，其职专和饮食，而不治医事者也，盖人之疾病，未有不自饮食致之，能防于未病之前则疾鲜矣。

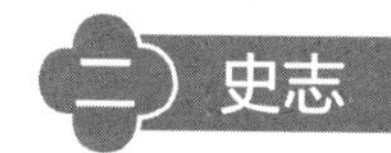

二 史志

（一）《史记》

汉·司马迁《史记·扁鹊仓公列传》

使圣人预知微，能使良医得早从事，则疾可已，身可活也。

汉·司马迁《史记·扁鹊仓公列传》

扁鹊过齐，齐桓侯客之。入朝见，曰："君有疾在腠理，不治将深。"桓侯曰："寡人无疾。"扁鹊出，桓侯谓左右曰："医之好利也，欲以不疾者为功。"后五日，扁鹊复见，曰："君有疾在血脉，不治恐深。"桓侯曰："寡人无疾。"扁鹊出，桓侯不悦。后五日，扁鹊复见，曰："君有疾在肠胃间，不治将深。"桓侯不应。扁鹊出，桓侯不悦。后五日，扁鹊复见，望见桓侯而退走。桓侯使人问其故。扁鹊曰："疾之居腠理也，汤熨之所及也；在血脉，针石之所及也；其在肠胃，酒醪之所及也；其在骨髓，虽司命无奈之何。今在骨髓，臣是以无请也。”后五日，桓侯体病，使人召扁鹊，扁鹊已逃去。桓侯遂死。

汉·司马迁《史记·扁鹊仓公列传》

齐王黄姬兄黄长卿家有酒召客，召臣意。诸客坐，未上食。臣意望见王后弟宋建，告曰：“君有病，往四五日，君要胁痛不可俯仰，又不得小溲。不亟治，病即入濡肾。及其未舍五脏，急治之。病方今客肾濡，此所谓‘肾痹’也”。宋建曰：“然，建故有要脊痛。往四五日，天雨，黄氏诸倩见建家京下方石，即弄之，建亦欲效之，效之不能起，即复置之。暮，要脊痛，不得溺，至今不愈。”建病得之好持重。所以知建病者，臣意见其色，太阳色干，肾部上及界要以下者枯四分所，故以往四五日知其发也。臣意即为柔汤使服之，十八日所病愈。

汉·司马迁《史记·扁鹊仓公列传》

齐王侍医遂病，自练五石服之。臣意往过之，遂谓意曰：“不肖有病，幸诊遂也”。臣意即诊之，告曰：“公病中热”。论曰：“中热不溲者，不可服五石。石之为药精悍，公服之不得数溲，亟勿服。色将发臃。”遂曰：“扁鹊曰，阴石以治阴病，阳石以治阳病。夫药石者有阴阳水火之齐，故中热，即为阴石柔齐治之；中寒，即为阳石刚齐治之。”臣意曰：“公所论远矣。扁鹊虽言若是，然必审诊，起度量，立规矩，称权衡，合色脉，表里有余不足顺逆之法，参其人动静与息相应，乃可以论。”论曰：“阳疾处内，阴形应外者，不加悍药及镵石。”夫悍药入中，则邪气辟矣，而宛气愈深。诊法曰：“二阴应外，一阳接内者，不可以刚药。刚药入则动阳，阴病益衰，阳病益着，邪气流行，为重困于俞，忿发为疽。”意告之后百余日，果为疽发乳上，入缺盆，死。

汉·司马迁《史记·扁鹊仓公列传》

安陵阪里公乘项处病，臣意诊脉，曰：“牡疝”。牡疝在鬲下，上连肺。病得之内。臣意谓之：“慎毋为劳力事，为劳力事则必呕血死。”处后蹴鞠，要蹶寒、汗出多，即呕血。臣意复诊之曰：“当旦日日夕死。”即死。病得之内。

（二）《三国志》

晋·陈寿《三国志·魏书二十九华佗传》

故督邮顿子献得病已瘥，诣佗视脉，曰：“尚虚，未得复，勿为劳事，御内即死。临死当吐舌数寸”。其妻闻其病除，从百余里来省之，止宿交接，中间三日发病，一如佗言。

晋·陈寿《三国志·魏书二十九华佗传》

初，军吏李成苦咳嗽，昼夜不寤，时吐脓血，以问佗。佗言："君病肠痈，咳之所吐，非从肺来也。与君散两钱，当吐二升余脓血讫，快自养，一月可小起，好自将爱，一年便健。十八岁当一小发，服此散，亦行复瘥，若不得此药，故当死"。复与两钱散，成得药。去五六岁，亲中人有病如成者，谓成曰："卿今强健，我欲死，何忍无急去药以待不祥？先持贷我，我瘥，为卿从华佗更索。"成与之。已故到谯，适值佗见收，匆匆不忍从求。后十八岁，成病竟发，无药可服，以至于死。

晋·陈寿《三国志·魏志》

盐渎严昕与数人共候佗，适至，佗谓昕曰："君身中佳否？"昕曰："自如常。"佗曰："君有急病见于面，莫多饮酒。"坐毕归，行数里，昕卒头眩堕车，人扶将还，载归家，中宿死。

（三）《后汉书》

南朝·范晔《后汉书·律历志》

冬至晷长一丈三尺，当至不至，则旱多温病。未当至而至，则多病暴逆心痛，应在夏至。小寒晷长一丈一尺四分，当至不至，先小旱，后小水，丈夫多病喉痹。未当至而至，多病身热，来年麻不熟耳。大寒晷长一丈一尺八分，当至不至，先大旱，后大水，麦不成，病厥逆。未当至而至，多病上气嗌肿。立春晷长一丈一寸六分，当至不至，兵起麦不成，民瘦瘵。未当至而至，多病熛疾疫。雨水晷长九尺一寸六分，当至不至，早麦不成，多病心痛。未当至而至，多病蔑。惊蛰晷长八尺二寸，当至不至，则雾稚禾不成，老人多病嚏。未当至而至，多病痈疽胫肿。春分晷长七尺二寸四分，当至不至，先旱后水，岁恶米不成，多病耳痒。清明晷长六尺二寸八分，当至不至，菽豆不熟，多病嚏振寒洞泄。未当至而至，多温病暴死。谷雨晷长五尺三寸六分，当至不至，水物杂稻等不熟，多病疾疟振寒霍乱。未当至而至，老人多病气肿。立夏晷长四尺三寸六分，当至不至，旱，五谷伤，牛畜疾。未当至而至，多病头痛肿嗌喉痹。小满晷长三尺四寸，当至不至，凶，言国有大丧，先水后旱，多病筋急痹痛。未当至而至，多熛嗌肿。芒种晷长二尺四寸四分，当至不至，凶，言国有狂令。未当至而至，多病厥眩头痛。夏至晷长一尺四寸八分，当至不至，国有大殃，旱，阴阳并伤，草木夏落有大寒。未当至而至，病眉肿。小暑晷长二尺四寸四分，当至不至，前小水，后小旱，有兵，多病泄注腹痛。未当至而至，病胪肿。大暑晷长三尺四寸，当至不至，外兵作，来年饥，多病筋痹胸痛。未当至而至，多病胫痛恶气。立秋晷长四尺三寸六分，当至不至，暴风为灾，来年黍不熟。未当至而至，多病咳上气咽肿。处暑晷长五尺三寸二分，当至不至，国多浮令兵起，来年麦不熟。未当至而至，病胀耳熟不出行。白露晷长六尺二寸八分，当至不至，多病痤疽泄。未当至而至，多病水腹闭疝瘕。秋分晷长七尺二寸四分，当至不至，草本复荣，多病温，悲心痛。未当至而至，多病胸鬲痛。寒露晷长八尺二寸，当至不至，来年谷不成，六畜鸟兽被殃，多病疝瘕腰痛。未当至而至，多病疢熟中。霜降晷长九尺一寸六分，当至不至，万物大耗，年多大风，人病腰痛。未当至而至，多病胸胁支满。立冬晷长丈一寸二分，当至不至，地气不藏，来年立夏反寒，早旱晚水万物不成。未当至而至，多病臂掌痛。小雪晷长一丈一尺八分，当至不至，来年蚕麦不成，多病脚腕痛。未当至而至，亦为多肘腋痛。大雪晷长一丈二尺四分，当至不至，温气泄，夏蝗虫生，大水多病少气，五疸水肿。未当至而至，多病痈疽痛，应在芒种。

南朝·范晔《后汉书·华佗传》

佗语普曰："人体欲得劳动，但不当使极耳。动摇则谷气得销，血脉流通，病不得生。譬如户枢终不朽也。是以古之仙者，为导引之事，熊经鸱顾，引挽腰体，动诸关节，以求难老。吾有一术，名五禽之戏，一曰虎，二曰鹿，三曰熊，四曰猿，五曰鸟，亦以除疾，兼利蹄足，以当导引。体有不快，起作一禽之戏，怡而汗出，因以着粉，身体轻便而欲食。"普施行之，年九十余，耳目聪明，齿牙完坚。

南朝·范晔《后汉书·华佗传》

初，军吏李成苦咳，昼夜不寐，佗以为肠痈，与散两钱服之，即吐二升脓血，于此渐愈。乃戒之曰："后十八岁疾当发动，若不得此药，不可瘥也。"复分散与之。后五六岁，有里人如成先病，请药甚急，成愍而与之，乃故往谯，更从佗求，适值见收，意不忍言。后十八年成病发，无药而死。

南朝·范晔《后汉书·华佗传》

广陵太守陈登忽患胃中烦懑，面赤不食。佗脉之曰："府君胃中有虫，欲成内疽，腥物所为也。"即作汤二升，再服。须臾，吐出三升许虫，头赤而动，半身犹是生鱼脍，所苦便愈。佗曰：“此病后三期当发，遇良医乃可救。”登至期疾动，时佗不在，遂死。

（四）其他

唐·房玄龄等《晋书·杜预传》

今向暑水潦方降，疾疫将起。

唐·房玄龄等《晋书·贾光传》

方夏，江淮下湿，疾疫必起。

唐·李延寿《北史·流求国传》

妇人产乳，必食子衣。产后以火自炙，令汗出，五日便平复。

宋·欧阳修、宋祁《新唐书·列传》

高宗时，处士孙思邈达于养生，其言曰：“人无故不用饵药。药有所偏助，则脏气为不平。”

宋·刘攽《彭城集·增医潘况秀才序》

始，潘君以术游京师，疾病之至门者日数人。于是，有知潘君者曰：潘君相有病于未病，治已病于无病。潘君视隐如显，视远如迩。色喻于目，脉喻于指，声喻于耳，三者参用，药至病去，用力少而见工多，所谓国能也！他日往，则疾病之至者益多，日数十百人。则又有知潘君者曰：潘君守学固而处心平，不以人之向己而喜，不以人之去己而沮，泛然唯吾所以自任而已，所谓有道者也！

明·林爊《万历福州府志·官政志》

如养生无病者药不可试病，未瘳而勿药亦非善养生者矣。

清·何梦瑶《乾隆岑溪县志·气候》

岭外风气与中土不同，未寒先着衣，未热先脱衣，饥饱得宜，自然康泰。而客兹土者有不服水土之说，无乃忽雨旸之候，失饥饱之宜，即土人习惯。苟一失调，不能无病，故微雨微风，乍凉乍暑之际，切不可解衣乘凉。

清·喻长霖《民国续修台州府志·人物传》

宁海梅某方治田见之杰，舆过因试乞，诊脉，之杰曰：“五日后当病”。梅自恃年壮无病，一笑而去。之杰追还之，令袒腹，指一处，曰：“此内微疼否？”梅不觉色动，之杰曰：“后当大发，疼不预医，则无及矣”。为置一方，曰：“五日后当访余于某处”。至期果疼使人迹，之杰投以两剂，遂愈。

清·欧阳珍、韩嘉会《民国陕县志·实业》

《本草》云：茯苓能通心火下交于肾，远志能引肾水上交于心。吾每遇上火下寒症，用此二味在心为不克之克，在肾为不补之补，殆取坎离既济之义乎。医者治人以培养正气为本，正气足则病不生，即偶有病而治之亦易为力。如独参汤之类，未病之先已愈之后，皆宜用之。正犹二程所谓，致知在敬养，知莫善于寡欲者，盖涵养本原之道也。

清·王瑞庆、徐畅达《道光南部县志·艺文志》

以愈疾者，未尝不羡，其性之厚情之挚心之笃，而又叹其节之不可贞也。夫子之于亲，果能定省不愆其候温清，不失其时，视无形而听无声，如周礼食医之职，不治已病治未病，安见亲在桑榆，不可延年益寿耶。即阴阳寒暑之偶侵，饮食起居之或爽，尽祈祷之诚，竭扶持之力，延和缓之医，安见病。

清·余良栋、刘凤苞《光绪桃源县志·艺文志》

窃闻善养生者，治其未病，慎起居，节饮食，导引延纳，使血气和平，肌髓坚实，故常不病，病亦不死。不善养生者，饥饱劳逸失宜，元气暗消，本根已斩，未有痛痒，可名身心，常觉不快，犹自以为无病不暴脱，而殒必痨瘁，以毙圣王知养势之犹养生也。

民国·牛宝善、魏永弼《民国柏乡县志·史事》

醉乡中尝作梦游无怀山记　平性为养生之本，七情六欲驳于中，风寒暑湿淫于外，则病从生焉。上士医于未病之先，平情是已。远女色、节饮食，乃平情之大者。无情则无病，无病则亦何事于药耶。

三　道家

唐·佚名《太上洞玄灵宝三一五气真经》

其国惜其炁所以全其身，民散则国亡，炁竭则身死，亡者不可存，死者不可生，是以至人消未起之患，治未病之疾，坚之于无事之前，不追之于既逝之后。

唐·佚名《幼真先生服内元气诀·守真诀》

诀曰：世上之人，率多嗜欲，伤生伐命，今古共焉。不早自防，追悔何及。夫人临终，方始惜其身命，罪定而后思求善事，病成方求其药，天网已发，何可救之？故贤哲上士，惜未终之命，防未祸之祸，理未病之病，遂拂衣人寰，摄心归道。道者，气也。气者，心之主。主者，精也。精者，命之根。

爱精重气，然后重命，必平之矣。

宋·许旌阳《灵剑子引导子午记》

《华佗别传》云：人身欲得劳动，但不当自极尔，体常动摇，谷气得消，血脉流通，户枢不蠹，流水不腐，形体亦然。真人导引，盖起诸此。《元道经》云：元气难积而易散，关节易闭而难通，故修生之士，以导引为先。

元·杜道坚《通玄真经缵义·上义篇》

夫释职事而听非誉，弃功劳而用朋党，即奇伎逃亡，守职不进；民俗乱于国，功臣争于朝。故有道以御人，无道则制于人。良医不治已病，治未病。为道者，塞邪隧，治未然，其亦良医之谓欤？故不贵自是，贵不为非，则无可欲之求，可夺之争矣。故有道则可以御人，无道则受制于人。

清·天休子《修昆仑证验·小引》

圣《经》云：壹是皆以修身为本，其本乱而末治者否矣。垂训简易，万世师法也。稽诸所以修者，则曰正心诚意，又曰齐明盛服，非礼不动，此修于无病时也。《易》曰：惩忿窒欲，又曰：慎言语、节饮食。此修于未病前也。

清·天休子《修昆仑证验·揉积论》

揉之为法，有益无损，且可窒病之源，拔病之根，思患预防之道，无过是者，岂反不及临渴掘井之医药耶？

朝代未详·佚名《九皇斗姥戒杀延生真经》

告世人须知劫运为天地之病，而天地之病皆由人致，于是留江海之余，而尺鲰不鬻于市，数罟不入于池，以杜水涝之劫，存山岳之产。而野味不入于庖，异品不烹于鼎，以杜饥馑之劫薄。其奉养不为非礼之宰，以杜兵革之劫。淡其滋味不为惨酷之杀，以杜焚烧之劫。体大生之心，开一面之网。宴会有时，食物有节，以杜崩颓疫疠之劫，此犹服药于未病之先，谨疾于不病之日。病根既无，病何由作？慎毋谓病在天地，于人何涉，酿在众人，我独何为。夫恣其屠戮，致干太和，而为天地祸者，究之，曾何损于天地，而仍为自祸；俭其口腹，攻去病源，而为天地救者，究之，曾何补于天地，而还为自救。怙过不悛，妄谓无涉，岂智者之为。

四 文学

宋·苏东坡《东坡全集·论管仲》

吾以谓为天下如养生，忧国备乱如服药。养生者不过慎起居饮食，节声色而已，节慎在未病之前，而服药于已病之后。今吾忧寒疾而先服乌喙，忧热疾而先服甘遂，则病未作而药杀人矣。彼八人者，皆未病而服药者也。

宋·陈造《江湖长翁集·处病说》

圣人治未乱不治已乱，治未病不治已病。古之志士，凡其薄滋味，谨起居，鸩视嗜欲，冦防风邪，皆所以治未病。《素问》《难经》详言之矣。《论语》一书，吾宣圣为未病之防甚至，而人往往不能遵而守之也，故病。……则象孔圣枚乘之言，宝以为鉴用，智于未病，无或踰此矣。

宋·曹彦约《昌谷集·上宣抚宇文尚书札子》

天下之病，莫急于未病而先知，莫缓于已病而乍止。

元·陈基《夷白斋稾·赠医学提举张性之序》

法贵乎防未然，药贵乎治未病，昔子产治郑，孔明治蜀，宽猛严恕酌时之中，以防范庶民，犹扁鹊之技，随俗为变，以拯人之夭札也。

元·耶律楚材《湛然居士集·赠高善长一百韵》

未病宜预治，未乱宜预防。贼臣弑君父，祸难生萧墙。辨之由不早，即渐成坚霜。心腹尚难治，向复及膏肓。

明·黄淳耀《陶庵全集·却病》

但治心耳，心和则邪气不干，治国亦然。余谓此真刀圭之最良者也。未病时得此可以不病，已病时得此可以愈病。余昔在云间大病，四体如炙，此心颇觉忙乱，因而自问曰：如果此病不起，只索委顺，忙乱无益也，遂一念不动。至晚，汗下如雨，病竟痊。

清·孙奇逢《孙征君日谱录存·日谱》

十一日　追想从前，夙病每犯，多因饮食，作此自警。平生常与病相随，防病须于未病时，下箸俨然如对敌，无端忧患岂能窥。

清·黄宗羲《明文海·医说》

周礼天官医师之所录者，有食医，有疾医。食医掌王之饮食，疾医掌万民之疾病，各司其事，世守其职，而君子惟放王之所食，故王暨君子皆不言疾，盖摄养有道，自无疾也。无疾故无医。曰：疾医吾常闻之矣，敢问食之有医何也？曰：此古人治未病之方也，易颐之象。曰：君子以慎言语、节饮食。庄生曰：人之可畏者，衽席饮食之间而不知为之戒者过也，今夫百病之起，皆由于气血之不和，而气血之不和，皆由于饮食之失节，是故食医之侍王也，调和五味，各适其均，所以保育天和，俾弗偏胜，以养寿命之源也。

曰：愿闻其详。曰：天有五行，岁有四时，人有五脏，庖有五味，奉时从化，病乃不生。

清·潘德舆《养一斋集·书饮食辨摘录后》

语曰病从口入，故大易于颐象，曰节饮食，周礼膳食之宜掌之于食医，所以治于未病也，既病矣，则饮食益不可以不慎，慎之得其道，则饮食以辅汤药，而不以饮食夺汤药之力，即所治者易为功，盖汤药者刑也，饮食者礼也，欲刑之措而不用，则礼不可斯须去也。

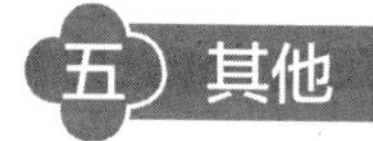

五 其他

南北朝·宗懔《荆楚岁时记》

五月五日，谓之浴兰节。四民并踏百草之戏，采艾以为人，悬门户上，以禳毒气。

元·胡古愚《树艺篇·蔬部》

姜，味辛甘微温……无病之人间夜勿食，盖夜气收敛，姜动气，故也。

明·邝番《便民图纂·起居类》

热病瘥后，勿食羊肉

明·杨嗣昌《杨文弱先生集·谕陈中军可立》

谕中军陈可立：念山中兵士受暑，时人秋令，宜服藿香正气散，一切霍乱吐泻疟痢时行等症，俱可治之；未病者亦当预服，以解暑毒。

明·宋诩《竹屿山房杂部·养生部》

王氏曰：饮食人之本也。本得其养，无物不长，本失其养，无物不消，于无事之时，而顺适之。有道疾病何自至哉？杨龟山曰：所以养阴阳之气不可偏胜。凡此皆卫生之道也。先王于食有医，所以治未病也。凡百君子所以自养者，常放先王如此，至疾而后用医，则末矣，是故周官疾医施于万民而君子不与焉。

明·章潢《图书编·开西北水田纾东南漕运》

善医者治未病不治已病，盖未病而治之则元气固，百邪不能为之侵矣，苟不得已而治己病焉，邪气已深，非急攻之不能起死回生，故凡乌附砒霜惟其所用，虽病者亦急于求痊，听其所用而莫之禁也。急则治标缓则治本，理固然也。及病势稍愈，虽参苓归术之投，且慎之至，再若见效稍迟议者，群起而非之。不特医以目前愈病为功，索谢为念，而病者亦忘其危迫之苦，不求完养元气以免将来之患矣。

明·钱一本《范衍·三德》

周官有食医舒国裳曰:《素问》言,不治已病治未病,食医正治未病之事,以百病多生于口腹也。

清·邵之棠《皇朝经世文统编·医学》

滋补若所食为不合养身之道者,即不能藉以补血,而人乃逐渐消瘦以致疾病丛生。是以饮食须有一定之时,虽一日三餐,而中饭须稍多,早暮须稍减,食后勿即作事,必行动一小时之久,或稍饮美酒以助其消化之力,始得腹内安舒。否则凝滞肠胃间,即不得免于胀闷矣,凡此五者,即未病而先却病之术。守身如玉之君子,不可不遵而行之者也。至于年少无知识之流,终日沈酣于酒池肉林中,夜间则高驾车马,彻夜不免以相娱乐,或被洋烟所累,曲房高卧窗户全关者,则娼楼妓馆流连忘返,不特全未识卫生之法,且以自戕其身,及至病骨支离,始觅药求医,以冀挽回于万一,呜呼晚矣。因著为此说,以告世之欲永其年者,明眼人见之幸毋哂予为偏信西法也。

论中西养身之法不同,有病而求医药何如未病而慎起居,此固尽人皆知,无待赘论者也。顾却病之道莫要于养身,华人之讲养身者,以为节劳苦也,少思虑也,美饮食也,厚衣服也,其富有多金者,甚且饱食,暖衣,无所事事,终年跬步不离庭户,食则肥甘,餍饫非鱼翅即燕窝,衣则文绣章身,非绫罗即狐貉,腹既果矣,再有语以加餐者,体既暖矣,更有劝以添衣者,问其故曰恐或受饥耳或受寒耳。愚之甚者,更于无病时常服滋补之剂,芝苓参术几如饮食之,不可一日离,冬则必延医者写膏方,杂进浓腻之品,务使肠肥脑满而后适然于心,及至二竖为灾,偶逢小极,则又惮于医药,畏难苟安迨病剧,而攻补兼施,温凉并进,驯至朝求卢扁,暮访缓和,议论纷纭,莫衷一是,以药试病,茫然无所适从,噫曾是养生也,而可若是之卤莽灭裂为哉。若西人则不然,平日习劳动,慎语言,晨起必散步,花间以抒筋力,入晚必略饮美酒以畅肢骸,自孩提以迄成童,诵读之余必使其跑鞠,秋千,驰马,荡桨,俾百骸四体,不致因懈弛而渐致衰颓,饥则食,寒则衣,务适其平,无过饱暖之弊,遇疾则立即延医疗治,病退则从无有多服补剂,以致肠胃壅塞不通者,而又精究格致之书,使日用起居事事有益而无损然,仆尝从事于医术矣,闻诸西医云养身之法约有数端。一曰多得日光。富贵之家,曲室深房,往往日光苦于不足,不若农夫野老,日从事于南阡北陌,得空中之清气以护养之，故富人多面白而身虚，贫人反面红而体壮，是必每日有若干时间行旷野，安步当车，或曳杖以间，吟或看山而觅句，庶几得却病延年之道乎。一曰预防染病。人生天地间，无在不当虑病魔之扰，累然病由于体质者少，由于传染者多，如遇疫疠时行，疹痘时发，或赤白痢，或烂喉痧，以及吐泻霍乱之类，偶一沾其毒气，即致病发难，医西人惟加意防，维不使稍有所传染而病，乃可免于蔓延矣。一曰谨饮食。谚有之曰：祸从口出，病从口入，西人知其然，故于饮馔一门，必问其与胃之合宜与否，断不肯恣其饕餮，致召病源。此即圣人食不厌精，脍不厌细，与夫鱼馁肉败沽酒市脯之食之遗意，特明于化学之理，是以格外谨小慎微也。一曰运动。血气人苟能常使肉筋出力，呼吸间多出炭气，而收养气则脏腑壮健，血气自然有运用，而无停留，由是胃能生液，肝能生胆汁，内肾能发溺而出膀胱，而血气流行终年可以无疾病，反是则精神疲倦，血气渐衰，而骎骎乎诸患交作矣。一曰求清洁。西人于宅外必不使有死水停留屋中，桌椅窗棂必以时揩拭，若衣襦履夏日不勤于更换，辄致汗气熏蒸，冬日亦恐虮虱缘身，致患癣疥，故必时时洗涤，或烙以铁烙，或熏以硫磺，庶得免以上诸病。一曰勤澡身。中人之身约得二千五百方寸，每一方寸有汗管二千八百有奇，是全身汗管之数多至七万有奇矣，洗澡勤则热气所蒸能将体中不洁之物由汗管发出，而疮疡可以免矣。一曰勤动作。西人常谓，人苟无事，间坐即是受病之源。故每日必有二刻时出外游观，借以展舒其筋骨，令全身血脉得以流行，并多吸清气，以健精神，免致终日昏昏欲睡，此皆养身之妙诀，与华人之只耽安，凡事不肯用心者，固已相悬若天壤矣，若夫纵情狂饮，与夫呼吸鸦片，一则令脑体受损，驯至发狂，一则令日事晏安，精血渐涸，此则华人之稍知自爱者，亦不肯为此，外如藉柳眠花乐，而忘返，摴蒱陆博无夜无明则无异斤斧之戕，皆与养生之道相反，久而久之，不徒身不能壮病且随之而丛生矣，可不慎哉。